血流を整えて
サラサラにすれば
すべて解決！

オトナ女子の
不調がみるみる改善する本

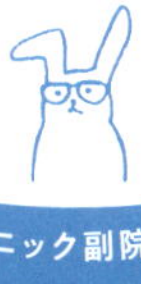

イシハラクリニック副院長 石原新菜

徳間書店

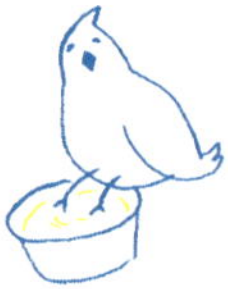

はじめに

「なんとなくやる気が出ない」

「慢性的な偏頭痛がつらい」

「整体に行っても腰痛の症状が改善しない」

そんな原因不明の不調に悩まされている人は、
血流が悪くなっているのかも!!

全身に酸素と栄養を運んでいる血液。
その血液の巡りが悪くなると、
冷え、コリ、痛み、疲れやすいなど、
カラダのあらゆる不調の原因になります。
さらに女性特有のＰＭＳなどの症状や、
ニキビや乾燥などの肌トラブルも、
血流が大きく関わっています。

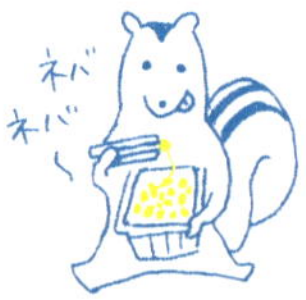

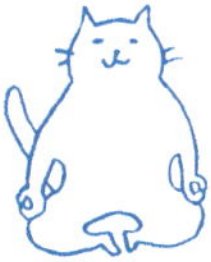

「冷たい飲みものが大好き」
「生活が昼夜逆転している」
「暴飲暴食しがち」
そんな人は、血流ドロドロまっしぐら！
まずは、自分の今のカラダと血管の状態を知り、
血流改善を目指しましょう。
本書で紹介している血流改善法は、
いずれも自宅で簡単にできるものばかり。
1日数分でできるので、
自分に合ったものを選んで、
できることから取り入れていきましょう。

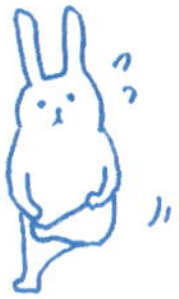

イシハラクリニック副院長
石原新菜

contents

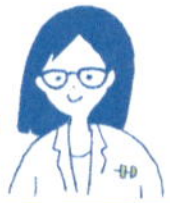

序章

血流を増やすとどんないいことがあるの？

血管ってなんだろう

血管は動脈・静脈・毛細血管の3種類 それぞれに重要な役割がある …… 12

毛細血管は全身の血管の99％ カラダの中で一番大きな臓器 …… 14

血管の衰えは20代からはじまる！ 早くからの養生が健康なカラダを作るカギ …… 16

血流タイプは次の4種類！ …… 18

気・血・水でカラダの不調を整えよう …… 20

今のカラダのバランスをチェック！ …… 22

気虚（気の不足）タイプ …… 24

気滞（気の滞り）タイプ …… 25

血虚（血の不足）タイプ …… 26

瘀血（血の滞り）タイプ …… 27

陰虚（水の不足）タイプ …… 28

痰湿（水の滞り）タイプ …… 29

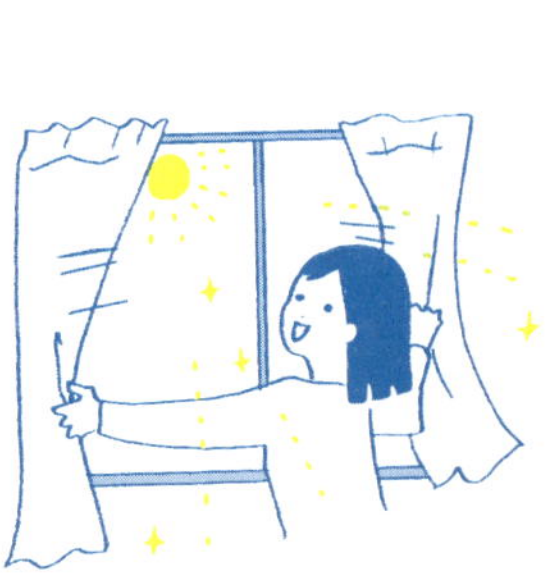

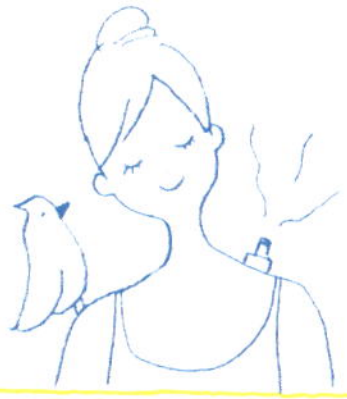

第1章

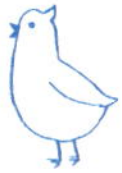

カラダを温めて血流を増やす養生法

毎日スパイス白湯をゆっくり飲む　32
腹巻きは1日中、1年中つける　34
冷房を使うのをやめてみる　36
仙骨のうしろにカイロを貼る　38
手で1分間、目を覆う　40
蒸しタオルを首と肩に当てる　42
ペットボトルで首を温める　44
足指ソックスを履く　46
手浴・足浴をする　48
サポーターでふくらはぎを温める　50
腰に唐辛子しょうが湿布を貼る　52
こんにゃく湿布を貼る　54
3・3・3入浴法でカラダを温める　56
ドライヤーでカラダを温める　58
天然素材のパジャマを着る　60
締めつける服装をやめる　62
薬湯を手作りする　64
サウナに5～10分入る　66
漢方薬を取り入れる　68

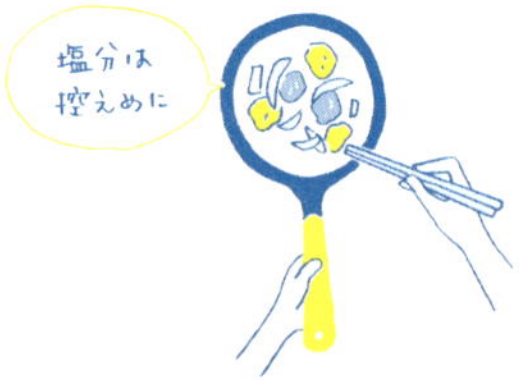

第2章

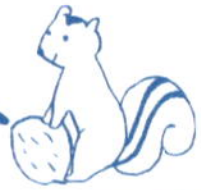

血流を増やす食べ物・食べ方養生法

加熱したしょうがを食べる　72
水分をとりすぎない　74
朝だけプチ断食をする　76
塩は天然のものを選ぶ　78
カラダによい油をとる　80
生野菜より温野菜を食べる　82
毎日黒酢を飲む　84
喉が渇いたら緑茶を飲む　86
寒冷地が原産の食べ物を食べる　88
漬け物を食べるならキムチを選ぶ　90
黒い食品を積極的に食べる　92
晩酌をするならビールを1日500mℓ　94
家で加工品を食べるのをやめる　96
片栗粉でとろみをつける　98
肉を食べるなら赤身肉を選ぶ　100
スパイスを使った料理を食べる　102
ネバネバ食材をこまめに食べる　104
たまねぎスライスは水にさらさない　106
間食にビターチョコを食べる　108

第3章

揉んで押して血流を増やす養生法

お腹を温めて末端の冷えを解消する 112

洗顔後は血行マッサージでむくみを取る 116

腸のツボを押す 120

耳周りを押して頭をリセットする 124

ストレスを感じたら手のツボを押す 128

マッサージで足を柔らかくする 132

1日1回足をさする 136

リンパ節をほぐして老廃物を取り除く 140

ヘッドマッサージで頭皮のコリをほぐす 144

足首まわしで下半身の血流を整える 148

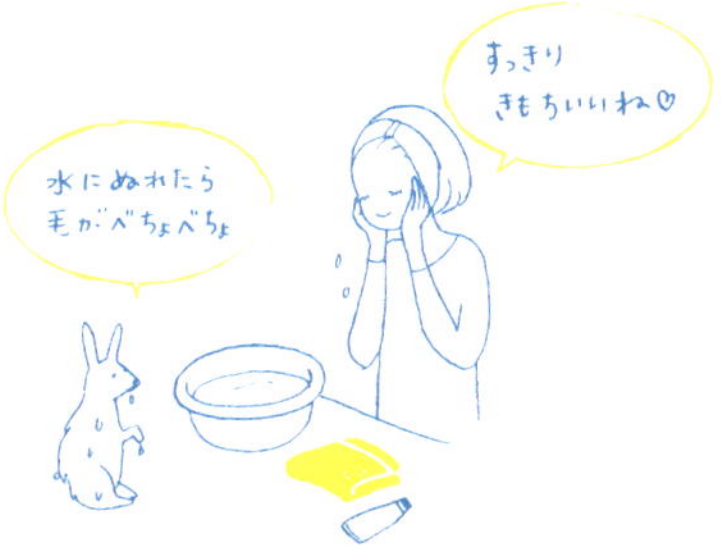

すっきり きもちいいね♡
水にぬれたら 毛がべちょべちょ

第4章

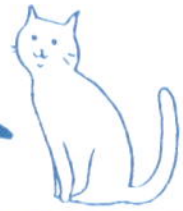

生活習慣を整えて血流を増やす養生法

日の光を浴びて1日をスタートする 152
出かける前に「太陽礼拝」 154
ダイヤモンド軸で運動量をアップする 156
息は吸うより吐くを意識する 158
1日1万歩を目標に歩く 160
1日10回スクワットする 162
1時間に1回カラダを伸ばす 164
テレビを見ながら静止運動 166
足ぶらぶら体操でストレッチ 168
足を床に伸ばして4の字ひねり 170
浴槽の中でバタ足エクササイズ 172
寝る前に脇腹と太ももをストレッチ 174
感動する映画を見る 176
つらいときこそ笑ってみる 178
瞑想して無の時間を作る 180

柑橘系のアロマを焚く 182
眠りにつく1時間前にスマホをオフ 184
カーテンは少しだけ開けておく 186
常に感謝の気持ちを意識する 188
自然を眺める 190

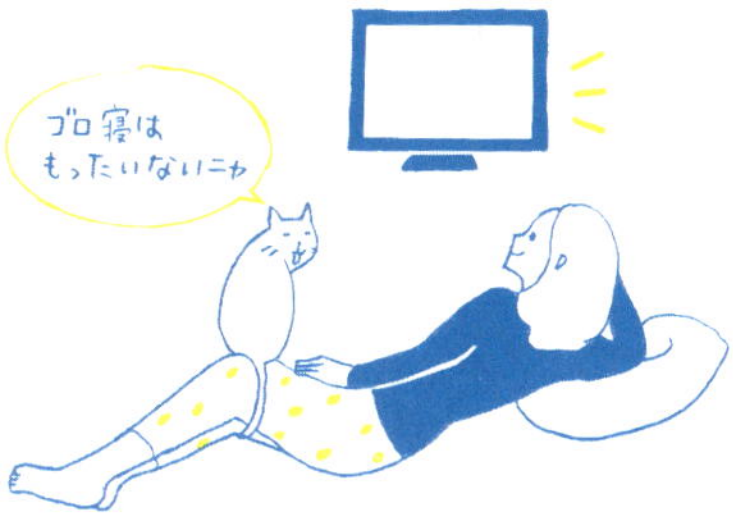

カラー&本文イラスト　ふじいふみか
デザイン・DTP　木村百恵
編集・執筆協力　グループ ones
上野真依
上村絵美

序章

血流を増やすとどんないいことがあるの？

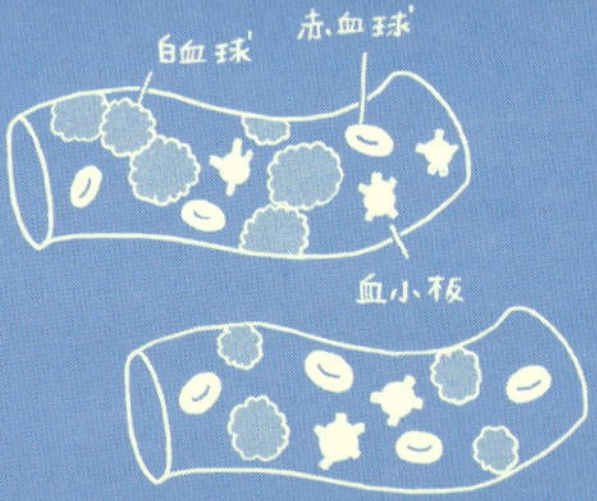

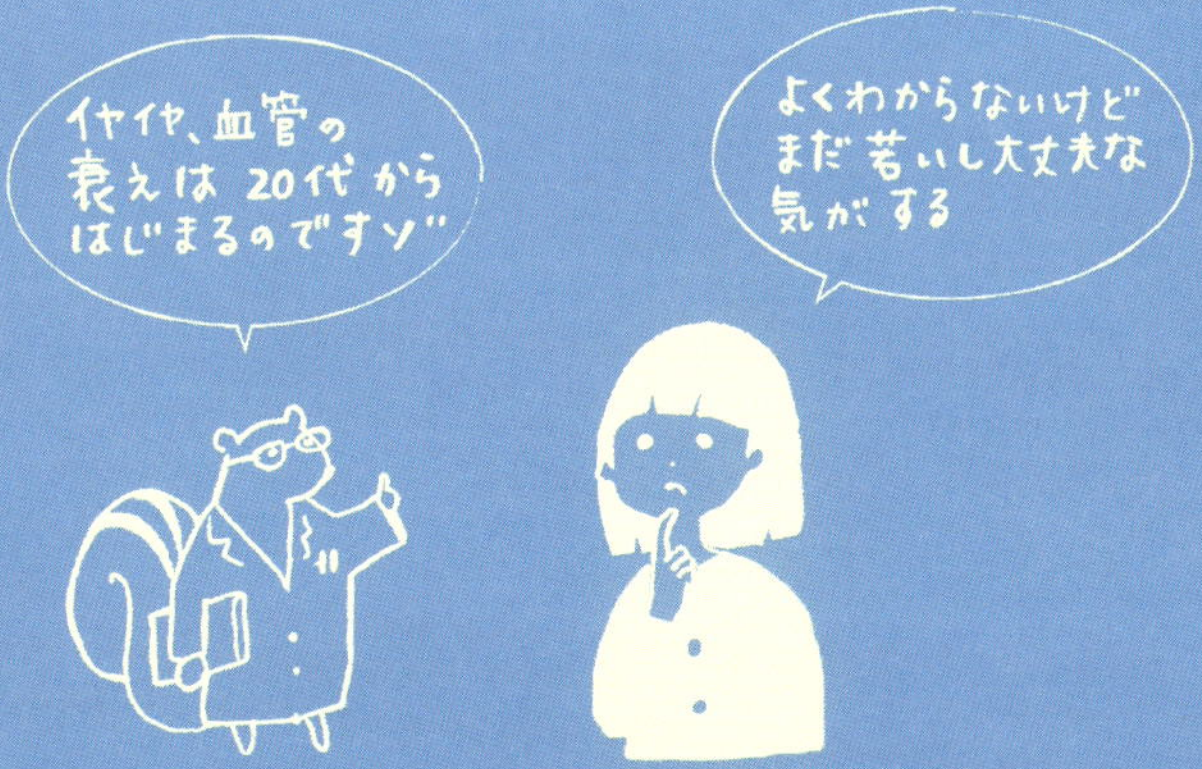
よくわからないけど
まだ若いし大丈夫な
気がする
イヤイヤ、血管の
衰えは 20代から
はじまるのですゾ

頭痛、肩コリ、冷え性、高血圧、便秘、
肌荒れなど、カラダのあらゆる不調は
血流の巡りをよくするだけで改善できます。
でも、そもそも血流の巡りをよくするって
一体どういうことなのでしょうか？
まずは血液と血液を運ぶ血管のしくみを
知り、血流を整えるにはどうしたらいいのか、
その方法を探っていきましょう。

血管ってなんだろう

血管は動脈・静脈・毛細血管の3種類 それぞれに重要な役割がある

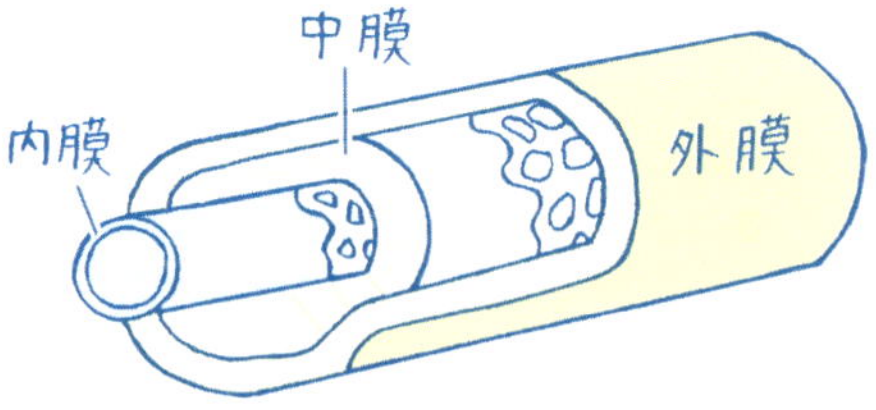

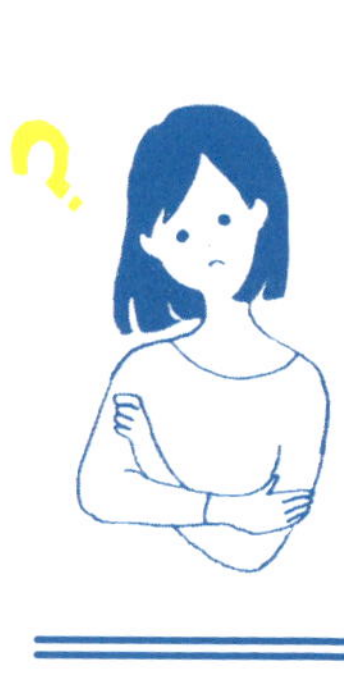

血管の種類は動脈・静脈・毛細血管の3つ

　私たちのカラダの隅々まで、血液を運んでいる管、それが血管です。血管は動脈・静脈・毛細血管の3種に分類され、それぞれ重要な役割を担っています。

　動脈は血液を心臓からカラダの各部へ運ぶ主要な血管で、酸素や栄養素を運びます。反対に、静脈は心臓に戻る血液を運ぶ血管で、二酸化炭素や老廃物を運んでいます。毛細血管は、この2つをつなぐ網

血管の種類と役割

動脈　酸素や栄養素を運ぶ太い血管

心臓から全身に向かって酸素と栄養素を運ぶ血管。末端に行くほど細くなり、毛細血管へとつながる。本来伸縮性のある動脈が、硬くなることを動脈硬化症という。

静脈　二酸化炭素と老廃物を心臓へ戻す

臓器から心臓へ血液を戻すための血管。二酸化炭素や老廃物を含み、暗赤色なのが特徴。足の静脈は、重力に逆らって血液を下から上へ押し上げるための弁（静脈弁）がついている。

毛細血管　動脈と静脈の物物交換の場

動脈と静脈の間にある、0.01mm程度の細い血管。動脈から運ばれてくる酸素と栄養素と、静脈から運ばれてくる二酸化炭素と不純物の入れ替えをする場所。

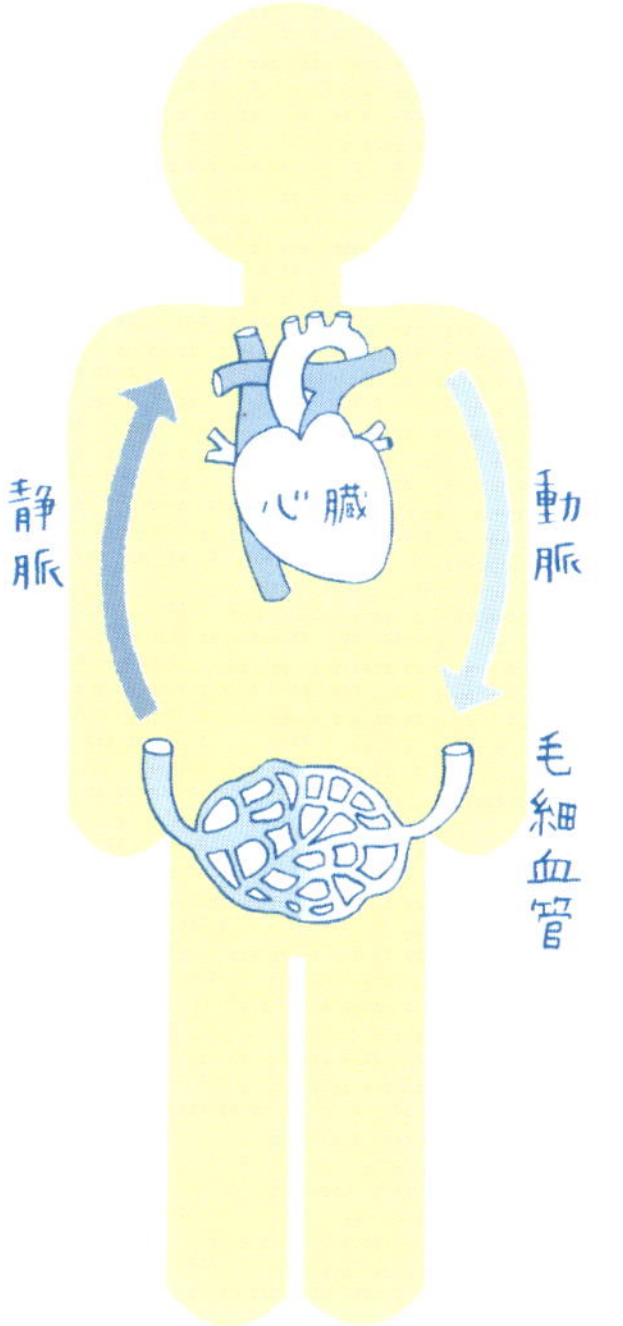

目状の細い血管で、酸素と二酸化炭素、栄養素と老廃物の交換を行っています。いずれも重要であることに違いはありませんが、毛細血管の内径は0・01㎜前後と非常に細く、血流が滞りやすいので、注意が必要です。

血管は外膜・中膜・内膜の3層で構成されている

また、動脈と静脈の血管は、内膜、中膜、外膜の3層構造になっています。外膜は血管の外側を包んでいる線維性の膜で、中膜はコラーゲンを含む線維で、弾力があるのが特徴。内膜は、一番内側にあり、血液が固まるのを防ぎ、スムーズに流れるのを助けています。

毛細血管は
全身の血管の99%
カラダの中で一番大きな臓器

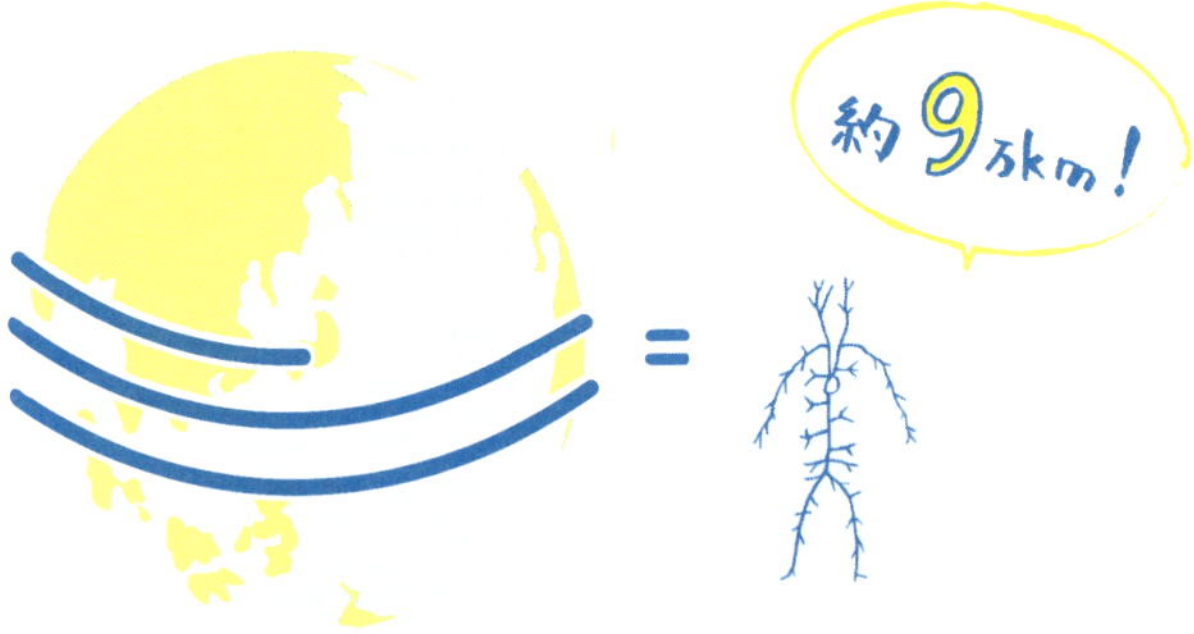

全身の毛細血管の長さ=地球の約2周半分!

毛細血管の詰まりがカラダの不調や老化を招く

毛細血管は0.01㎜と目に見えないほど細い血管ですが、すべての毛細血管を伸ばすと、その長さは約9万㎞もあり、地球の約2周半分。面積にするとカラダの中で一番大きな臓器となります。これだけ大きく全身に広がっているということは、私たちの生命活動の中で、とても重要な役割を担っているからに違いありません。

実際、近年の現代医学の最前線では、動脈や静脈よりも「毛細血管」が注目を集めており、その働きが悪くなると、冷え性やカラダの痛みなどの症状を招くばかりか、高血圧や糖尿病、心疾患など、あらゆる生活習慣病の引き金となることがわかっています。

毛細血管の働きが衰えると、こんな事態に！

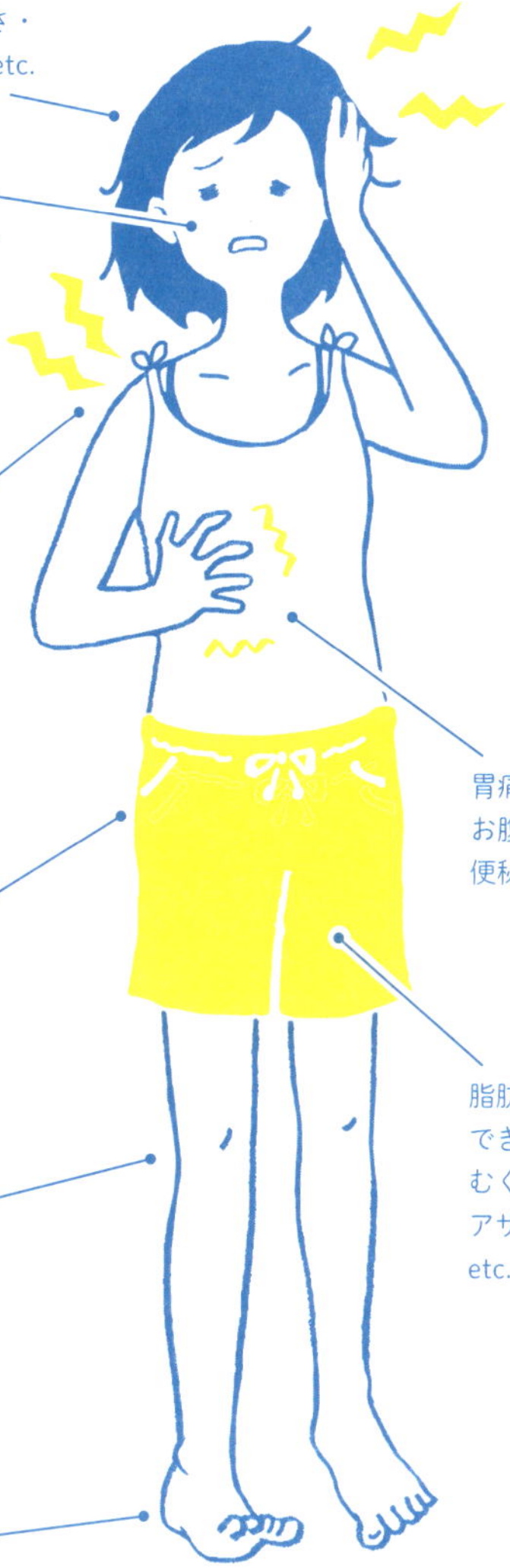
薄毛・抜け毛・白髪・頭痛・めまい・耳鳴り・だるさ・イライラ・不眠・うつ etc.
シミ・シワ・くすみ・乾燥肌・クマ・たるみ・ニキビ・目の渇き・充血・かすみ目・口の渇き・口臭 etc.
首コリ・肩コリ・背中痛 etc.
胃痛・胃もたれ・お腹が張る・便秘 etc.
痔・腰痛・頻尿・月経痛・PMS etc.
脂肪が固まってできるセルライト・むくみ・ふるえ・アザができやすくなる etc.
手足の冷え・ひざ痛 etc.
足裏がしびれる・爪がもろく、白っぽくなる etc.

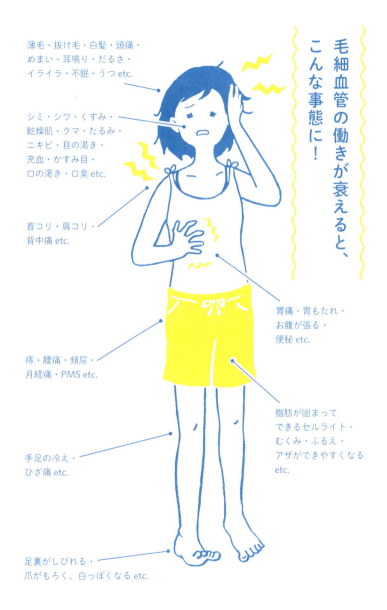

血管の衰えは20代からはじまる！早くからの養生が健康なカラダを作るカギ

毛細血管は老化するとそのまま消滅してしまう！

血管の老化というとピンとこないかもしれませんが、加齢によって肌にシワが増え、内臓の働きが弱まるのと同じように、血管も老化していきます。特に毛細血管は内径０.０１㎜と細いため、老化が進むとそのまま消滅してしまうことがわかっています。毛細血管が消滅すれば、当然カラダの隅々に酸素や栄養が行き渡らなくなり、シミやシワなどの肌トラブルから、冷え性やカラダのコリ、痛みなど、あらゆるカラダの不調を招くことになります。

「老化なんてまだ早い」と思う方もいるかもしれませんが、毛細血管の老化はなんと20代からはじまり、60～70代になると、約４割の毛細血管が消えてしまうことがわかっています。自分にはまだ早いと思わずに、若いうちからの対処が必要です。

血流を増やすことで毛細血管は復活する！

毛細血管の老化を防ぐためには、血液の量を増やすとともに、ドロドロ血液を改善し、血流をよくすることがポイントです。一言でドロドロ血液といってもそのタイプは複数あるので、18～19ページを参考に、自分の血液タイプを調べてみましょう。

毛細血管は、日頃のちょっとした心がけ次第で増やすことも可能なので、すでに毛細血管が減ってしまっている人でも諦めなくて大丈夫！　左ページの４つのキーワードを意識し、血液を増やして血流をよくする生活をはじめてみましょう。

血管を若返らせる4つのキーワード

1 カラダを温め冷えない生活をする

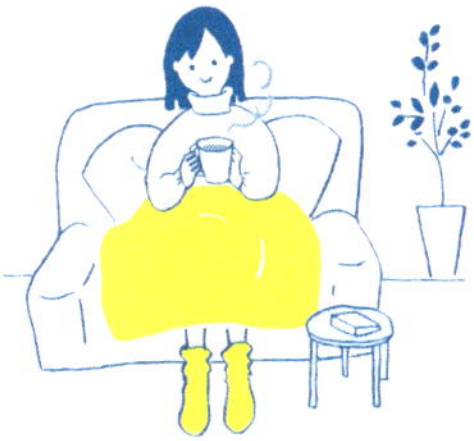

体温が1℃下がると代謝が12％落ちると言われており、カラダが冷えると血流が滞って血管の老化につながる。平熱が36.5℃以上になるよう、カラダを温める生活を送ることが重要。

P31〜へ

2 血流を増やす食事をする

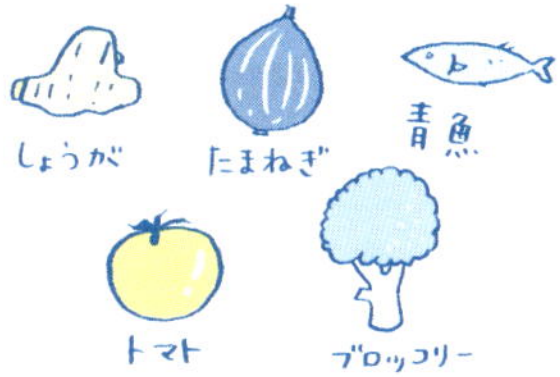

食べすぎると、老廃物が増加したり、排泄機能が落ちて血液を汚す原因に。腹八分目を心がけることが大切。また、血流を増やす食品を積極的にとることで、血管を若返らせることができる。

P71〜へ

3 カラダを揉んだり押したりする

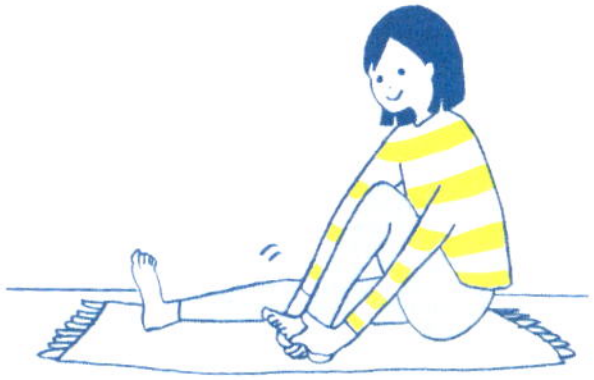

血流がよくなるツボを押したり揉んだりすることで、滞っていた血液が正常に巡るようになる。運動不足の人は、積極的にカラダを動かすことも大切。

P111〜へ

4 カラダと心をリセットする

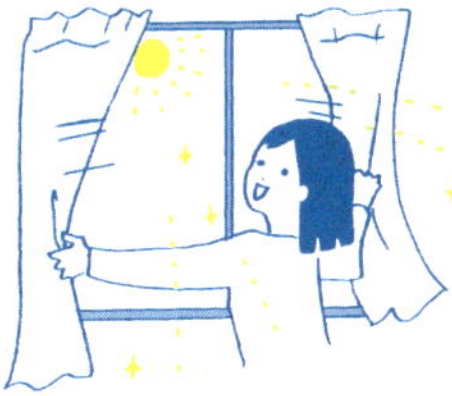

ストレスも血流を悪くする大きな要因。日頃からストレスを抱えている人は、リラックスできる環境に身を置き、カラダと心をリセットすることで血流が整い、血管が若返る。

P151〜へ

血流タイプは次の4種類！

血流の状態は、液体成分である血漿《けっしょう》や、固体成分である赤血球、白血球、血小板の状態によって、次の４つに分かれ、複数の状態が併発している場合も。自分がどのタイプに当てはまるのか、チェックしてみましょう。

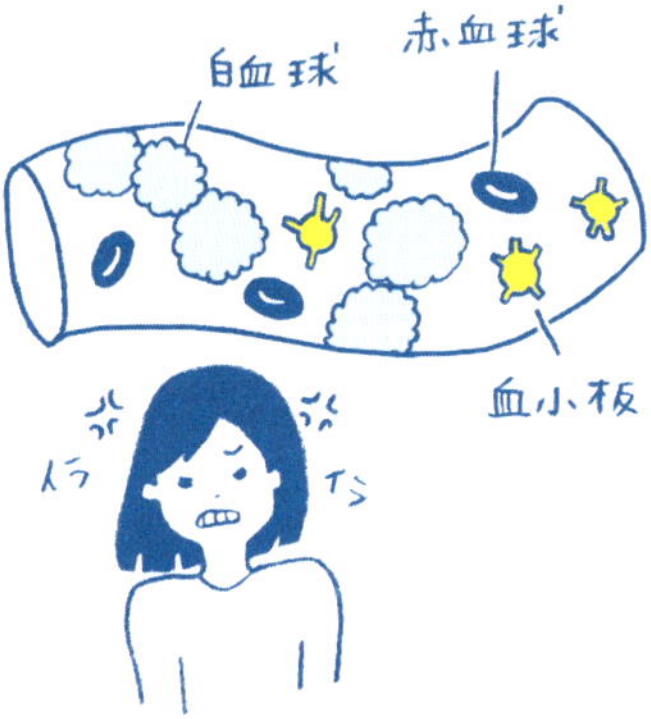

白血球がくっつき、血管を詰まらせる

ベタベタ血液

白血球の粘着性が高くなり、白血球同士がくっつくことで血流が悪くなるタイプ。過労や寝不足、ストレスなどの影響により活性酸素が増えることで起こる。忙しいビジネスマンに多く見られる。

改善点

- リラックスする時間を作る
- 睡眠時間を確保する
- 抗酸化作用のある食品を、積極的に摂取する

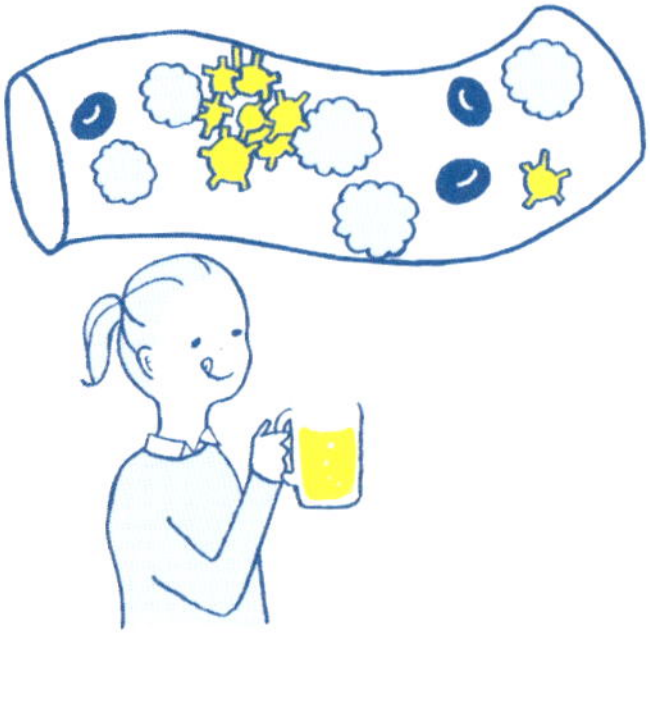

血小板が固まりザラザラに

ザラザラ血液

血小板がくっついて固まっている状態。アルコールや糖質のとりすぎが主な原因。このタイプの人は、脳梗塞や肺塞栓などを引き起こす可能性が高く、血中脂質が高い人は特に注意が必要。

改善点

- ビールやカクテルなど、糖質の高いお酒を控える
- 暴飲暴食に注意し、栄養バランスのよい食事をする

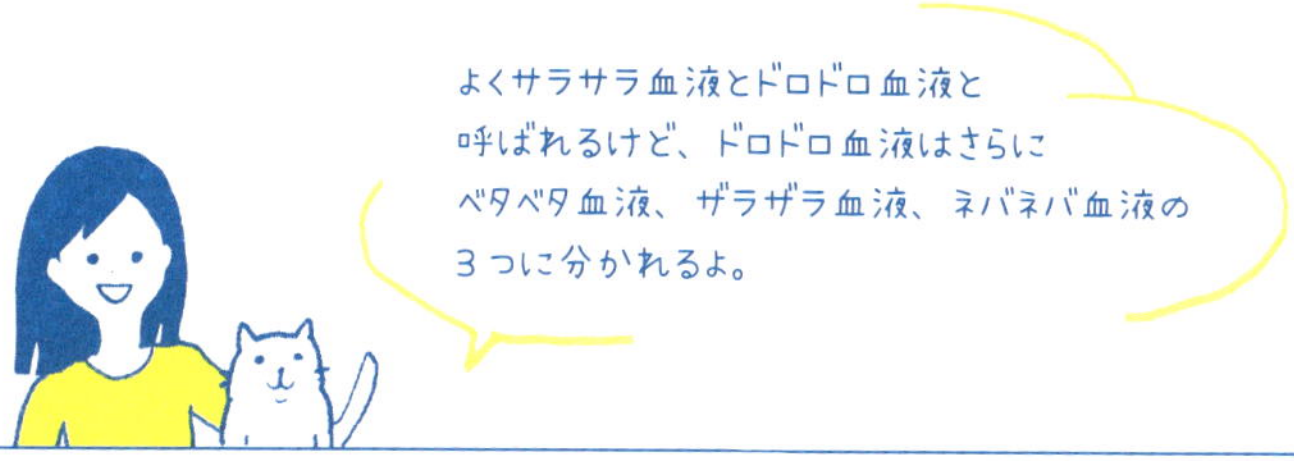
よくサラサラ血液とドロドロ血液と
呼ばれるけど、ドロドロ血液はさらに
ベタベタ血液、ザラザラ血液、ネバネバ血液の
3つに分かれるよ。

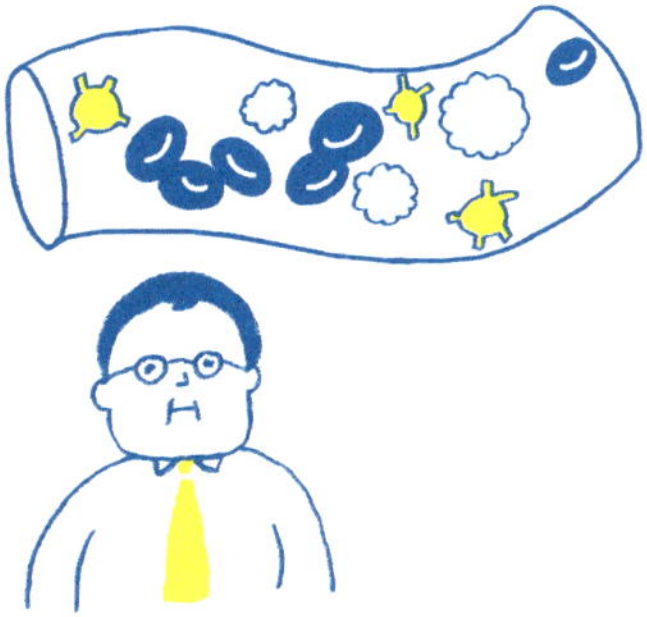

血液が糖分や脂肪分でネバネバに

ネバネバ血液

糖分や脂肪分、アルコールなどのとりすぎで、血漿の粘度が高まりネバネバになっている状態。同時に、赤血球が変質し、赤血球同士がくっついて固まってしまう。糖尿病患者に多く見られる。

改善点

- 甘いお菓子や炭水化物を控える
- スナックや揚げ物など、脂質の多い食事を控える
- 適度な有酸素運動を習慣にする

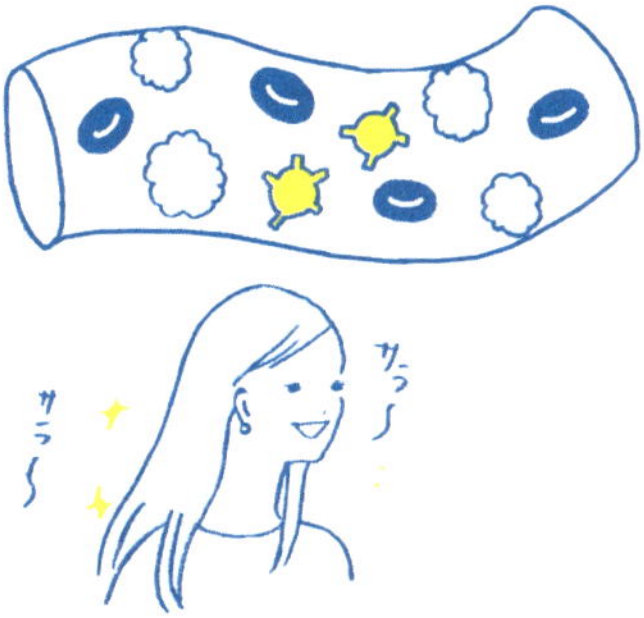
サラ〜
サラ〜

健康な理想の状態

サラサラ血液

その名の通り、血液がサラサラしており、スムーズに循環している理想の状態。血圧と血中コレステロール値が正常範囲で、赤血球、白血球、血小板の量も基準値内で収まっている。

改善点

- 規則正しい生活習慣を心がけ、現状を維持する
- 本書の血流アップ方法を参考に、さらに血流を整え、老化を予防する

気・血・水でカラダの不調を整えよう

血の不調を改善するには気と水の状態を整えることが重要

「気・血・水」は互いに影響し合い、健康を保つ

東洋医学では、人の生命活動に必要な要素を「気・血・水」の3つで表します。「気」は目に見えない生命エネルギーを、「血」は血液や栄養素を、「水」は水分やリンパ液など「血」以外のすべての体液のことを指し、カラダ全体に潤いを与えるとともに、体温を調節する働きもあります。

東洋医学でいうところの「血」は、単に血液だけにとどまらず、そこに含まれる栄養素のこともさしています。栄養素である「血」が不足すると、全身に栄養が行き渡らなくなるため、貧血やめまいを起こすほか、生命エネルギーが不足し、「気」の低下も招きます。このように、「気・血・水」は互いに影響をし合っており、すべてのバランスが整ってはじめて健康が保たれます。

「血」の巡りをよくするためには、単に「血」の巡りがよくなることにアプローチするのではなく、自分の今のカラダのバランスを知り、「気・血・水」の中で足りないものを補い、滞っている部分を改善する必要があります。

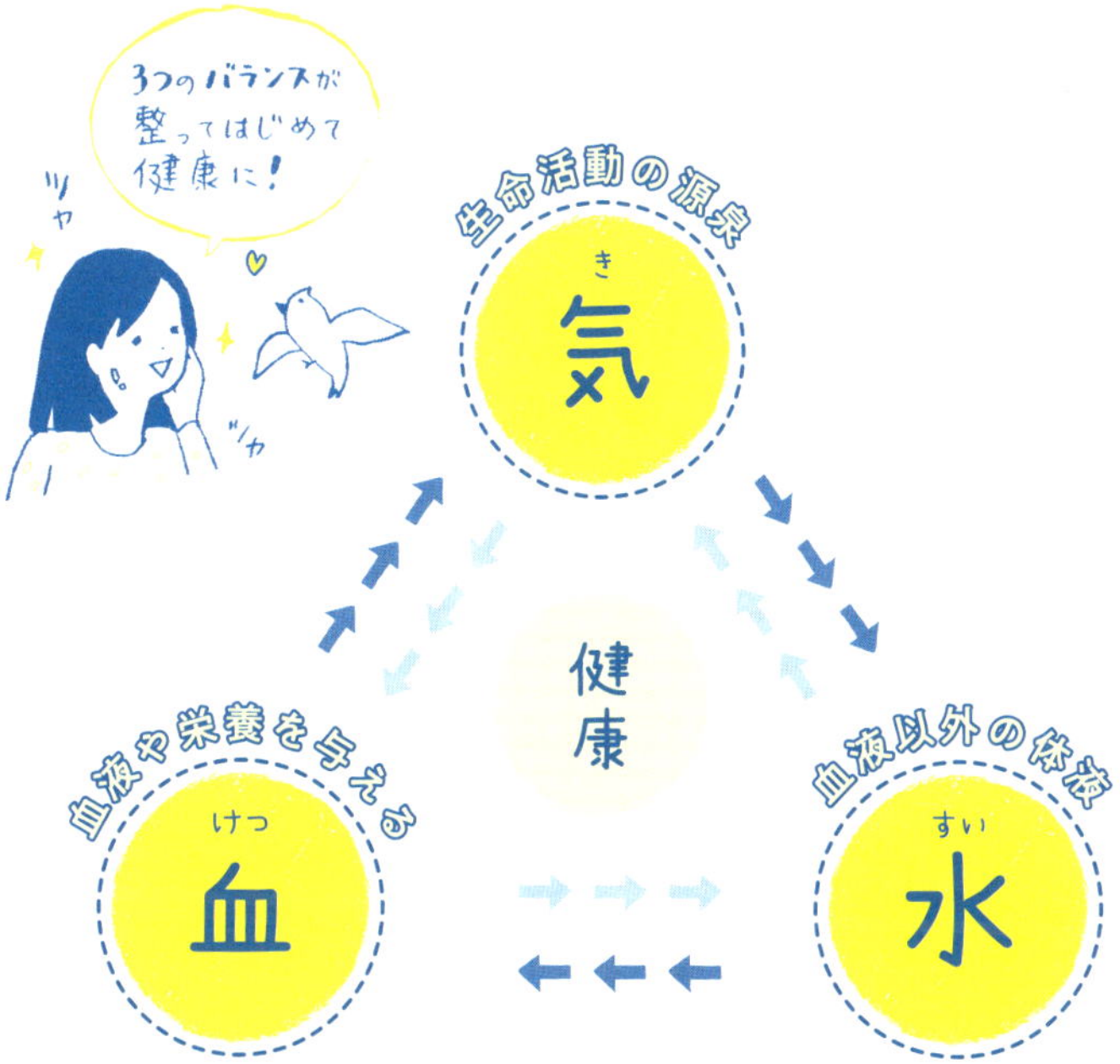

気

憂鬱、イライラなどの心の不調を司る

目には見えない生命エネルギーのこと。呼吸や消化・吸収、神経系の機能の調子も「気」が司っている。「気」が不足すると疲れやすくなり、「気」の流れが滞ると、イライラしやすくなるという特徴がある。

血

痛みやコリは「血」の不調のサイン

全身を巡る血液、及び血液に含まれる栄養素、及び血管の働き全般をさす。「血」が不足すると陰血や立ちくらみなどが起き、「血」が滞ると、頭痛や生理痛、肩コリ、腰痛などの症状が現れる。

水

カラダに潤いを与え、肌の調子を整える

カラダの中にある、血液以外の水分をさす。カラダに潤いを与え、カラダの中を循環し体温調整をする。「水」が不足すると、体内に熱がたまりほてりなどの症状が現れ、「水」の巡りが滞ると、むくみやすくなる。

今のカラダのバランスをチェック！

次のA～Fの6つのうち、当てはまる項目が多かったのが今のあなたの体質タイプ。体質は変化するので、定期的にチェックするようにしましょう。

A タイプ

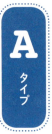

- ☐ 何事にもやる気が出ず、無気力
- ☐ 少し走っただけで、すぐ息切れをする
- ☐ しょっちゅう風邪を引く
- ☐ 胃腸が弱く、あまり食べられない
- ☐ 生理痛が重く、生理前後はだるくなる

Aが多かった
あなたはP.24へ！

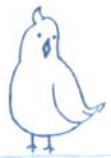

B タイプ

- ☐ 少しのことですぐにイライラしてしまう
- ☐ 気持ちの浮き沈みが激しい
- ☐ 胃や腹部が張りやすく、膨満感がある
- ☐ のどが詰まったような感覚が取れない
- ☐ 月経前になると乳房が張り、下腹部が痛い

Bが多かった
あなたはP.25へ！

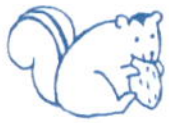

C タイプ

- ☐ 頻繁にめまいや立ちくらみを起こす
- ☐ 爪が割れやすい
- ☐ 乾燥肌で皮膚にツヤがない
- ☐ 髪の毛にツヤがなく、パサパサ
- ☐ 月経はいつも遅れがち

Cが多かった
あなたはP.26へ！

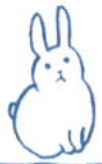

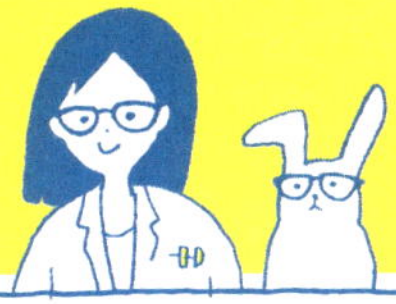

A～Fの中で当てはまるものが最も多かったのが
今のあなたの体のバランスタイプ！
すべてのバランスが整うよう、
P.24～29の血流増やし習慣を試してみてね。

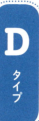

Dタイプ

- ☐ 肩コリや腰痛、頭痛に悩まされている
- ☐ いつも目の下にクマができている
- ☐ 肌にシミが多い、できるようになった
- ☐ 頻繁に動悸や胸苦しさを感じる
- ☐ 月経痛が重く、血の塊が出る

Dが多かったあなたはP.27へ！

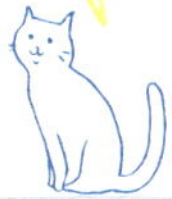

Eタイプ

- ☐ カラダが常にほてっている
- ☐ 朝起きると寝汗をかいている
- ☐ 便は硬く、コロコロしている
- ☐ 目・鼻・口などの粘膜が乾きやすい
- ☐ 月経周期が短く、血の量が少ない

Eが多かったあなたはP.28へ！

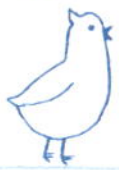

Fタイプ

- ☐ よく「むくんでいるね」と言われる
- ☐ 甘いものや脂っこい食べ物が好き
- ☐ 体型は太め
- ☐ 一日中眠気や疲れが取れない
- ☐ 便は軟らかく、くだしやすい

Fが多かったあなたはP.29へ！

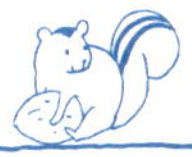

A が多かったあなたは

気《き》虚《きょ》（気の不足）タイプ

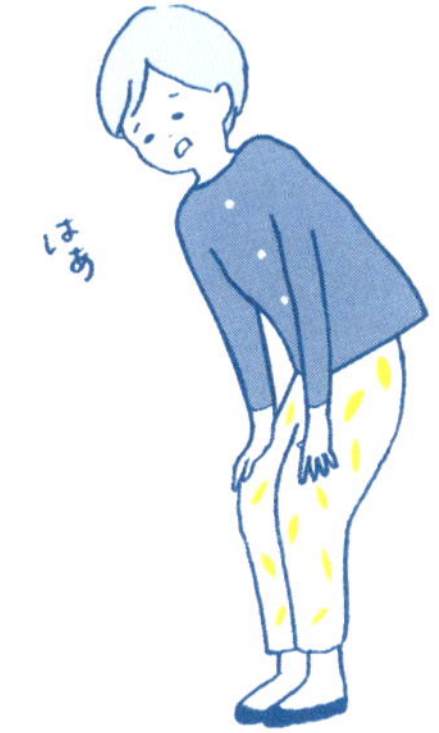

生命エネルギーが不足し 無気力で疲れやすい

エネルギーの源となる「気」が不足しているため、何事にもやる気が出ず、常に疲れているタイプ。消化器系の機能が低下しているので、胃腸が弱く食が細いのが特徴。消化によい食事をとり、エネルギーを作ることが重要。

おすすめ養生法

早めに起きて朝日を浴びる

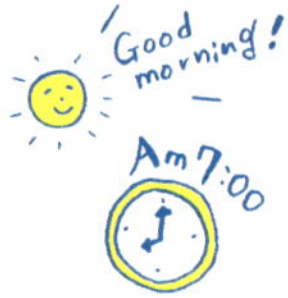

朝日を浴びることでカラダが目覚め、疲れをリセットすることができる。昼夜逆転生活をしている人は、まずは朝型生活にシフトを。

P152～へ

朝食をしっかりとってエネルギーを補う

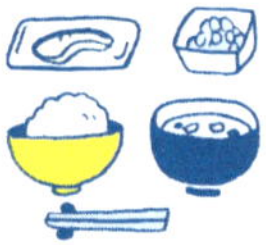

まず朝食をしっかりと食べ、1日のエネルギーを確保！ 胃腸が弱っている場合が多いので、ゆっくり噛んで消化によいものを選んで。

足三里《あしさんり》のツボを押す

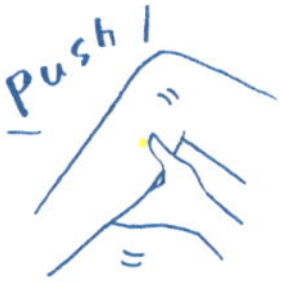

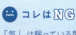

足のすねの外側にあり、ひざ関節から指3本分下にあるツボ。消化、吸収を高めてくれるので、気虚タイプの人におすすめ。

コレはNG

「気」は眠っている間にたくさん蓄えられるので、睡眠不足は気虚を悪化させることに。最低8時間は眠るよう、睡眠時間を確保して。

B が多かった あなたは 気《き》滞《たい》（気の滞り）タイプ

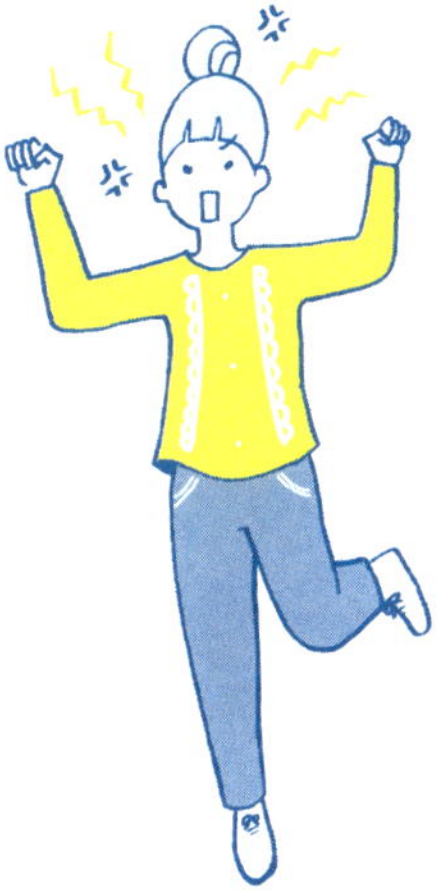

「気」の巡りが滞り イライラしやすい状態に

「気」が滞り、心に不調を来しているタイプ。自律神経のコントロールがうまくできなくなっているので、少しのことでイライラしてしまったり、反対に気持ちが沈んでしまったりと、情緒の浮き沈みが激しいのが特徴。

おすすめ養生法

ハーブやスパイスを積極的に摂る

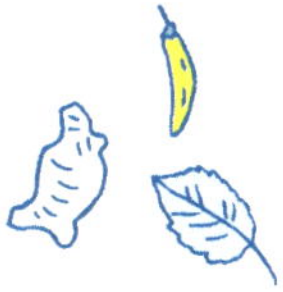

ハーブやスパイスには「気」の流れを促す効果が。料理で使うのはもちろん、ハーブティーを飲んだり、入浴剤に入れるのもおすすめ。

P102〜へ

アロマを焚いてリラックスする

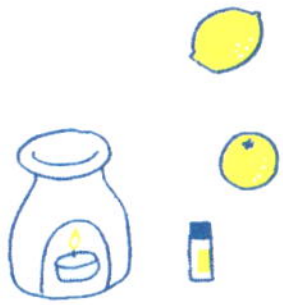

気滞の人はストレスが溜まってしまいがち。リラックス効果のある香りつきのアロマを焚いて、心をリセットする時間を作ろう。

P182〜へ

瞑想やヨガで深い呼吸を取り入れる

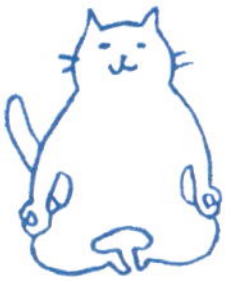

瞑想やヨガなど、深い呼吸を意識しながらカラダを動かすと、気の巡りをよくする効果が。毎日寝る前に行うことで、睡眠の質もアップ。

P180〜へ

コレはNG

不規則な生活はなによりも「気」の巡りを悪くする原因。生活が乱れがちな人は、まず一定のリズムで生活する環境を整えて。

C が多かったあなたは

血《けっ》虚《きょ》（血の不足）タイプ

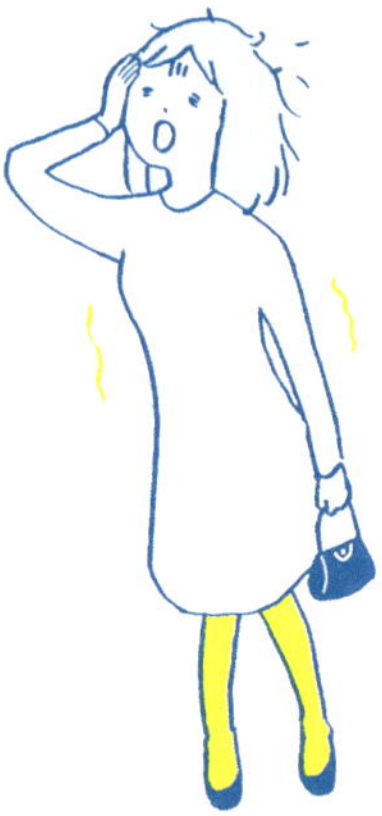

めまいや立ちくらみは「血」の不足のサイン

血虚とは、「血」が不足している状態のこと。「血」の不足で立ちくらみや貧血を起こしてしまいがち。「血」が不足すると、自律神経が乱れ「気」にも影響を及ぼすので要注意。まずは意識してバランスのよい食事をとるようにしよう。

おすすめ養生法

質のよい睡眠を充分にとる

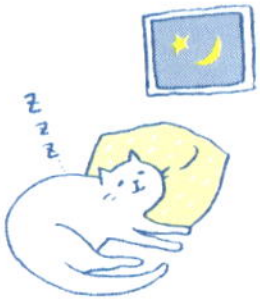

夜遅くまで起きていると「血」が消耗してしまうので、早寝早起きが基本。遅くても夜24時までには寝るよう心がけて。

P184～へ

血を補う食事をする

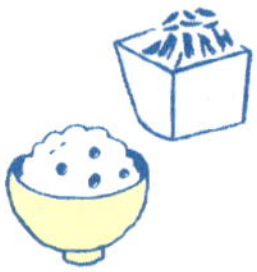

「血」が足りていないので、レバーやほうれん草など、「血」を補う食品を積極的に食べよう。無理なダイエットは禁物!

P92～へ

足さすりで血流を増やす

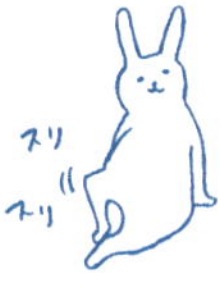

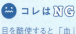

血流の末端である足裏は、冷えやすく「血」が不足しやすいのが特徴。足裏をさすって刺激することで、滞っていた血流が促される。

P136～へ

コレはNG

目を酷使すると「血」を消耗しやすくなる。パソコン、スマホ、テレビを長時間見ると、目が疲れてしまうので注意して。

D が多かった あなたは

瘀《お》血《けつ》（血の滞り）タイプ

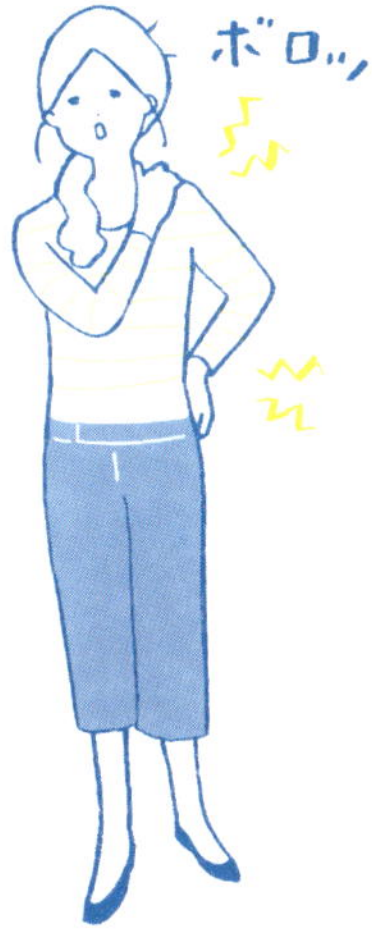

さまざまな体質タイプが悪化すると瘀血に

何かしらの理由で「血」の巡りが悪くなった状態のこと。頭痛や肩コリなどの症状や、肌荒れやシミ、目の下のクマなど、健康・美容面で様々な悪影響を及ぼす。気虚や気滞、血虚、痰湿など、ほかの症状が悪化して瘀血《おけつ》になることも。

おすすめ養生法

腹巻きや靴下で冷えやすい所を温める

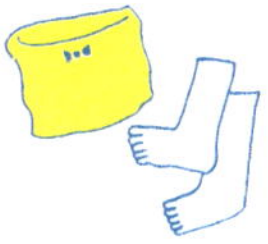

腹巻きや5本指ソックスを履いてカラダの中でも特に冷えやすい足裏や、血流が多いお腹まわりを温めると、全身の血流が改善される。

P34～、46～へ

しょうが紅茶やしょうがココアを飲む

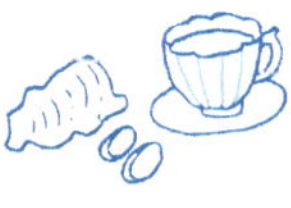

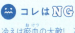

カラダを温めて血流をよくするしょうがが入った飲み物を飲むと、冷えからくる瘀血の症状が改善する。紅茶やココアが相性バツグン！

P72～へ

血海《けっかい》のツボを押して血流をよくする

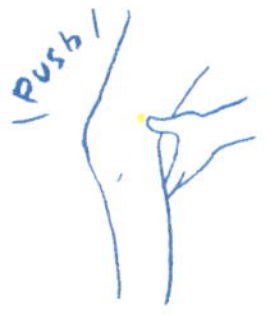

ひざのお皿の上、内側の角から指3本分上がった所が「血海」のツボ。血流が集まっている「血海」のツボを押すことで、血流が改善される。

コレはNG

冷えは瘀血《おけつ》の大敵！　冷たいもののとりすぎや、薄着、冷房の効きすぎた部屋に長時間いるなど、カラダを冷やす行動はできるだけ避けて。

E

が多かったあなたは

陰《いん》虚《きょ》（水の不足）タイプ

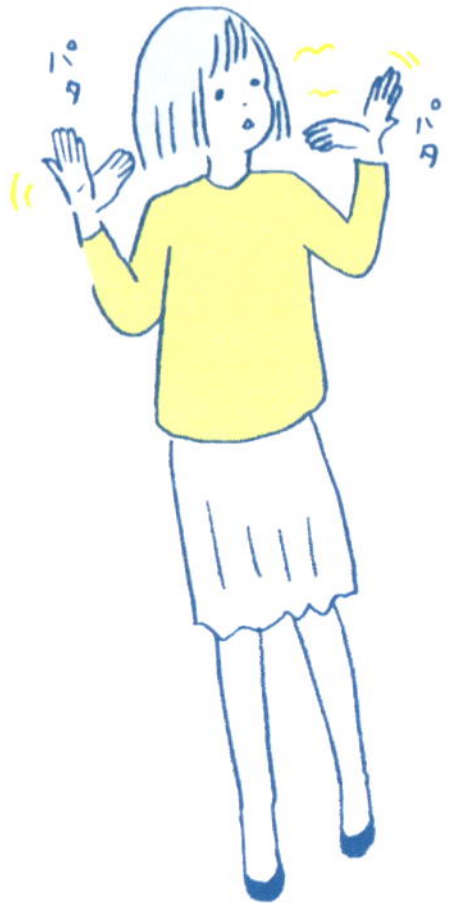

カラダがほてりやすく 肌や髪が乾燥して潤い不足に

水分不足で潤いが足りなくなっているタイプ。カラダに熱がこもってほてりやのぼせの状態に。また、潤いが不足しているため、肌や髪の毛が乾燥し、喉の渇きを感じるのが特徴。「腎」の調子を整えることで、潤いがよみがえる。

おすすめ養生法

プチ断食で胃腸を休ませる

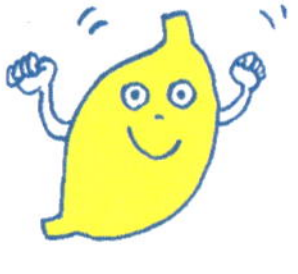

陰虚の人は、胃腸が弱まっていることが多いので、朝だけプチ断食で胃腸に休息を。衰えていた消化機能を回復させることができる。

P76～へ

喉が渇いたら温かい飲み物を飲む

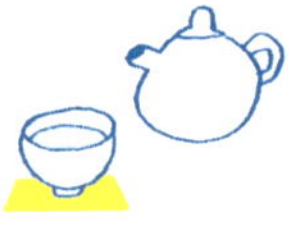

「水」不足だからと言って、冷たい飲み物をガブ飲みするのはNG。喉が渇いたら、温かい飲み物をゆっくり飲み、カラダを潤わせよう。

P32～へ

簡単なストレッチでリラックスする

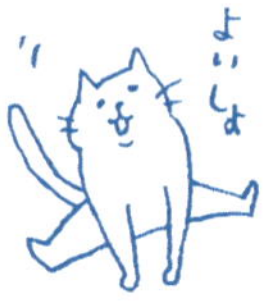

代謝が落ちているので、適度にカラダを動かすのも効果的。汗をたくさんかくような激しい運動は避け、運動後は必ず水分補給を。

P168～へ

コレはNG

唐辛子などのスパイスは、カラダの水分を奪ってしまうので、陰虚体質の人はNG。温かく汁気の多いスープなどをとるのがおすすめ。

F が多かったあなたは　痰《たん》湿《しつ》（水の滞り）タイプ

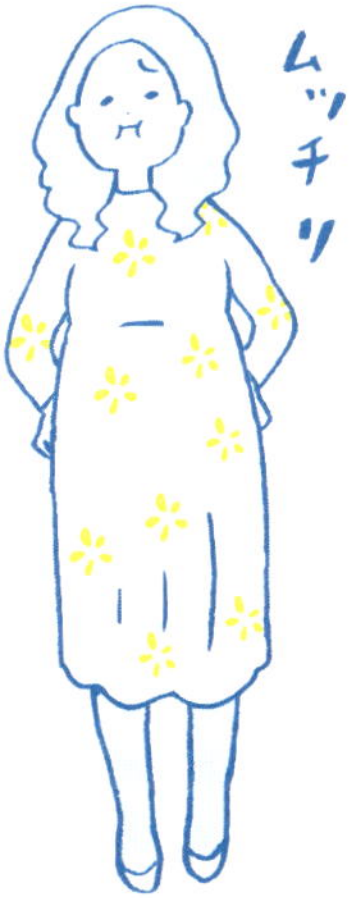

水分を溜め込み顔やカラダがむくんでパンパン！

水分代謝がスムーズに行われず、必要以上に水分がカラダに溜まってしまっているのがこのタイプ。むくみやすいのが特徴。水分とともに老廃物もカラダの中に溜まってしまうので、ニキビなどもできやすく、肌の不調を抱えやすい。

おすすめ養生法

水分をとりすぎないよう心がける

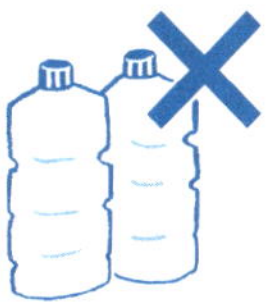

痰湿を改善する一番のポイントは水分をとりすぎないこと。水分は喉の渇きを潤す程度にとどめ、冷たい水のガブ飲みは避けて。

P74～へ

海藻やきのこ類をたくさんとる

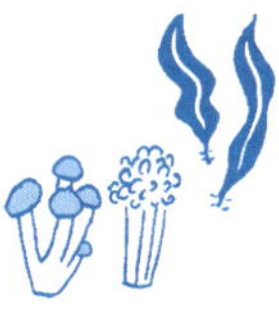

痰質タイプの人は、排泄機能が低下しているので、食物繊維が豊富なきのこや海藻などの食材をたくさんとり、排泄機能を高めて。

適度な運動で筋力をつける

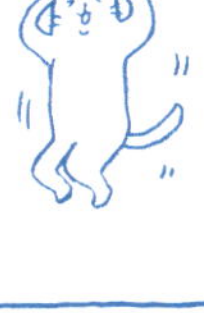

筋力が少ないと代謝の低下を招き、水分代謝が悪くなる。インナーマッスルを鍛えるような筋トレで、代謝・排泄機能を高めて。

コレはNG

ただでさえ水分が溜まっている状態のときに、塩分を摂るとさらにむくみが悪化してしまう。ラーメンなどの塩分の高い食事は控えよう。

第1章

カラダを温めて血流を増やす養生法

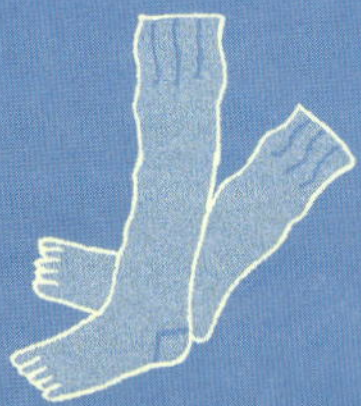

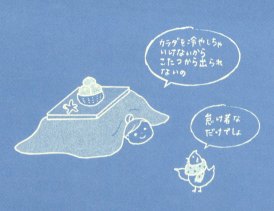

女性に多い冷え性は、
血流を悪くする一番の原因。
カラダが冷えると血管が収縮し、
血の巡りが停滞するため、
カラダを温めることが
血流の改善につながります。
ここでは、特に冷えやすい場所を中心に、
その温め方や冷えの予防法を紹介。
平熱が36.5以上を目指して
カラダ温め生活をはじめましょう。

毎日スパイス白湯《さゆ》をゆっくり飲む

便秘
肌荒れ
ダイエット
冷え
むくみ
におすすめです

効果 1

冷えている胃腸が温まり、**内臓の血流がよくなる。**

効果 2

内臓の温度が上がることで、**代謝が上がり、やせやすくなる。**

効果 3

腸が活発になり、**便秘が解消**される。

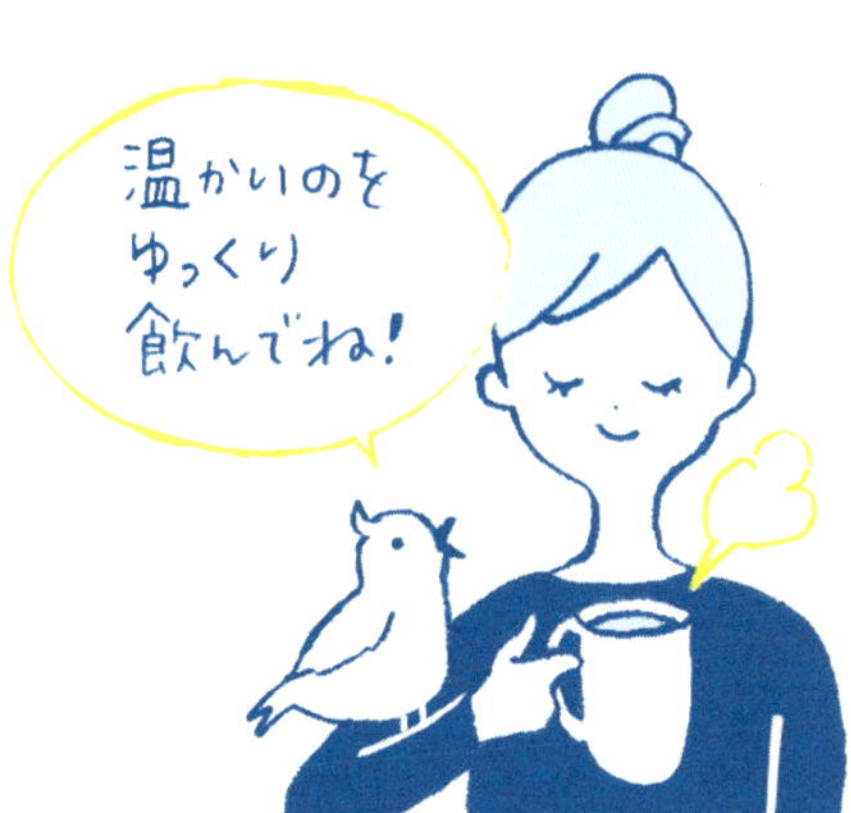

白湯の作り方

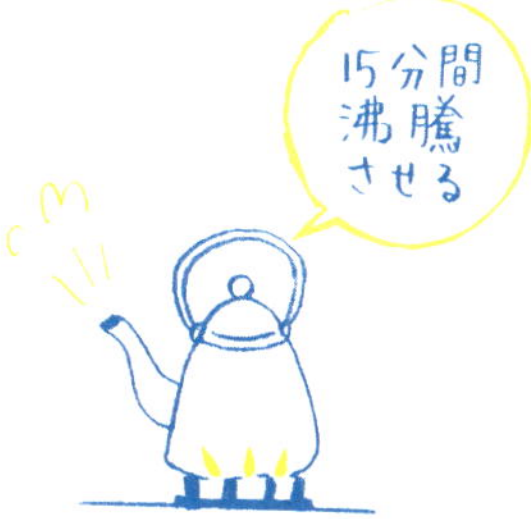

やかんに水を入れて火にかけ、沸騰させる。沸騰したら弱火にしてそのまま15分間沸騰させ、火を止める。

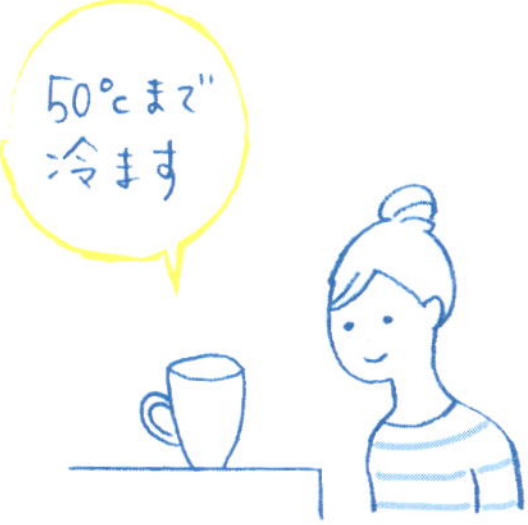

そのまま50℃程度まで冷まし、ゆっくり飲む。氷を入れて冷やすのはNG。

POINT 1

飲む量の目安は
1日700ml～800ml

目安は1日700～800ml。しかし、水分のとりすぎはよくないので、あくまで目安として、それ以下でもOK。

POINT 2

朝・昼・晩
こまめに飲むのが理想

コップ1杯（150～200ml）の白湯をこまめに飲むのが、最も効果的。まずは朝に1杯飲むだけでも充分。

POINT 3

1回10分程度かけて
ゆっくり飲む

1回で10分ほどかけてゆっくり飲み、ゆっくりと胃腸を温めて。食前食後どちらに飲んでもOK。

内臓を温めることで
やせやすい燃焼体質に！

時間もお金も手間もかけずに、簡単に健康になる方法、それが「白湯健康法」です。白湯とは、水を温めただけのお湯のことですが、白湯には胃腸を温める効果があり、それが健康や美容によい影響をもたらしてくれます。

冷えというと、手足などカラダの表面に意識が向きがちですが、実は胃腸などの内臓も冷えやすい場所の一つ。冷えて胃腸の血流が悪くなると、消化不良や便秘、肌荒れなどの原因になります。白湯を飲んで胃腸を温めることで、こうした不調が改善！　さらに、白湯にシナモンなどのスパイスを加えると、血行促進作用がプラスされ、その効果が高まります。

腹巻きは1日中、1年中つける

むくみ
冷え
便秘
頭痛
におすすめです

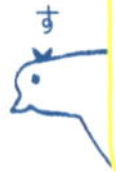

効果
1
腹巻きがコルセット代わりになり、腹筋や背筋を強化。代謝がアップする。

効果
2
腎臓と膀胱が温まり、むくみが解消される。

効果
3
お通じがよくなり、ダイエット効果も。

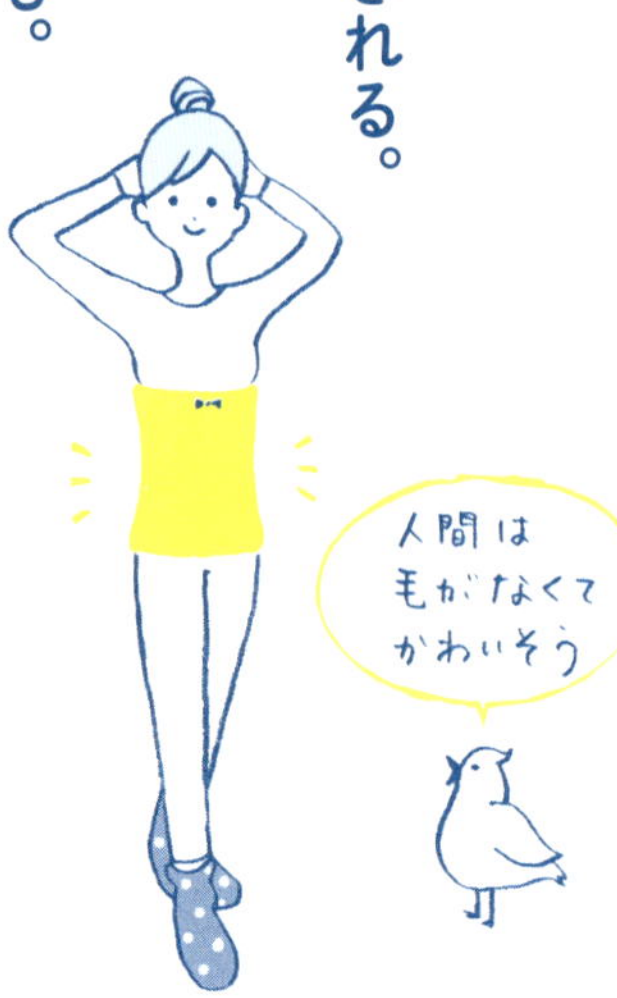

もっと温める！ プラスワンテク

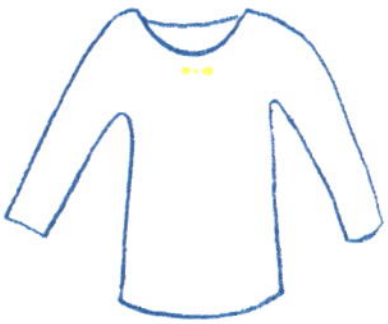

肌着を1枚着込む

腹巻きの上から肌着を1枚着込むと、さらに保温効果がアップ。ヒートテックなどは保温効果が高いものの、通気性が悪いので肌が弱い人は綿タイプを選ぼう。

首に1枚巻く

お腹同様首も冷えやすい場所の一つ。冬はマフラーを1枚巻くだけでも、全身の温かさがまったく異なるため、冬場外に出るときは、マフラーを必ず持参して。

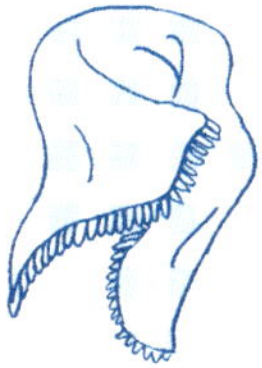

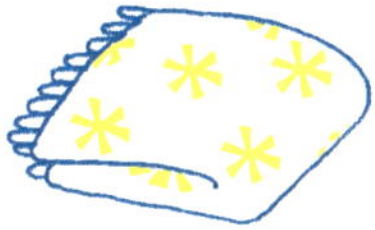

ひざかけをする

冷暖房の調節が自分でできない職場で働いている人はひざかけを用意しよう。冬場はもちろん、夏場も冷房の効きすぎた部屋では、ひざかけをかけて体温を調節して。

腹巻きをつけるだけでカラダの不調が改善！

腹部には、胃や腸のほかにも、水分代謝を司る腎臓などの臓器が集まっています。そのため、腹巻きでお腹を温めると、これらの臓器の働きが活発になり、冷え性改善はもちろんのこと、便秘・肌荒れ・むくみの改善などにつながります。

腹巻きは地肌に直接着け幅の広いものを選ぶ

腹巻きはインナーの上からではなく、地肌に直接着けたほうがずれにくく保温効果が高まります。また、胃と腎臓がしっかり温められるよう、胸下からお尻まですっぽり隠れるような幅広タイプを選びましょう。

冷房を使うのをやめてみる

疲労
頭痛
だるさ
冷え
肩コリ
むくみ
におすすめです

効果 1

冷房が原因で起こる血行不良を予防し、**頭痛や肩コリが改善**する。

効果 2

夏冷えを予防し、代謝がアップする。

効果 3

室内外の温度差を一定に保つことで**夏バテが予防**できる。

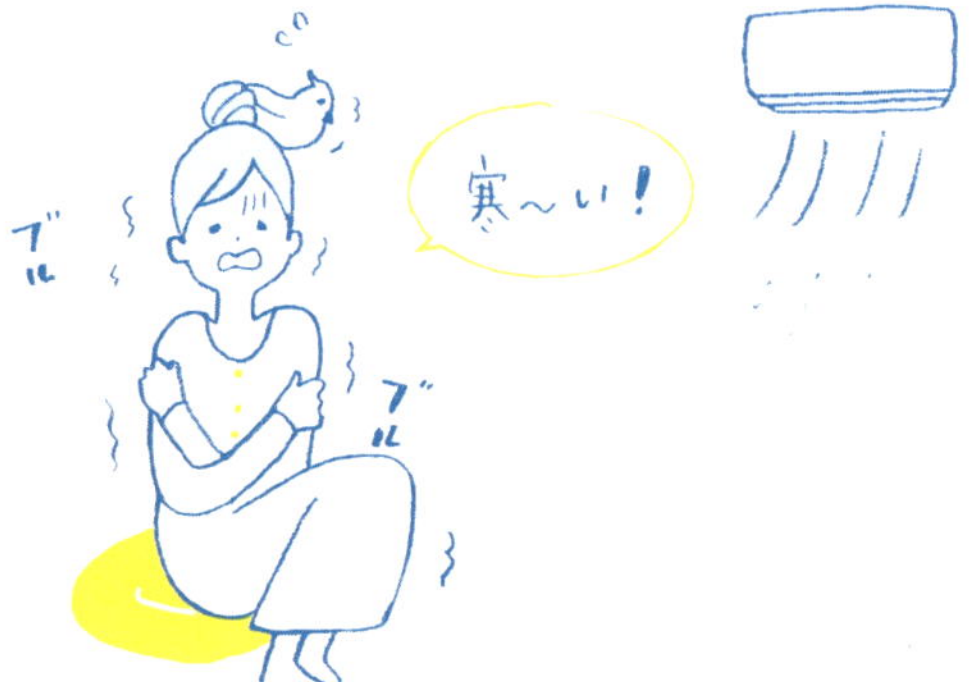

冷房の効いた部屋にいるときの対処法

1
ひざかけや
羽織りものをかける

2
ストールを巻き、
首を温める

3
温かい飲み物や
食べ物をとる

4
1時間に1回、
肩をまわす

5
帰宅後必ず
湯船に入る

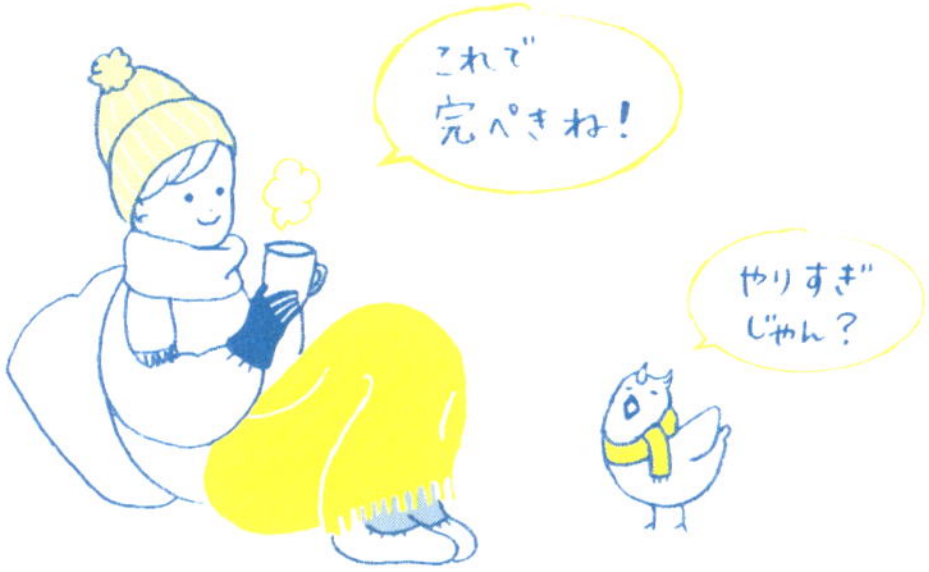

室内と室外の温度を保ち夏バテ・夏冷えを予防！

夏場でも常にカラダが冷えている、「夏冷え」の女性が増えています。これは、水分のとりすぎと冷房が原因。エアコンの効いた部屋に長時間いると、カラダの熱が外に逃げないように、血管が収縮します。これにより血の巡りが停滞し、冷え、頭痛、疲れやすいなどの症状が現れます。

室内と外とで温度の変化がありすぎると、自律神経のバランスを崩してしまいます。そのため、基本はエアコンをつけない生活に慣れるのがベスト。しかし、あまりに暑い日につけないでいると熱中症になる恐れがあるので、ファンや扇風機などで空気を循環させ、外気温差マイナス3〜4℃くらいを保ちましょう。

仙骨《せんこつ》のうしろにカイロを貼る

腰痛
肩コリ
便秘
不眠
ダイエット
冷え
むくみ

におすすめです

効果 1

内臓につながる神経が活発になり、全身の血流がよくなる。

効果 2

カラダが深部から温まることで平均体温が上がり、病気になりにくくなる。さらに、腰痛・肩コリ・倦怠感が改善し、やせ体質に！

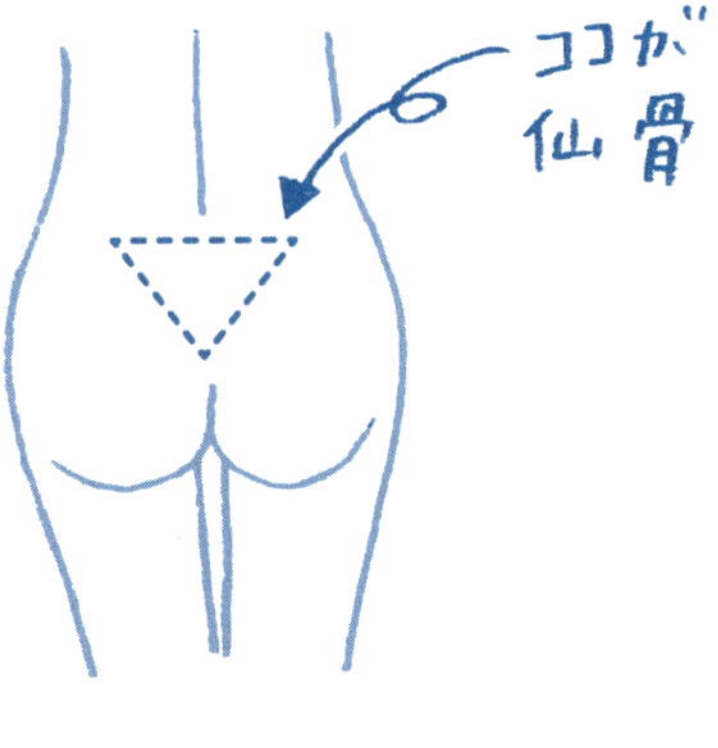

仙骨カイロの貼り方

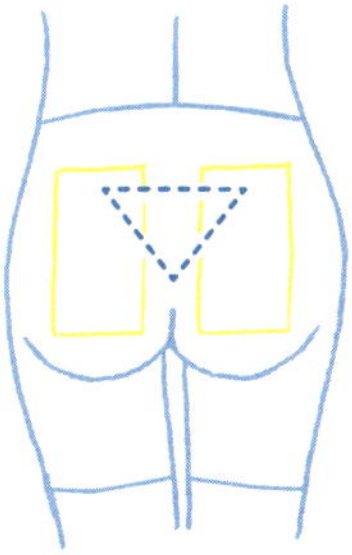

小さいカイロの場合

仙骨の逆三角形左右の角を覆うように、小さめのカイロを縦に貼る。

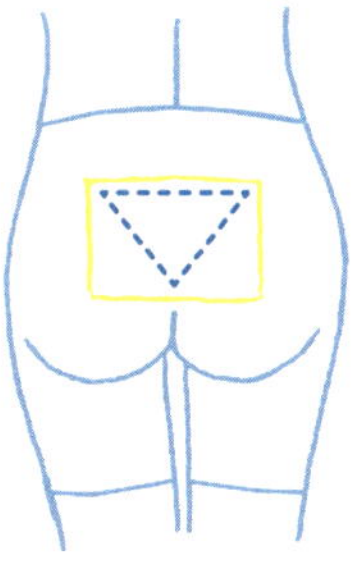

大判カイロの場合

仙骨部分を覆うように、お尻の割れ目の上端から大判カイロを横に貼る。

氷のうや、湯たんぽで温めても！

42～45℃のお湯を入れた氷のうや湯たんぽを使っても◎。うつぶせに寝て、仙骨の上にのせて温めて。

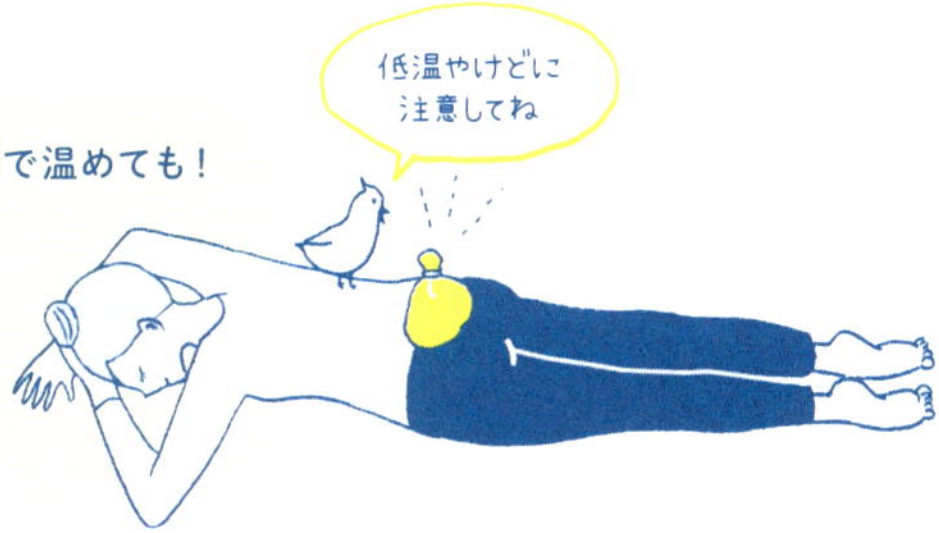

仙骨を温めれば下半身の悩みが解決！

仙骨は、骨盤の中央あたりにあり、背骨の一番下とつながっている三角形の骨のこと。仙骨には8つの穴があり、そこから内臓へつながる神経が出ています。そのため、仙骨が冷えるとその神経の働きが悪くなり、カラダの不調へとつながります。

仙骨を温めることで、内臓へつながる神経が活発になるとともに、お尻周り全体が温まって血流がアップ。下半身のむくみ、肩コリ、倦怠感の改善など多くのうれしい効果が得られます。中でも、腰痛に対しては即効性がバツグン。

肌着の上から仙骨部分を覆うようにカイロを貼るだけなので、手軽にできるのも魅力です。

手で1分間、目を覆う

目のクマ

むくみ

ドライアイ

におすすめです

効果 1

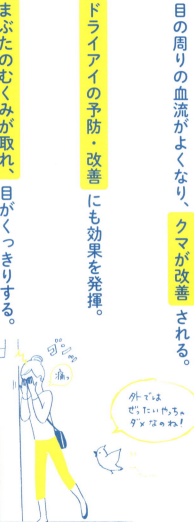

目の周りの血流がよくなり、クマが改善される。

効果 2

ドライアイの予防・改善にも効果を発揮。

効果 3

まぶたのむくみが取れ、目がくっきりする。

ゴン。。。
痛っ
外ではぜったいやっちゃダメなのね！

目を温めるプラスワンテク！

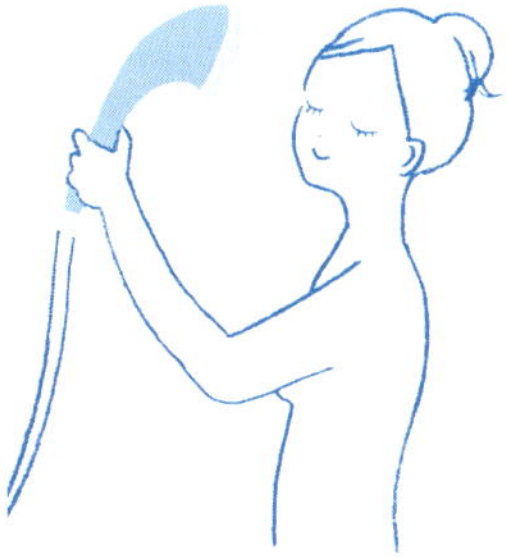

目元にシャワーを当てる

42℃程度の少し熱めのお湯を、目を閉じた状態で、目の周りに5～6分当てれば、シャワーの水圧と温め効果で、目の血行が促進!

※目を傷つけないように、シャワーの水圧は強くしすぎず、目を閉じた状態で行いましょう。

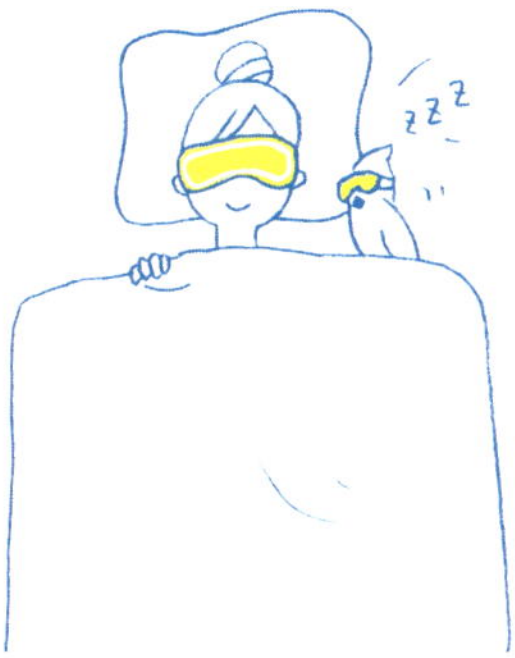

ホットアイマスクをつけて寝る

寝る前に市販のホットアイマスクをつけて寝ると、目の血流改善はもちろん、安眠効果も。蒸しタオル（P.43）を使ってもOK。

液晶画面の見すぎは目の血流を停滞させる

パソコンやスマホの見すぎは、眼精疲労の原因になります。目が疲れると、目の周りの血流が悪くなり、クマ、ドライアイ、まぶたのむくみなどの不調が現れるので、注意が必要です。

両手で目を覆うだけ！簡単目元の血流改善法

目の疲れを取る一番の方法は、目を温めること。手のひら同士をこすり合わせて温めてから、目を手のひらですっぽりと覆うようにして温めます。目が疲れたなと感じたときに、こまめに行うと効果的。就寝前に温めると、リラックス効果もあるので、特におすすめです。

蒸しタオルを首と肩に当てる

首コリ
肩コリ
不眠
頭痛
ストレス
におすすめです

効果 1
首と肩の血流がよくなり、**首コリや肩コリが緩和**される。

効果 2
自律神経が整い、**寝つきがよくなる。**

効果 3
筋肉の緊張がほぐれ、**カラダも心もリラックス。**

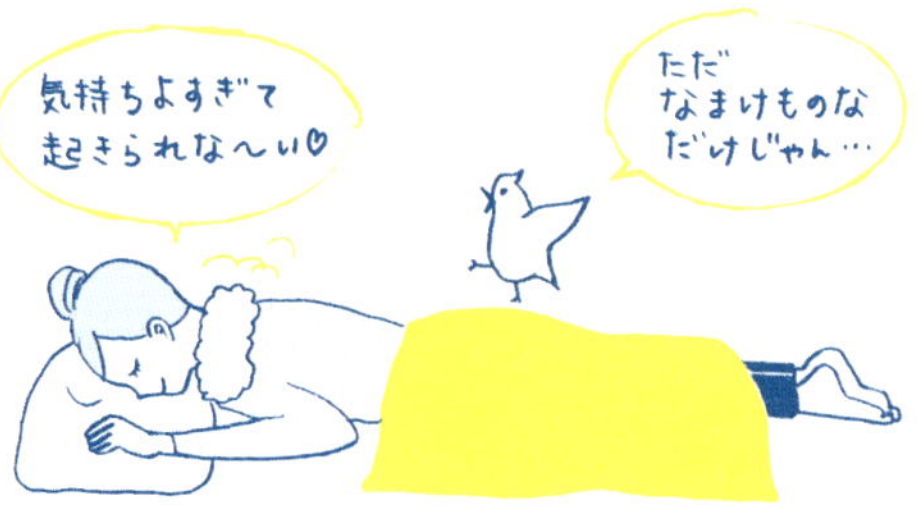

気持ちよすぎて
起きられな〜い♡
ただ
なまけものな
だけじゃん…

蒸しタオルの作り方

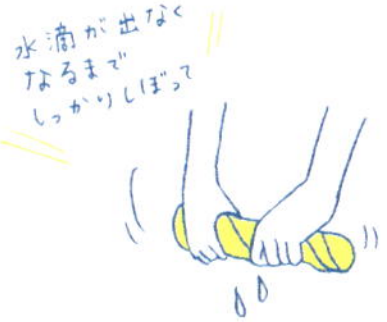
水滴が出なく
なるまで
しっかりしぼって

1 タオルを水でぬらし、固く絞る。

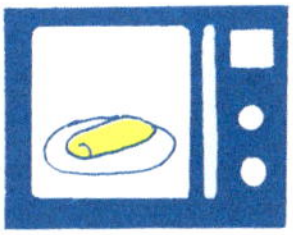

2 500Wの電子レンジで約1分温める。

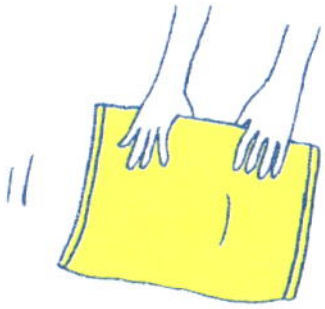

3 タオルを広げ、適温にする。

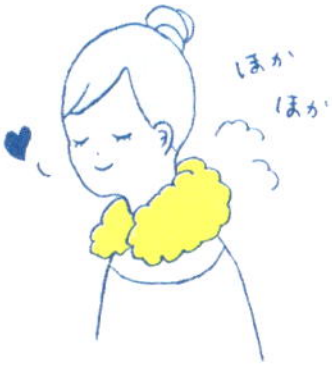
ほか
ほか

4 ❸を首や肩に当てる。これを3〜5回繰り返す。

注意点！

- タオルに水分が多いと作りづらいので、固く絞ってからレンジで温めましょう。
- 蒸しタオルは加熱しすぎるとかなり熱くなるので、やけどに注意。必ずタオルを広げて適温に下げてから患部に当ててください。

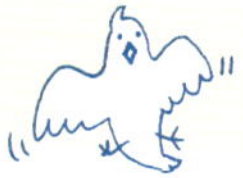

日々の温めケアで首や肩のコリが改善！

整体やリラクゼーション施設でプロの施術を受け、少し体調がよくなったと思っても、すぐに元に戻ってしまう慢性的な肩や首のコリ。これは、長時間同じ姿勢でいることで、部分的に血行が悪くなった状態です。

デスクワークなど、日々の生活習慣が原因なので、月に一度程度のペースでは、プロの施術を受けてもなかなか改善しません。それよりも、毎日患部を温めることを習慣にしたほうが効果的です。蒸しタオルで首や肩を温めると、血流がよくなるのはもちろん、筋肉のこわばりが取れて心身ともにリラックス。寝る前に行えば、安眠効果を得ることもできます。

ペットボトルで首を温める

高血圧
歪み
不眠
関節痛
便秘

におすすめです

効果 1

脳への血流がよくなり、脳幹が活性化。心臓病・脳梗塞の予防や、ひざ痛・リウマチなどの痛みを和らげる。

効果 2

首の筋肉がほぐれて歪みが整い、小顔になる。

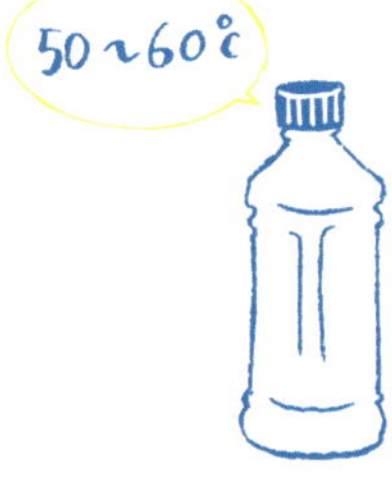

ペットボトル湯の作り方

ホット用のペットボトルに50～60℃のお湯を入れて、しっかりキャップをしめる。

首の温め方

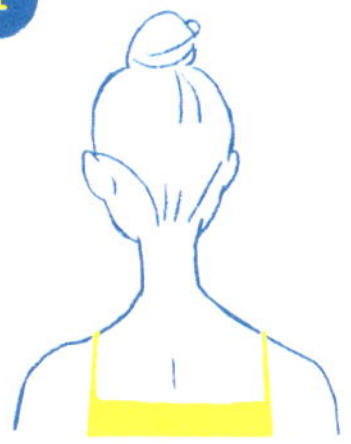

1　髪が長い場合は アップにしてまとめる

頸椎《けいつい》をしっかり温められるよう、髪の毛をまとめて、首が見えるようにする。

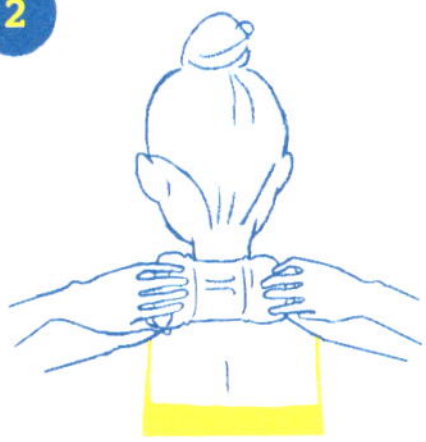

2　後頭部の生え際に ペットボトルを当てる

ホットのお湯が入ったペットボトルを、後頭部の生え際に当ててゆっくり押し、そのまま３秒キープ。ゆっくり力を抜く。

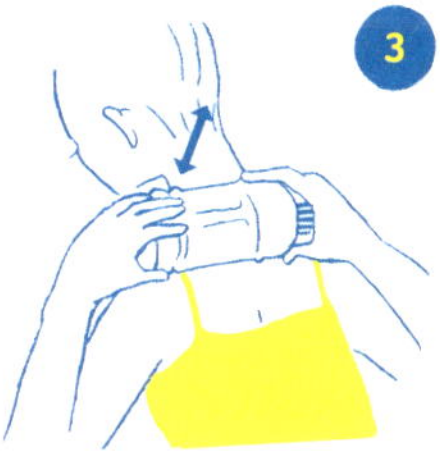

3　中央から耳の後ろに 向かって転がす

そのままゆっくりと右耳の後ろに移動させ、❷と同様にゆっくり押し、3秒キープ。ゆっくり力を抜く。同様に反対側も行う。❷と❸を１セットで３分間繰り返す。

首を温めると脳幹が活性化 自己治癒力が高まる

首を温めて首周りの血流がよくなると、首のコリはもちろんのこと、脳梗塞予防や、高血圧や関節痛、コリ、便秘に至るまで、カラダのあらゆる不調が改善します。その理由は、頸椎《けいつい》（背骨から続いている首の骨）がカギを握っています。

頸椎は歪みやすい部分として知られていますが、首を温めることは頸椎の歪みの解消にもつながります。頸椎の歪みが改善されると、脳への血流がよくなるので、脳の中枢神経を司る脳幹が活性化します。すると脳幹の機能低下が発祥の原因の一つとされる、心臓病や脳梗塞の予防につながります。また、自己治癒力が高まるため、あらゆる不調の改善に一役買ってくれます。

足指ソックスを履く

冷え
むくみ
ムレ
扁平足
外反母趾
歪み
におすすめです

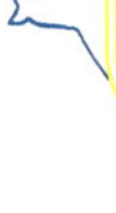

効果 1

末端までしっかり温めてくれるから、体表温度が上昇。**冷えを取り除く。**

効果 2

汗がたまりやすい足の指と指の間の汗を吸い取り、ムレを防止。**足のニオイを予防する。**

効果 3

足の指が鍛えられ、**扁平足や外反母趾を予防・改善。**

足指ソックスの選び方4

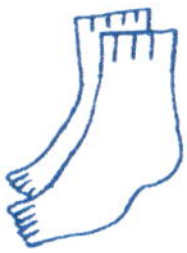

歪みが
気になるなら…

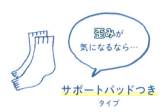

サポートパッドつき
タイプ

土踏まずや足首のズレをサポートする仕様で、歪みを予防！ 外反母趾用なども販売されている。

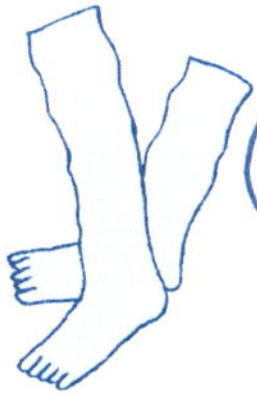

むくみが
気になるなら…

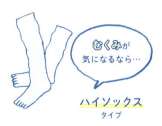

ハイソックス
タイプ

むくみが気になる人は、着圧素材のハイソックスタイプを。圧力がかかることで末端まで血流の循環がよくなり、むくみが改善する。

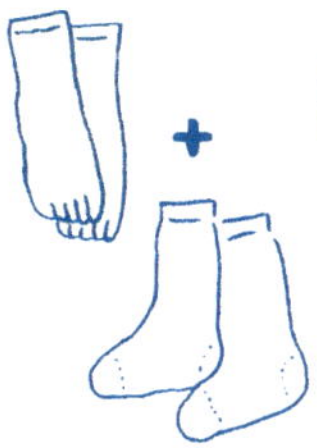

冷えが
気になるなら…

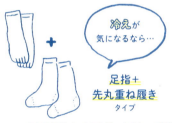

足指＋
先丸重ね履き
タイプ

5本の足指ソックスを履いた上に、普通の先丸タイプの靴下を重ね履きすると、さらに保温効果がアップ！

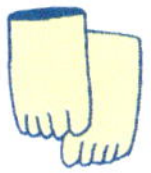

ムレ・ニオイが
気になるなら…

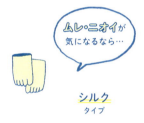

シルク
タイプ

肌なじみがよく通気性のよいシルクタイプは、ムレやニオイの防止におすすめ。保温効果も高いので冷え予防にも◎。

足指を1本1本覆い冷えや歪みを改善！

心臓から遠く末端にある足指は、血流が充分に行き渡らず、冷えやすいのが特徴です。5本の足指ソックスを履くと足の指1本1本まで温まり、冷え性が改善されます。ソックスは、夏場でも1日中履きましょう。

また、5本の足指ソックスを履くと、冷え性の改善以外にもうれしい効果がたくさんあります。まず、足指を1本1本覆うことで、それぞれの指に均等に力が入るようになり、歪みが改善します。さらに靴下の圧力で血流がよくなりむくみが取れて、足指の間の汗を吸収してムレやニオイの予防にもなります。靴下の素材や形によっても効果が異なるので、気になる悩みに合わせて選びましょう。

手浴・足浴をする

冷え
むくみ
ストレス
疲労
不眠
関節痛
におすすめです

効果 1

短時間でカラダ全体が温まるので、冷えの改善や冷えからくる関節痛や頭痛などの痛みを緩和。

効果 2

アロマを一緒に使えばリラックス効果も。不眠の人にもおすすめ。

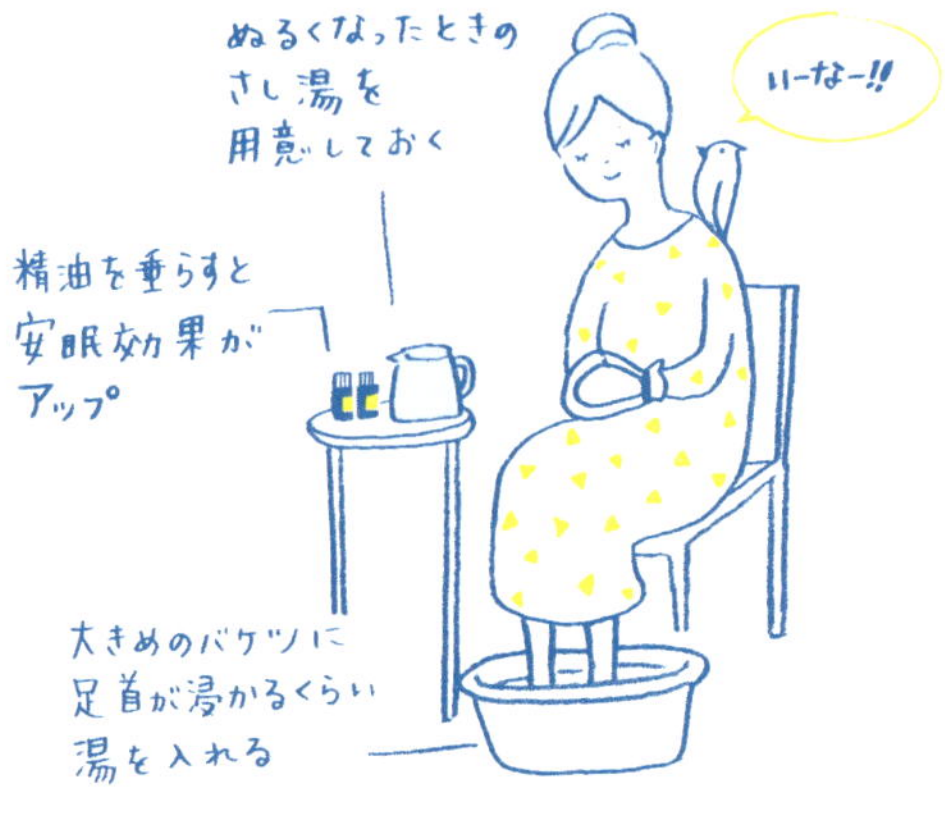
ぬるくなったときのさし湯を用意しておく
いーなー!!
精油を垂らすと安眠効果がアップ
大きめのバケツに足首が浸かるくらい湯を入れる

手足を温めるプラスワンテク！

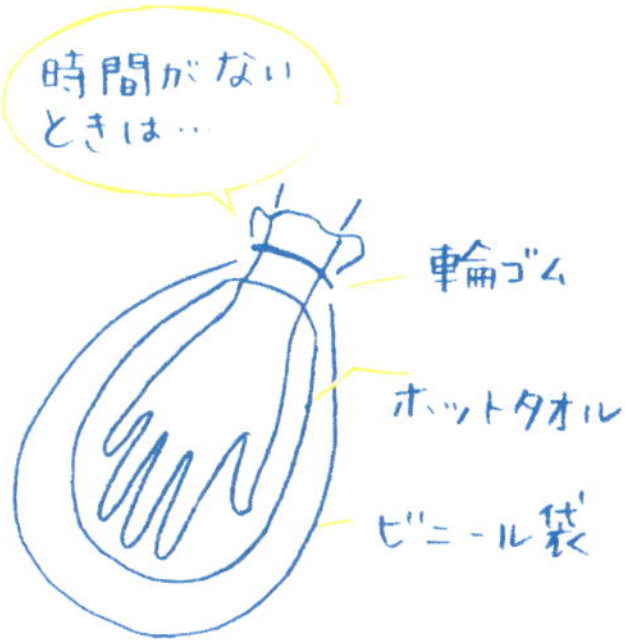
時間がないときは…
輪ゴム
ホットタオル
ビニール袋

ホットタオルを巻き、ビニールで包む

蒸しタオル（P.43）を作って手に巻いた後、上からビニール袋をかぶせて、手首を輪ゴムでとめて密封する。蒸しタオルが冷めたらビニール袋を外す。

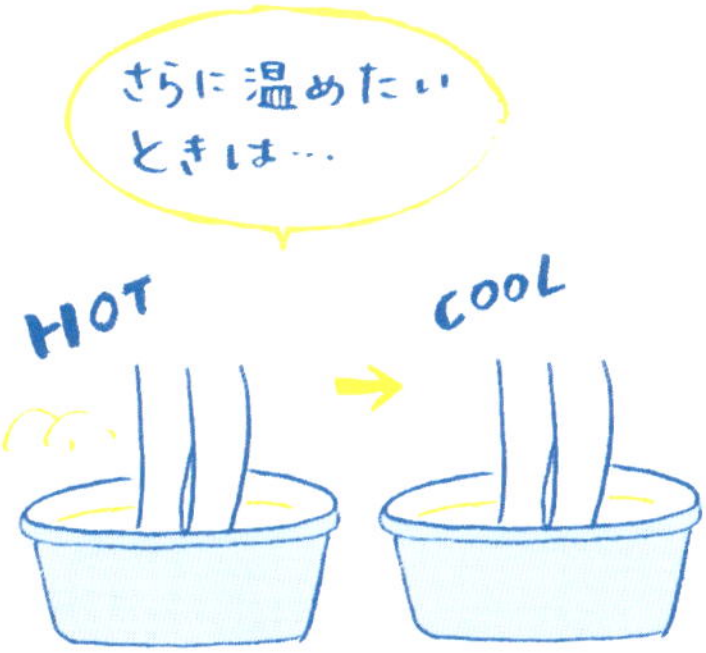
さらに温めたいときは…
HOT
COOL

温冷交代浴を繰り返す

40～42℃のお湯に1～2分浸かった後、10～15℃の水に1～2分浸かる。これを交互に6～10回ほど繰り返す。

手足を温めることで全身がぽかぽか温まる

入浴する時間がないけれどすぐに温まりたい！　というときに効果的なのが手浴・足浴です。カラダの末端である手と足を温めることで全身の血流がよくなり、カラダ全体がぽかぽかと温まります。洋服を着たままできて、心臓に負担がかかりにくいので、病中病後や年配の方でも手軽に行うことができます。

手浴・足浴の効果をさらに高めたいなら、温冷交代浴がおすすめ。40～42℃の温かい湯と、10～15℃の水に交互に入ることで、さらに血流がよくなります。また、お湯の中に好みの香りの精油を数滴垂らしてから浸かると、リラックス効果や安眠効果がプラスできます。

サポーターでふくらはぎを温める

高血圧
むくみ
免疫力
歪み
肩コリ
におすすめです

効果 1

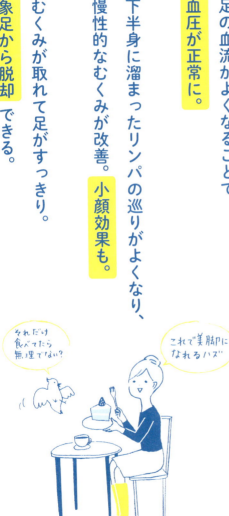

足の血流がよくなることで、**血圧が正常に。**

効果 2

下半身に溜まったリンパの巡りがよくなり、慢性的なむくみが改善。**小顔効果も。**

効果 3

むくみが取れて足がすっきり。**象足から脱却**できる。

ふくらはぎの温め方

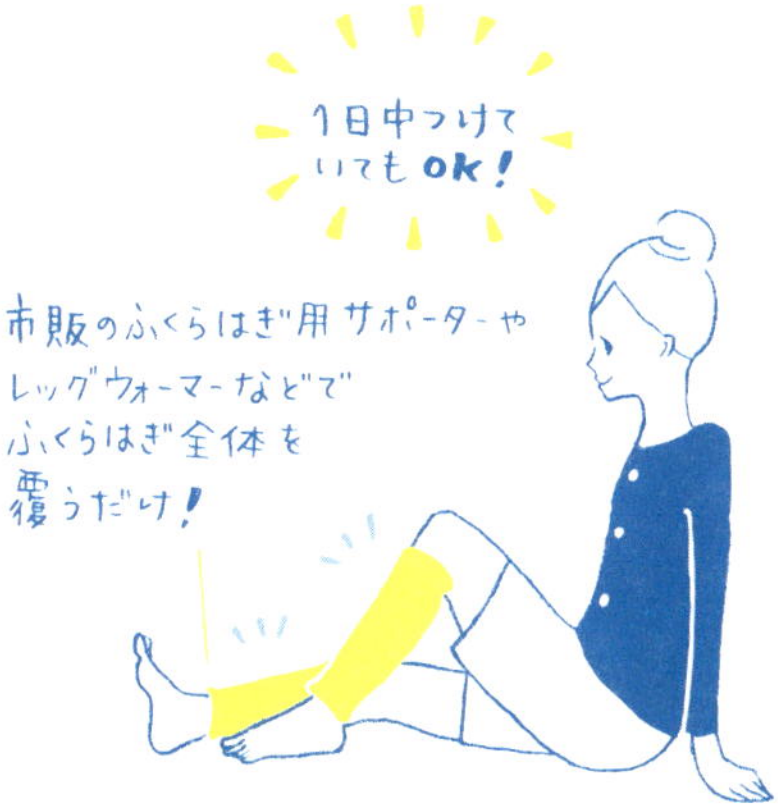
1日中つけていてもOK!
市販のふくらはぎ用サポーターやレッグウォーマーなどでふくらはぎ全体を覆うだけ!

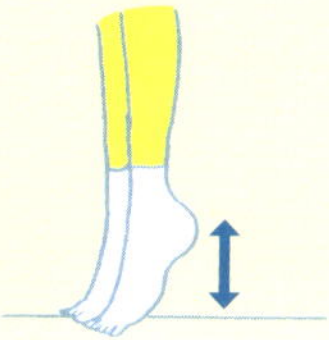

レッグウォーマーをつけたまま かかとの上げ下げで効果UP!

レッグウォーマーをつけたまま、かかとを上げ下げする運動を毎日行うと、さらに効果がアップ! 上げ下げする動きでふくらはぎの筋肉が収縮し、血液を押し戻すポンプの役割が正常に働くようになる。

ふくらはぎを温めるだけで全身の血流が改善!

ふくらはぎは「第二の心臓」と呼ばれるほどカラダの中で重要な場所。これは、ふくらはぎが心臓から足先に向かって運ばれてきた血液を、筋肉を使ってポンプのようにして押し戻す働きを担っているからです。ふくらはぎが冷えてしまうと、そのポンプ機能が低下してしまうため、全身の血行が悪くなります。

また、ふくらはぎの冷えは血流ばかりでなく、リンパの巡りも停滞させてしまいます。すると、リンパが下半身に溜まって脚のむくみの原因となります。こうした症状を改善するためには、サポーターをつけて温めたり動かしたりして、血行をよくすることが重要です。

腰に唐辛子しょうが湿布を貼る

腰痛
筋肉痛
関節痛
ねんざ
打ち身
冷え
コリ
むくみ
におすすめです

効果 1

しょうがの精油成分が、腰痛や筋肉痛、関節痛など、あらゆる痛みの症状を和らげる。

効果 2

しょうがのカラダ温め効果で、血流がよくなり、むくみやコリが改善できる。

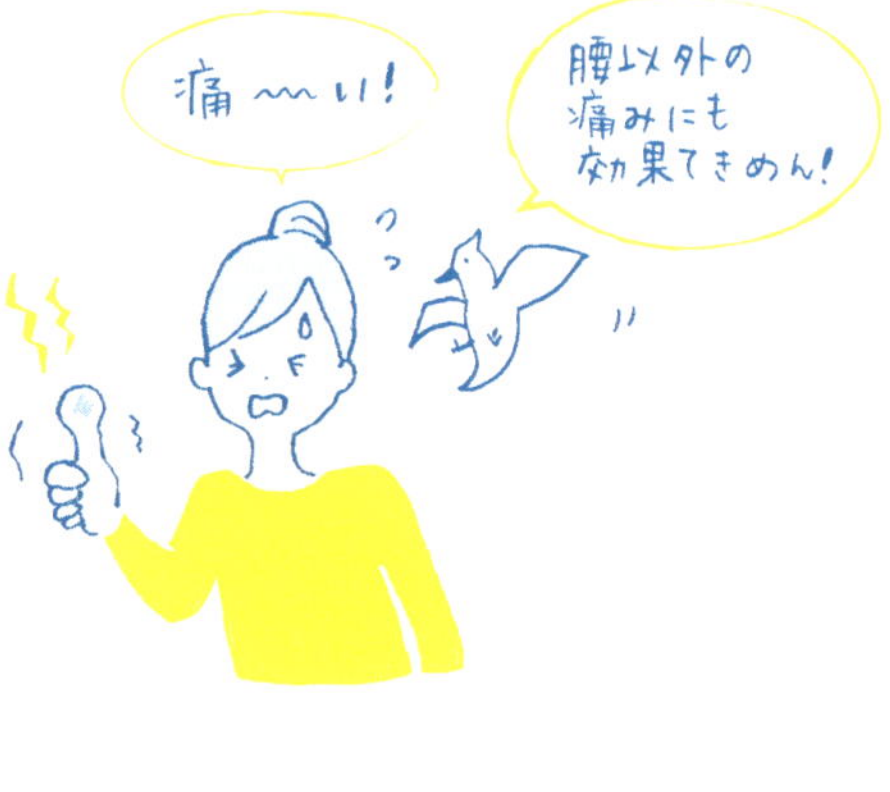

唐辛子しょうが湿布の作り方

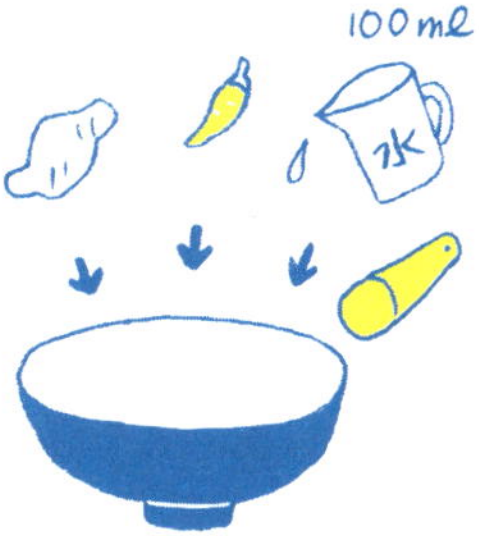

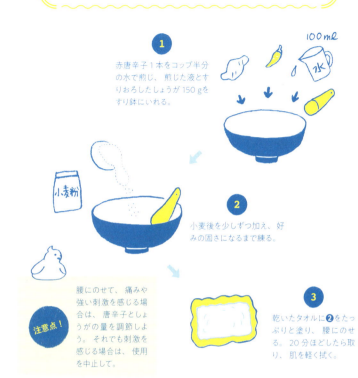

1

赤唐辛子1本をコップ半分の水で煎じ、煎じた液とすりおろしたしょうが 150 gをすり鉢にいれる。

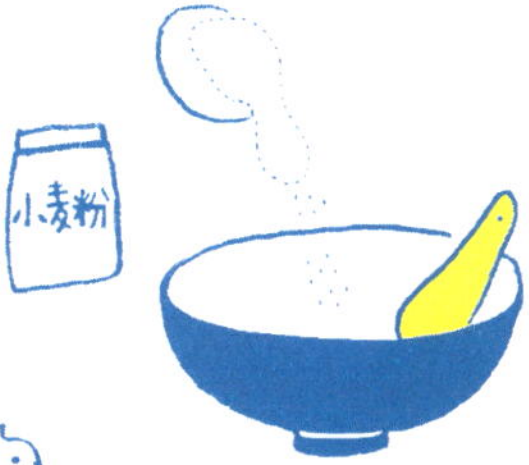

2

小麦後を少しずつ加え、好みの固さになるまで練る。

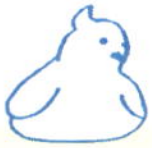

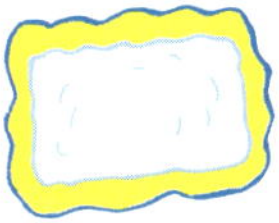

3

乾いたタオルに❷をたっぷりと塗り、腰にのせる。20 分ほどしたら取り、肌を軽く拭く。

注意点！

腰にのせて、痛みや強い刺激を感じる場合は、唐辛子としょうがの量を調節しよう。それでも刺激を感じる場合は、使用を中止して。

カラダを内側から温め痛みを和らげる

カラダを温める効果があるということで有名なしょうがですが、それ以外に、鎮痛・消炎効果も期待できます。しょうがは皮膚からもその成分を吸収できるので、湿布として使えば、食べるのと同じような効果を得ることができます。

特に、通院してもなかなか治らない腰痛には、唐辛子しょうが湿布が効果的です。唐辛子には、血管拡張作用と保温作用があるので、しょうがと唐辛子を組み合わせることで、血流改善効果がさらに高まります。しょうが、水、唐辛子、小麦粉と、台所にある材料だけで作れるので、ぜひ試してみてください。

こんにゃく湿布を貼る

冷え
風邪
高血圧
胃腸の不調
におすすめです

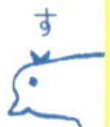

効果 1

こんにゃく成分が、カラダの老廃物や毒素を吸着、**風邪予防やデトックス**に効果てきめん！

効果 2

こんにゃくに熱が溜まり、温湿布に様変わり。**カラダの深部まで温めて**くれる。

効果 3

内臓が温まり活発に働くことで、**胃腸や腎臓・肝機能の不調が改善**できる。

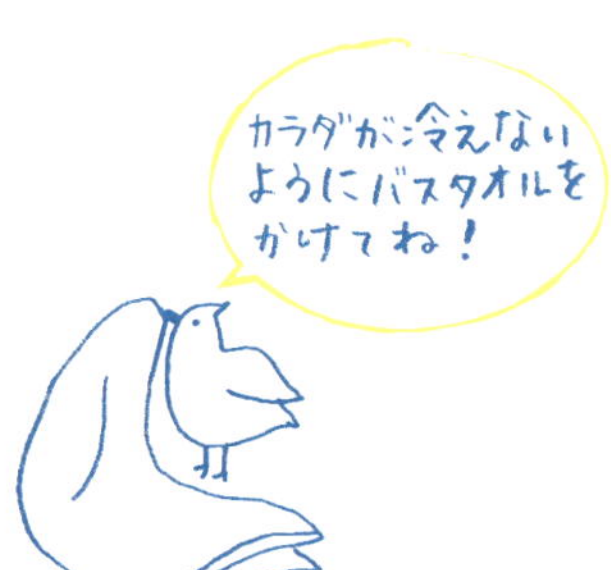
カラダが冷えないようにバスタオルをかけてね！

こんにゃく湿布の作り方と貼り方

貼り方

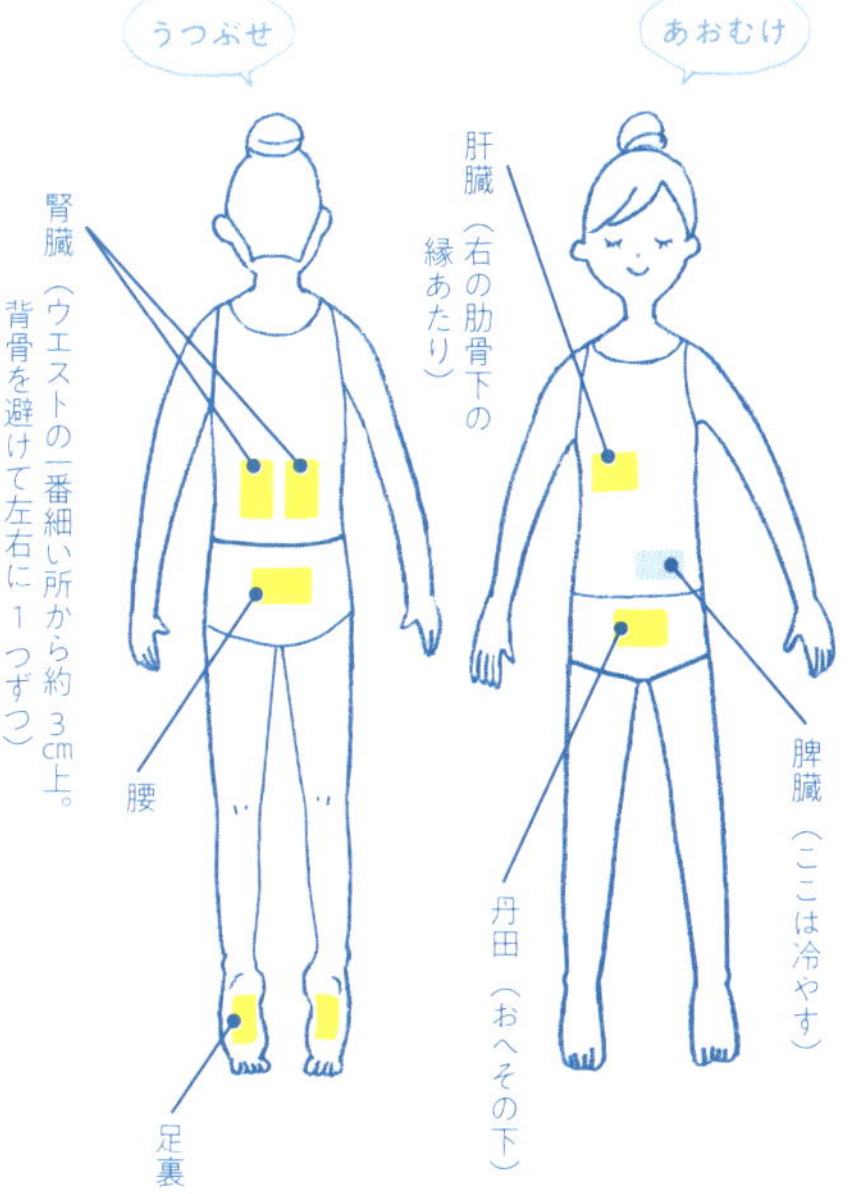
うつぶせ
あおむけ
腎臓（ウエストの一番細い所から約3㎝上。背骨を避けて左右に1つずつ）
腰
足裏
肝臓（右の肋骨下の縁あたり）
脾臓（ここは冷やす）
丹田（おへその下）

作り方

1

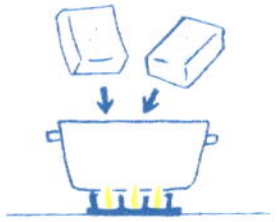

鍋に水を入れて火にかけ、こんにゃくを2つ入れる。沸騰してから約10分たったら火を止める。

2

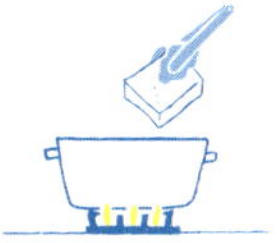

こんにゃくをトングで引き上げる。こんにゃくは熱くなっているので、絶対に素手でさわらないこと。

3

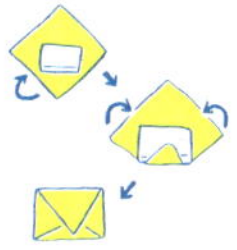

こんにゃくをタオルで包む。最初は3重にし、こんにゃくが冷めてきたらタオルを減らして調節する。

こんにゃくで臓器を芯から温め活性化！

こんにゃく湿布とは、茹でたこんにゃくをタオルに巻いてカラダにのせる健康法。こんにゃくは保温効果が高いので、茹でてからのせると、じんわりとカラダを深部から温め、温湿布のような効果を発揮します。

こんにゃくで温める場所は、肝臓、丹田《たんでん》、腎臓、腰、足裏。こんにゃくを2個使う場合は、肝臓と丹田、左右の腎臓をセットで温めるといいでしょう。左脇腹にある脾臓は、東洋医学では、内臓の疲れを取り、炎症を抑える働きがあると考えられています。脾臓は温めるのではなく冷やすと活発になるので、冷たいタオルを巻いたこんにゃくをのせて冷やしましょう。

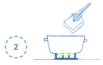

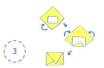

3・3・3入浴法でカラダを温める

冷え　ダイエット　肌荒れ　におすすめです

効果 1

短時間でしっかり**カラダが温まる。**

効果 2

カロリー消費量は30分ジョギングをしているのとほぼ同じ！　だから**ダイエットに最適。**

効果 3

余分な皮脂や汗が出てデトックス。

潤いのあるしっとり美肌になれる

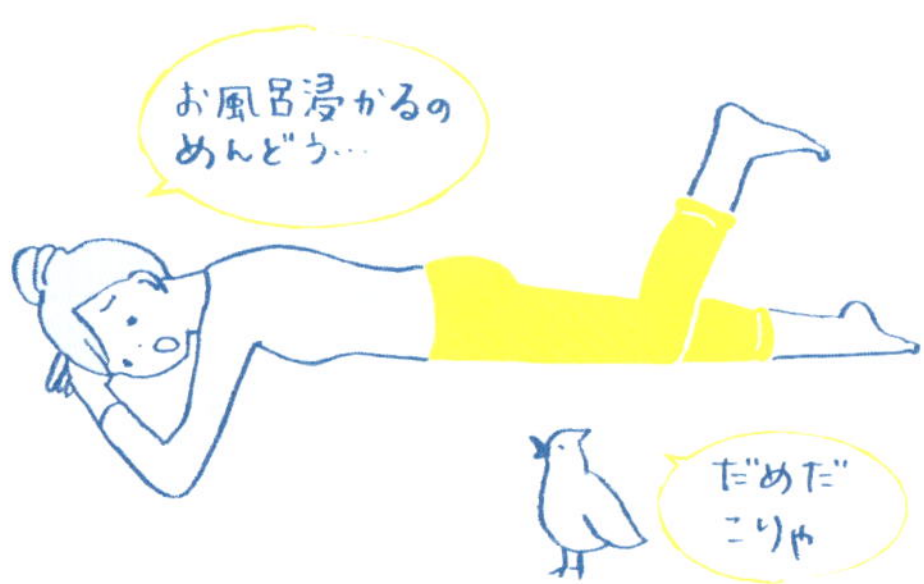

3・3・3入浴法

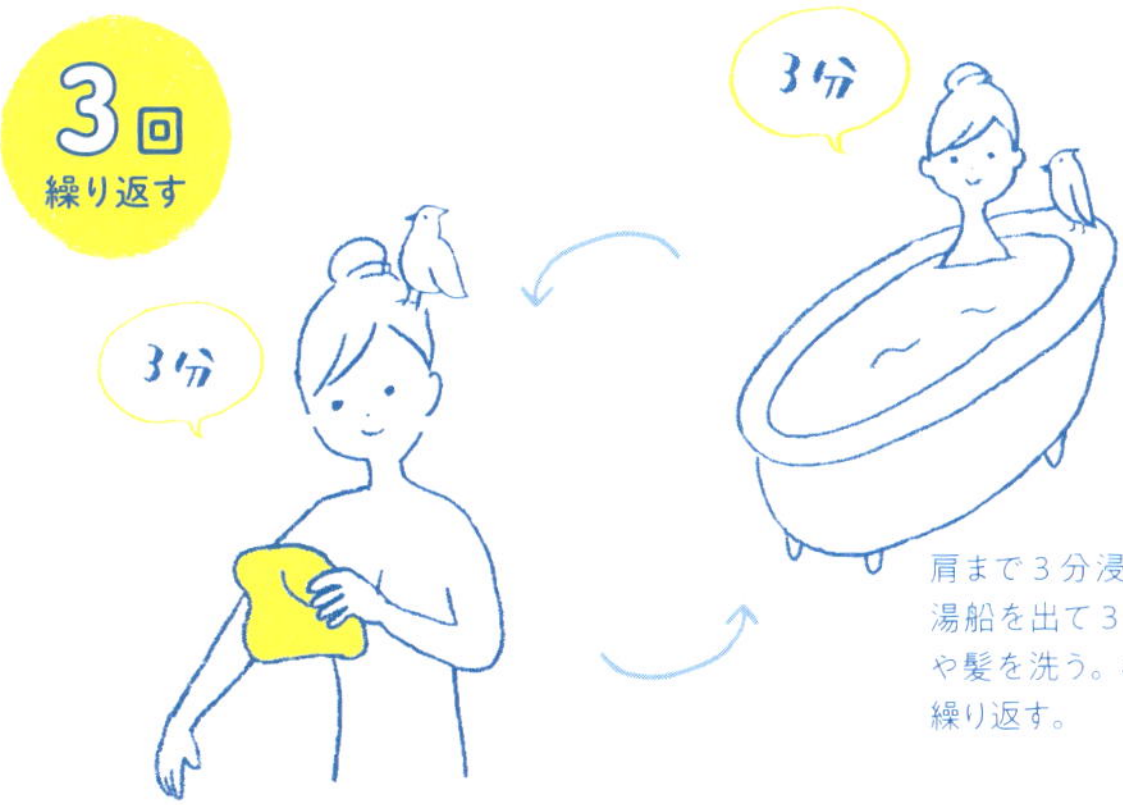

肩まで3分浸かった後、湯船を出て3分、カラダや髪を洗う。これを3回繰り返す。

入浴のポイント

1. お湯の温度は41～42℃
2. 湯の量は肩が浸かるくらいまで
3. お風呂上がりに常温の水で水分補給をする

短時間で効果的に温める「3・3・3入浴法」

忙しいから、めんどくさいからというのを理由にシャワーだけで済ませていると、冷えがどんどん進行してしまいます。まずは、毎日入浴するのを習慣にしましょう。中でもおすすめなのが、「3・3・3入浴法」。

この入浴法は、42℃程度の熱めのお湯に肩まで3分浸かったあと、湯船から出て3分かけてカラダや頭を洗います。これを3回繰り返す入浴法です。湯船にはたった9分しか浸かっていないにもかかわらず、温め効果はバツグン！　汗がたくさん出るのでデトックス効果もあり、肌荒れの改善にもなります。ただし、熱い湯に入ると乾燥しやすくなるので、入浴後はしっかりと保湿しましょう。

ドライヤーでカラダを温める

冷え　頭痛　肩コリ　腰痛　イライラ

におすすめです

効果 1

ドライヤーの温風には、お灸を据えるのと同等の効果が。血行がよくなり冷えを改善。

効果 2

ツボを狙って温めれば、さらに効果アップ！

短時間で効率よく温められる。

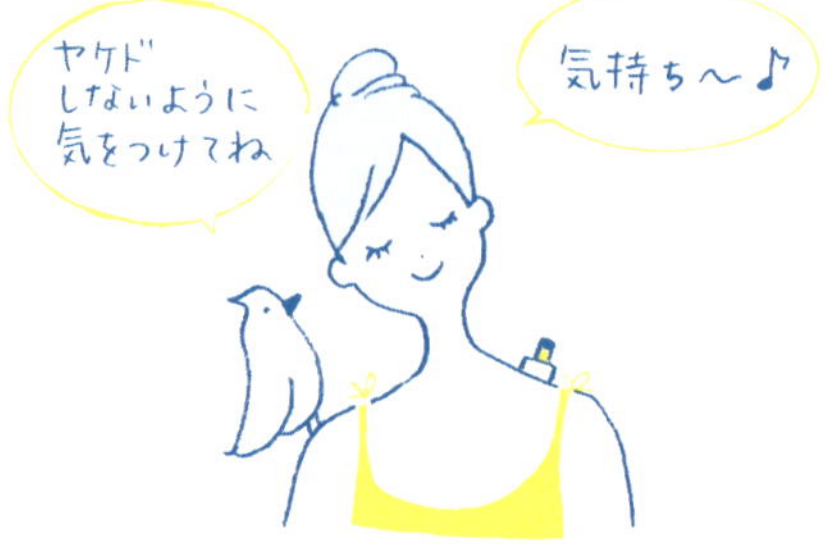

ドライヤー温風の当て方

ドライヤーを弱熱温にセットし、15~20cm離して、血流がよくなる場所に当てる。軽く動かしながら1~2分当てよう。

注意点！

- 妊娠中、高齢者の方は刺激が強すぎる場合があるのでやめましょう。
- 1カ所に長時間当てるとやけどの原因になるので注意。

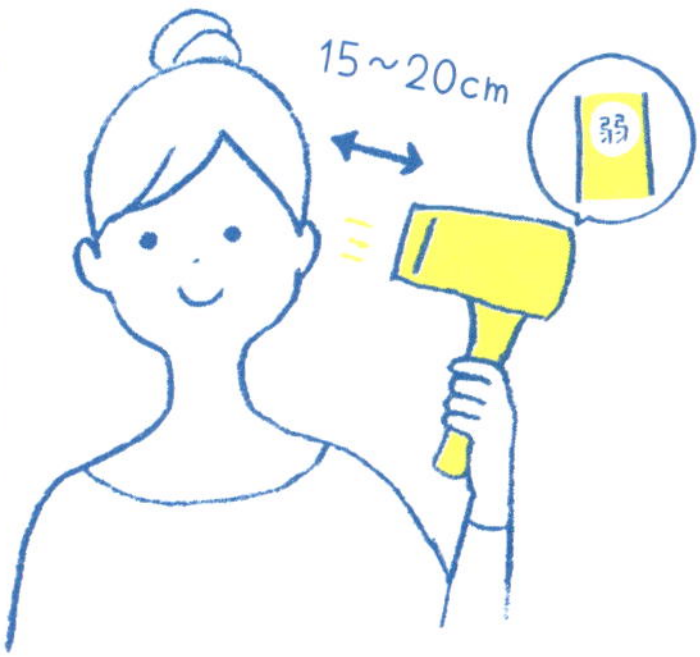

血流UPに効く場所

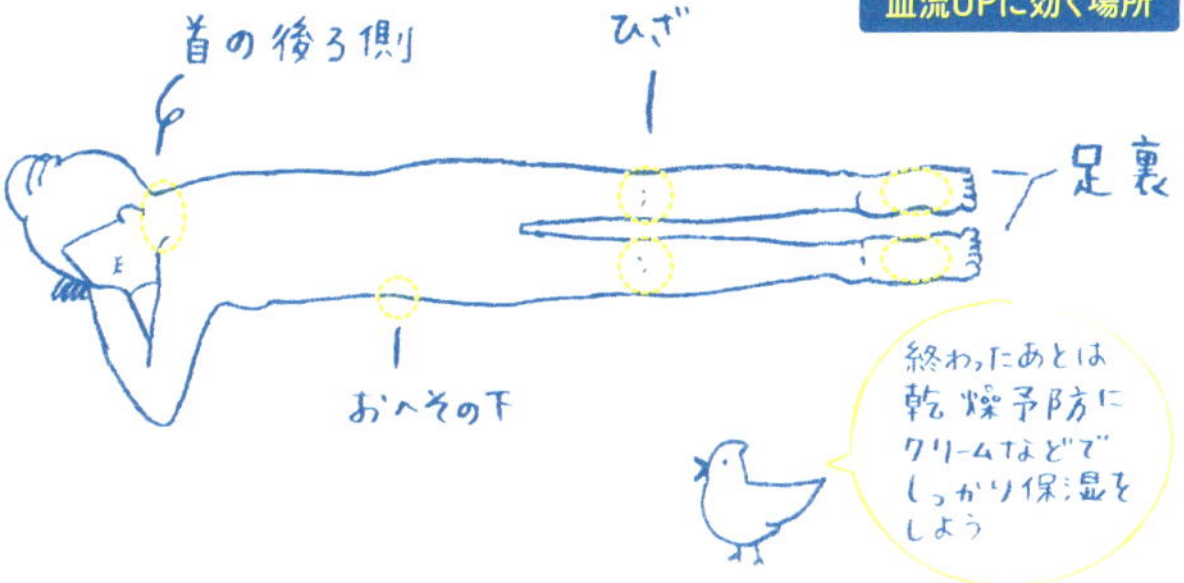

お灸の代わりにドライヤーでツボを温める

お灸は、もぐさを皮膚にのせて火をつけ、カラダの特定の場所に温熱刺激をすることで、血流を促進して不調を改善する方法です。温めた部分の血流がよくなり、冷え性改善やコリなどに効果を発揮します。

しかし、お灸は正しく行わないとやけどの恐れなどもあるので、自宅で行うにはなかなかハードルが高いものです。そこでおすすめなのが、ツボ部分をドライヤーで温める方法。

症状に合わせて温めたいツボにドライヤーの温風を当てるだけなのでとっても簡単！　朝や入浴後など、ドライヤーを使うときに、セットで行うのを習慣にしてもよいでしょう。

天然素材のパジャマを着る

冷え
肌荒れ
乾燥
不眠
におすすめです

天然素材のパジャマは保温性が高く熱を逃がさない！

効果 1
血の巡りがよくなるので、**冷えに効果絶大。**

効果 2
肌ざわりがいいから、**ぐっすり。やすらかな眠り**につける。

効果 3
肌に優しく、**肌荒れや乾燥を予防**してくれる。

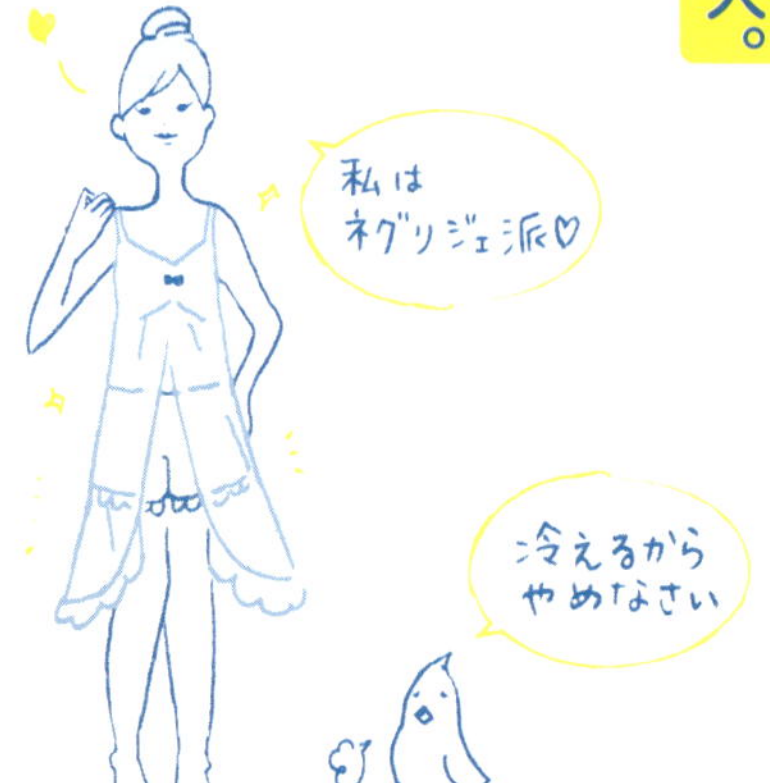

私は
ネグリジェ派♡
冷えるから
やめなさい

パジャマの選び方

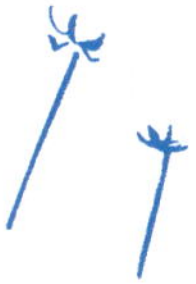

コットン

ワタの種子から取れる繊維。吸湿性がよく、ほかの天然繊維に比べて、比較的低価格で手に入れることができる。通年着ることができるのも魅力。

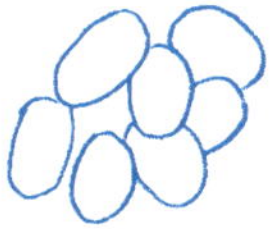

シルク

蚕の繭から取った繊維。保湿性、保温性に優れていて、汗をかいてもべたつかない。肌ざわりが滑らかで、着心地のよさはピカイチ。

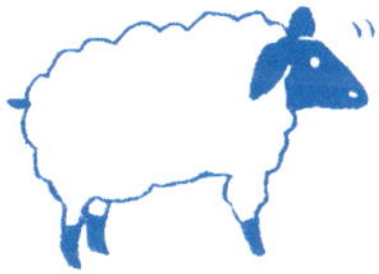

ウール

羊の毛のこと。セーターやニットなどの原材料。ウール100%のものは、保温性が高いのに通気性も優れているのが特徴。冬におすすめ。

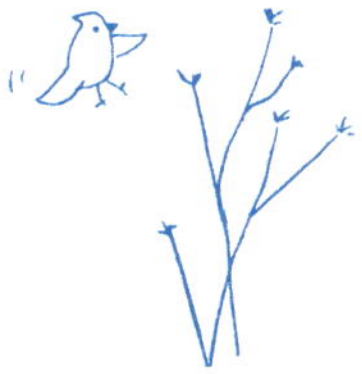

リネン

麻の繊維を原料とした織物のこと。柔らかく丈夫で、洗濯機で洗ってもOK。また、通気性・速乾性に優れているので、特に夏に好まれる。

パジャマは見た目より素材で選んで、肌を守ろう

もこもこしたパジャマやワンピース型のパジャマなど、かわいいパジャマがたくさん発売されていますが、パジャマ選びで重要なのは、デザイン性より素材。シルクや綿など天然素材のものは、吸湿性や保温性に優れたものが多く、着心地もいいのでおすすめです。化学繊維のものは、肌への摩擦が刺激となって、肌荒れの原因になることも。

フードつきのものは枕とのフィット感を疎外し、ワンピース型は冷えやすいのでNG。上と下が分かれたパンツタイプのパジャマを選ぶのが正解です。また、天然素材のパジャマを着るときは、肌着は着けずに素肌に着るようにしましょう。

締めつける服装をやめる

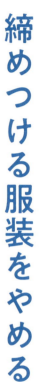

冷え　肌荒れ　頭痛　肩コリ　ダイエット

におすすめです

カラダを締めつける服装は、血流を圧迫して冷えが悪化。これをやめることで、滞っていた血流が改善される。

効果 1

カラダを動かしやすくなり、血流に加えリンパの巡りも改善。美肌やダイエット効果も。

効果 2

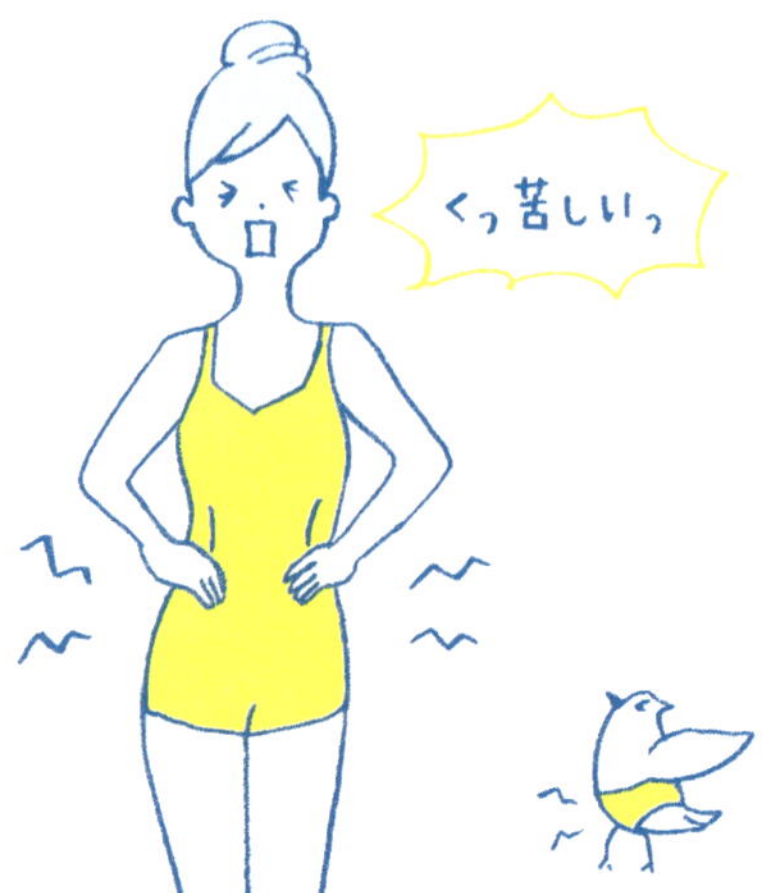

NGな着こなし

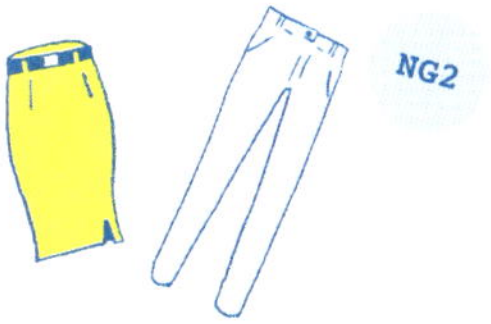

タイトスカート スキニーパンツ

タイトスカートやスキニーパンツは、圧迫に加え、カラダが動かしづらく血流が滞りやすくなる。毎日の着用は避けて。

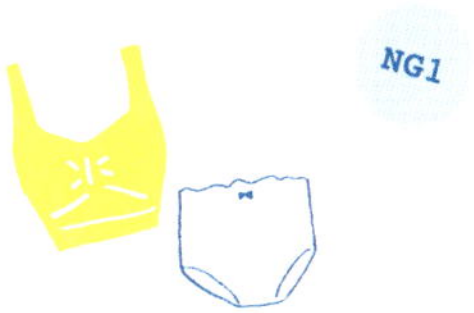

補正下着

カラダを締めつけるファッションアイテムナンバー1。ガードルなどで腹部を圧迫しすぎると、便秘の原因にも。

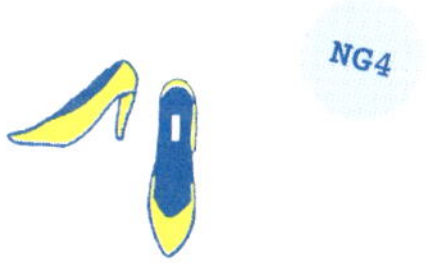

細めのピンヒール

細めなシルエットのヒールは、足先が圧迫され冷えやすい。靴を脱いだ後、つま先を触って冷たければ、冷えのサイン。

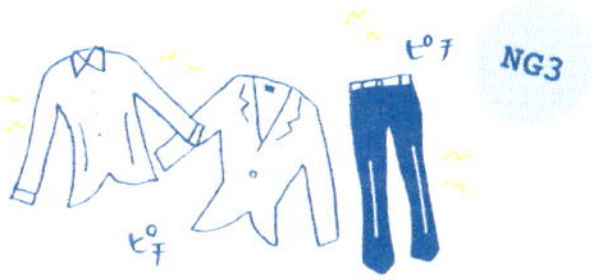

サイズの小さいYシャツやスーツ

伸縮性のないＹシャツやスーツは、特にカラダが圧迫されやすいので、ジャストサイズを選ぼう。

締めつけは冷えのもと ゆったりした服装を選んで

スタイルをよくするための補正下着やスキニーパンツ、そうした締めつけがあるファッションが、知らず知らずのうちに冷えを招いています。例えば指先を切って出血した際、きつく絆創膏を巻くと出血は止まりますが、指先は血色が悪く赤紫色になります。カラダを締めつける服装をすることで、そうした現象がカラダのあちこちで起こってしまうのです。女性に多い細めのシルエットのピンヒールも、足の血流を悪くしてしまうので注意が必要です。

　カラダが圧迫されると血流が悪くなり、冷えや高血圧を招くので、締めつけのない服を意識して選ぶようにしましょう。

薬湯を手作りする

冷え　生理痛　関節痛　肩コリ　リラックス

におすすめです

効果 1

しょうが風呂はカラダを内側から温め、**保温効果**がバツグン！

効果 2

大根風呂は血行を促進し、**発汗量が増大！** **入浴後の保湿作用**も。

効果 3

家にあるものでできるから**経済的。**

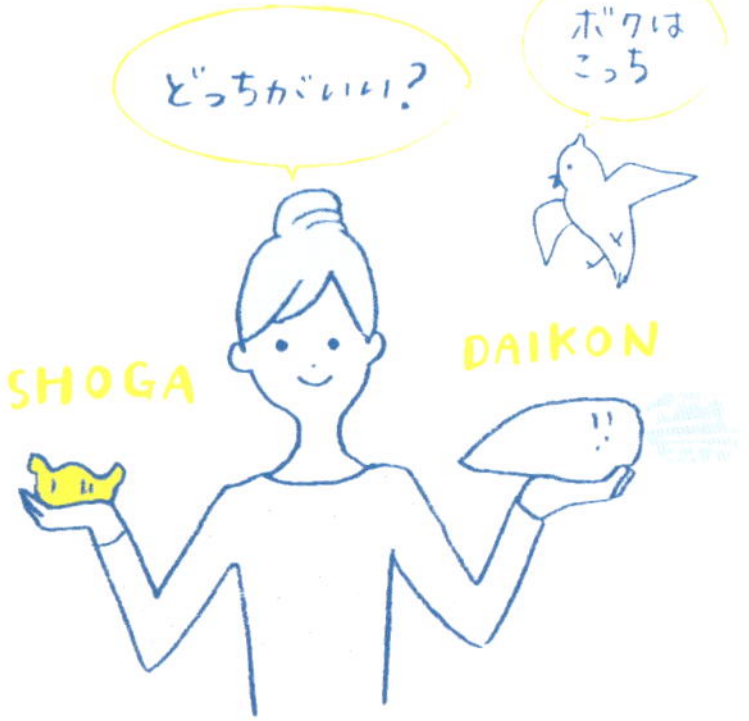

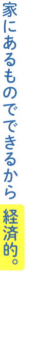

薬湯の種類と作り方

しょうが風呂

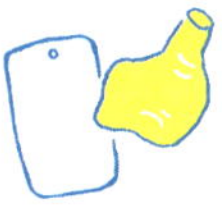

1 しょうが1/2をすりおろす。

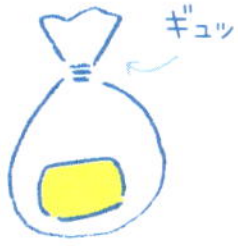

2 布袋またはハンカチに入れてきつく縛る。

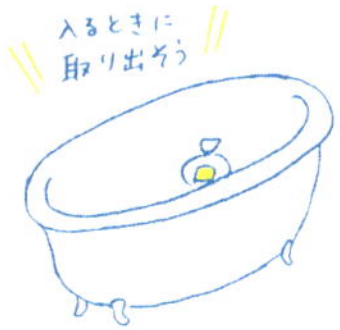

3 入浴する15分前に湯船に浮かべる。

大根風呂

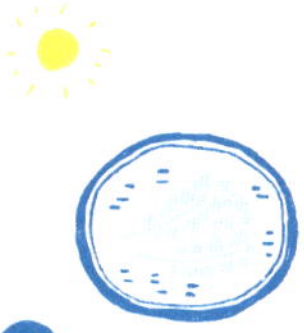

1 大根の葉を約1週間天日干しにする。

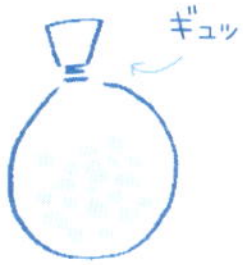

2 ❶を細かく刻んで布袋に入れ、きつく縛る。

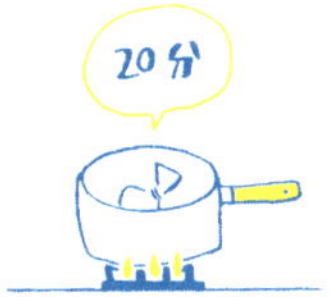

3 ❷を沸騰した湯で20分ほど煮込み、煮汁ごと風呂に入れる。

手作り薬湯でカラダを芯からぽかぽかに

薬湯とは、薬品や薬草が入った薬効の高い湯のこと。血流がよくなり、カラダを芯から温めることで、さまざまな不調の改善に効果が見られます。湯冷めしにくいという特徴もあるので、特に不調を抱えていない人にもおすすめです。薬湯と聞くと、自分で作るのが難しいイメージですが、実はしょうがや大根など家庭にある食材を使って簡単に作ることができます。

しょうがは冷え性や、冷えからくる関節痛などの症状を緩和させてくれます。大根は葉の部分に温浴効果があるので、刻んで煮出した葉をお風呂に入れましょう。新陳代謝がアップし、冷え性や肩コリが改善します。

サウナに5～10分入る

冷え
免疫力
二日酔い
頭痛
肩コリ
デトックス
におすすめです

効果
1
温熱刺激により血管が拡張！ 体温が上昇する。

効果
2
大量に汗をかくことで、水毒の症状が改善。二日酔い・頭痛・肩コリが改善される。

効果
3
副交感神経が優位になり、リラックスできる。

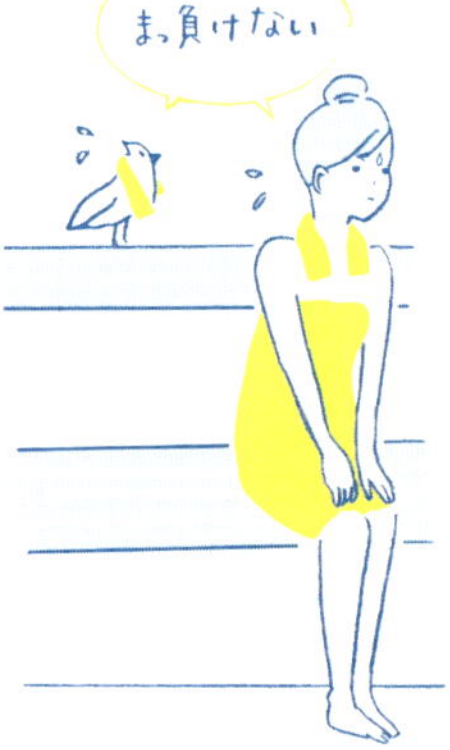

効果的なサウナの入り方

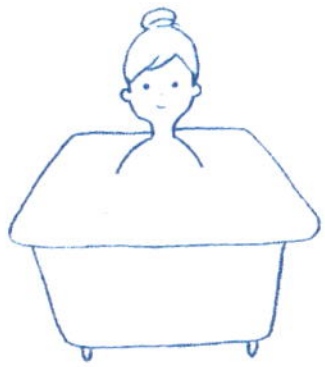

❶ まずは湯船に入り温まる

いきなりサウナに入ると、急激な温度変化でカラダに負荷が。まずはお風呂に入り、カラダを温めよう。

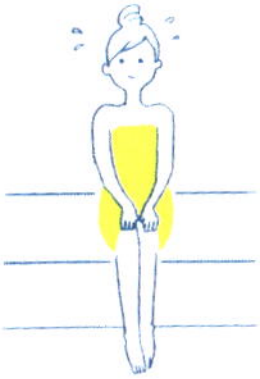

❷ 90～110℃の室内に5～10分入る

サウナに5～10分ほど入る。息苦しさを感じる場合は無理せず外に出るようにしよう。

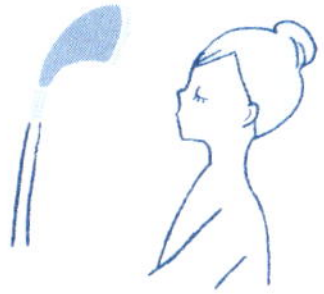

❸ ぬるめのシャワーまたは水風呂に入る

冷水を足首からゆっくりと上に向かって全身に浴びる。❷と❸を7回程度繰り返す。

サウナ後は水分と塩分を補って

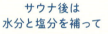

サウナの後は塩分が不足しやすいので、こんぶ茶や梅干しなどで塩分を補うようにしましょう。

血流を増やして不調を改善 デトックス効果も！

「疲れたな」と感じたときは、サウナ浴がおすすめです。サウナの室内は90～110℃と高温のため、血管が拡張されて血の巡りが大幅にアップ。カラダが温まり、免疫力も高まります。

さらに、汗をたくさんかくことは、頭痛、肩コリ、二日酔いといった症状の緩和にも効果的です。

しかし、高温のサウナは心臓に負担がかかりやすいので、高血圧や心臓病の人は注意が必要。カラダへの負担を考慮して短時間から入るか、60℃前後の低温サウナがおすすめです。また、サウナ後の冷水や水風呂に入る温冷浴は、皮膚の血流がよくなり、新陳代謝がより高まります。

漢方薬を取り入れる

カラダのあらゆる不調

におすすめです

効果 1

自分の体質に合わせて選べるので、**効果的に冷えを改善**できる。

効果 2

カラダのバランスが整い、**あらゆる不調が緩和**される。

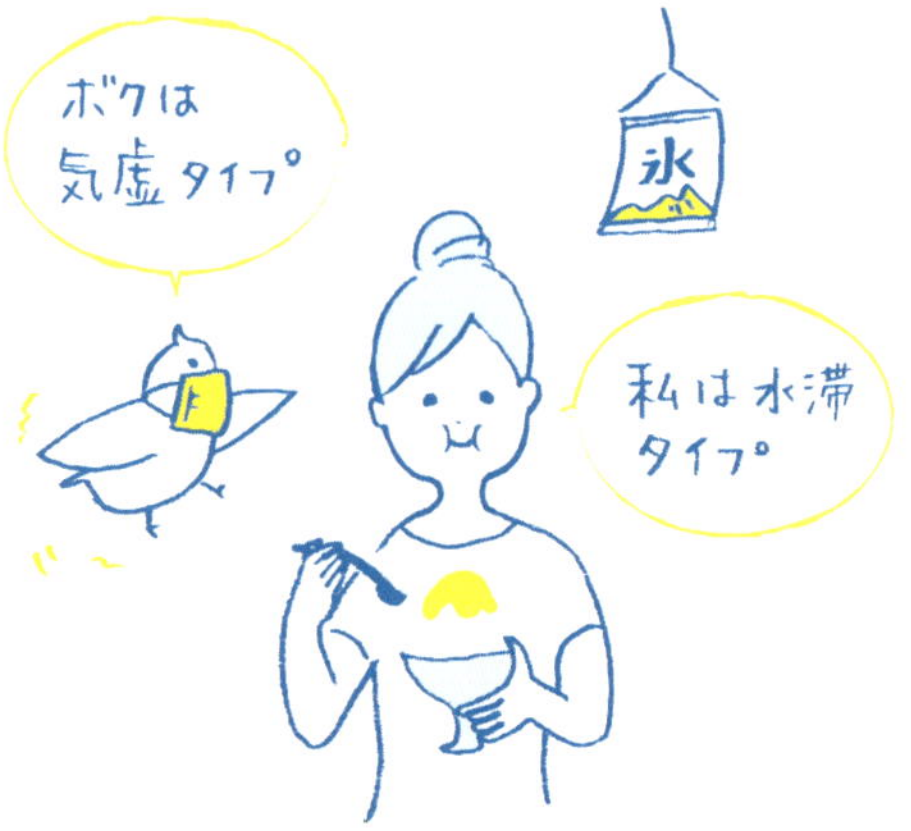

冷えタイプ別おすすめ漢方

瘀血《おけつ》タイプ

血行不良からくる冷えタイプ。血液がドロドロで巡りが悪くなることで、血行不良、肩コリ、頭痛などに。

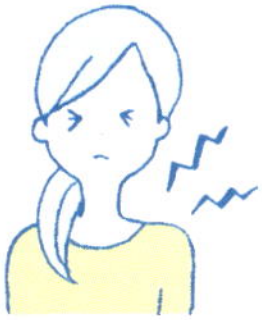

おすすめ漢方

桂枝茯苓丸（けいしぶくりょうがん）

柏皮《はくひ》、芍薬《しゃくやく》、茯苓《ぶくりょう》などを配合。血行促進、のぼせなどに効果が。

気虚《ききょ》タイプ

エネルギー不足からくる冷えタイプ。胃腸の働きが弱く、栄養不足で全身の血行が悪くなっている。

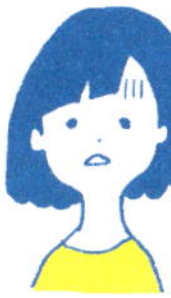

おすすめ漢方

補中益気湯（ほちゅうえっきとう）

胃腸の働きを高め、体力を回復させる効果がある。

裏寒《りかん》タイプ

お腹の冷えタイプ。内臓が冷えている状態。カラダの皮膚の表面は温かいので、一見してわかりにくいことも。

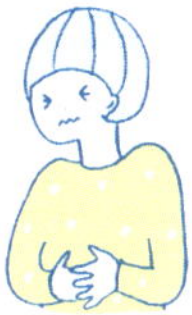

おすすめ漢方

にんじん湯（にんじんとう）

にんじん、蒼朮《そうじゅつ》、乾姜《かんきょう》などを配合。胃腸の働きを高め、内臓の冷えを改善する。

水滞《すいたい》タイプ

むくみからくる冷えタイプ。水分循環がうまくいかず、冷えが生じてしまっている。冷たい水の飲みすぎに注意が必要。

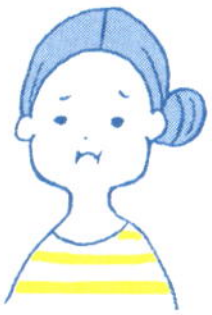

おすすめ漢方

苓姜朮甘湯（りょうきょうじゅつかんとう）

水分循環を改善する。下半身の冷えや冷えからくる痛みに効果がある。

オーダーメイドの薬でカラダを根本から整える

漢方薬とは中国から伝わった医学を元に、日本で独自に発展を遂げた漢方医学に基づいて処方される医薬品のこと。漢方医学では、1人1人のカラダの状態を「気・血・水」のバランスから診断し、その状態に合わせた漢方薬をオーダーメイドして、目の前の不調のみならず、根本的な体質の改善を目指します。

漢方医学では、一言に冷えといってもさまざまな原因が考えられ、「気虚＝エネルギー不足からくる冷え」、「瘀血＝血行不良からくる冷え」、「水滞＝むくみからくる冷え」、「裏寒＝お腹の冷え」、の4タイプに分類されます。自分の症状に合わせた漢方薬を選ぶことで、効果的に症状を改善することができます。

第2章

血流を増やす食べ物・食べ方

養生法

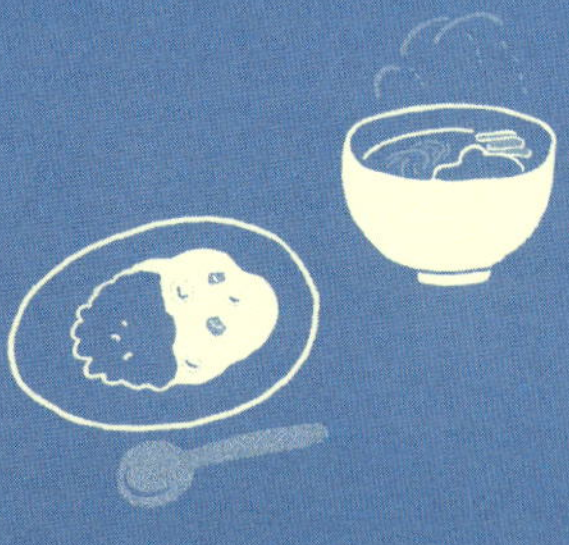

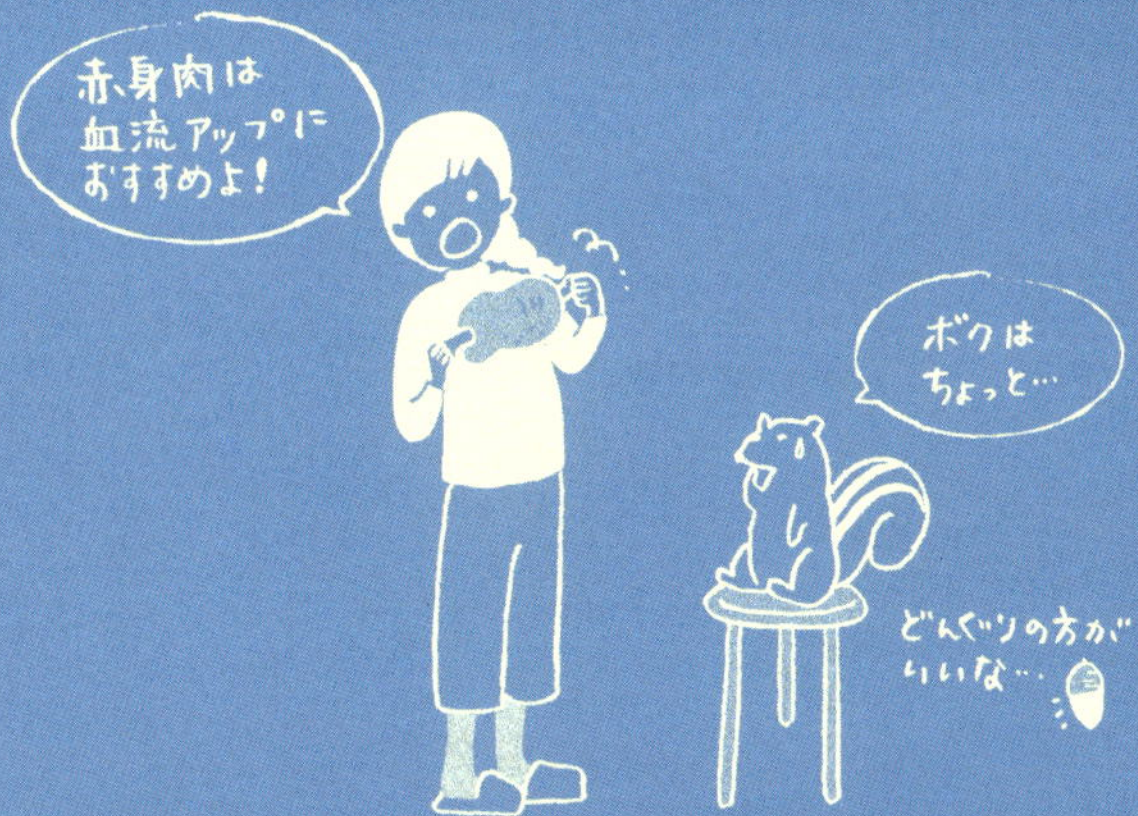
赤身肉は
血流アップに
おすすめよ！
ボクは
ちょっと…
どんぐりの方が
いいな…

唐揚げやラーメン、甘いケーキなど、
コレステロールや糖質の高い食事
ばかりをしていると、
血液ドロドロまっしぐら！
血液がサラサラになる食材を取り入れながら
バランスよく腹8分目を守って食べることが、
血流をよくする一番の秘訣です。
そこで、どんな食材をどのようにして
食べればいいのか、
その方法を見ていきましょう。

加熱したしょうがを食べる

冷え
高血圧
肩コリ
ダイエット
肌荒れ
におすすめです

効果 1

ジンゲロールがショウガオールに変化し、より**カラダを深部から温める。**

効果 2

全身の血の巡りがよくなり、**痛みやコリが改善**される。

効果 3

代謝がよくなることで、**ダイエット&美肌に変身！**

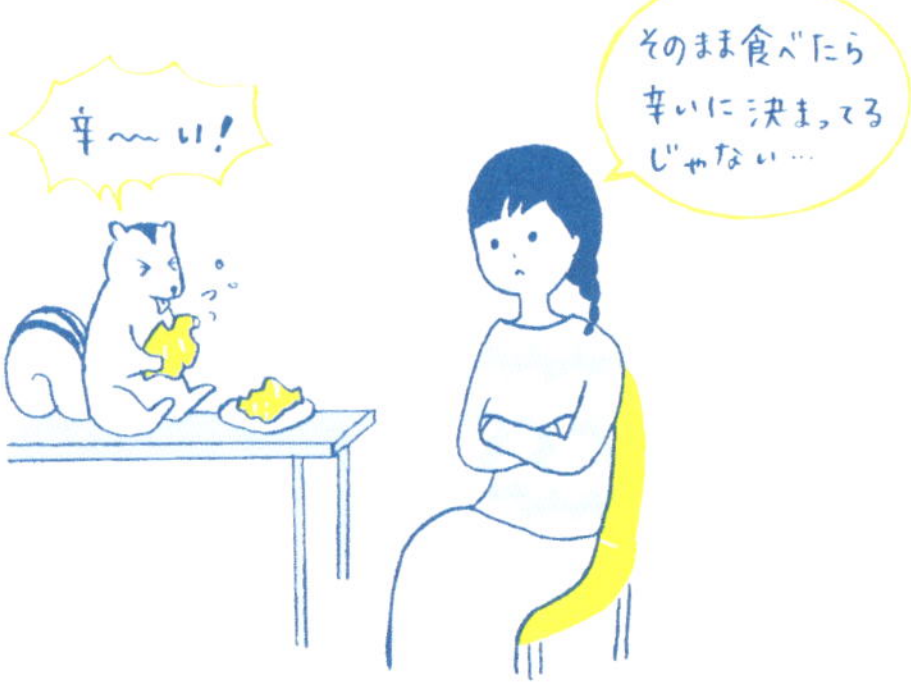
そのまま食べたら辛いに決まってるじゃない…
辛〜い!

加熱しょうがの作り方

1

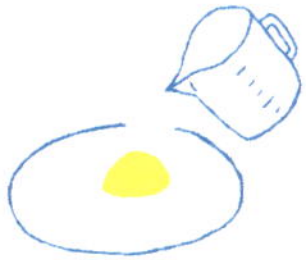

しょうがに水を加える

すりおろしたしょうが、またはスライスしょうがに、しょうがが浸るくらいの水を加える。

※そのまま温めるとしょうがが焦げるので注意する。

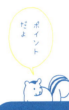

2

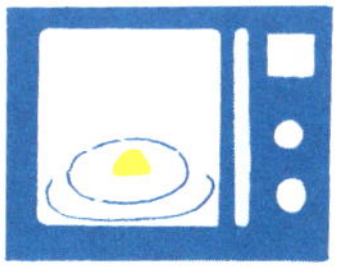

電子レンジで加熱する

ふんわりとラップをかけ、500Wの電子レンジで3～4分加熱する。あとはさまざまな料理に使えばOK。

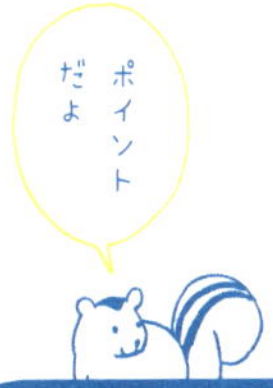

しょうがは100℃以上になるとショウガオールが消えてしまうので、フライパンなどを使うときは、なるべく仕上げに加えるようにしてね。

手軽に飲めるおすすめしょうがドリンク

しょうが紅茶

ティーポットに紅茶を入れ、加熱しょうがのスライスを4～5枚ほど入れる。2～3分蒸らしてからカップに注ぐ。すりおろししょうがを入れてもOK。

しょうがココア

砂糖の入っていない純ココア小さじ1をお湯200mlに溶かし、すりおろした加熱しょうが5gを混ぜればできあがり。苦い場合は、はちみつや黒糖を入れて。

血の巡りを増やし カラダを芯から温める

古くから、漢方薬としても使われるほど健康効果の高いしょうが。

血の巡りをよくして代謝を高め、冷え性、高血圧など、さまざまな体調不良の改善に効果を発揮してくれます。

そんなしょうがですが、加熱や乾燥をさせると、さらにその健康パワーが高まることがわかっています。しょうがに含まれる辛味成分であるジンゲロールは、加熱・乾燥させることでショウガオールという成分に変化。ショウガオールのほうがカラダを温める効果が高くなります。ホットのココアや紅茶に入れると、毎日取り入れやすいのでおすすめです。

水分をとりすぎない

代謝不良
冷え
むくみ
におすすめです

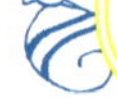

効果 1

水分のとりすぎは、水毒の原因に。適量を守ることで、**代謝が正常に戻り、**カラダの不調が改善する。

効果 2

「水太り」の症状が治り、むくみがちだった顔や脚がすっきり！

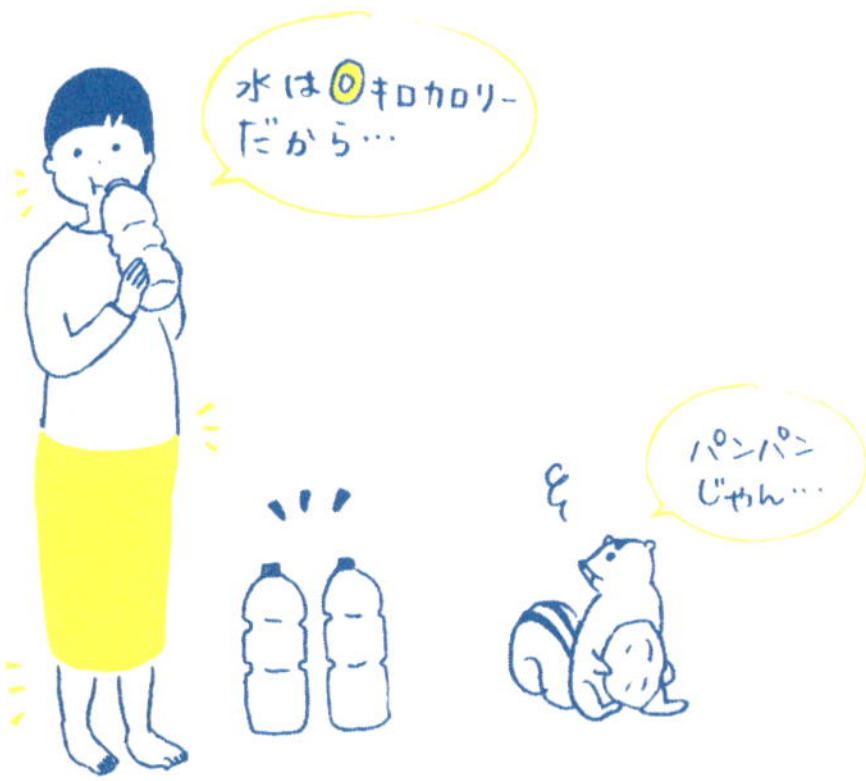

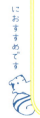

正しい水のとり方

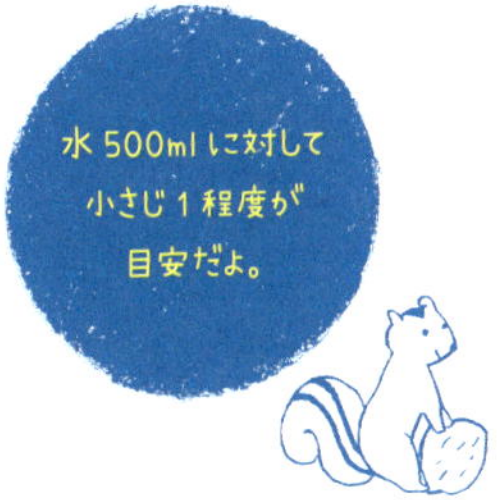
水500mlに対して
小さじ1程度が
目安だよ。

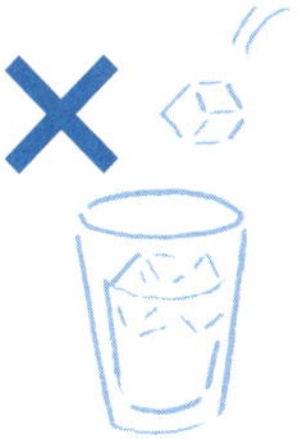

水は常温で飲む

氷が入った冷たい水は、体を冷やす原因に。体が冷えると代謝が悪くなり、血の巡りも悪くなるので注意が必要。夏場でも常温で飲む習慣をつけて。

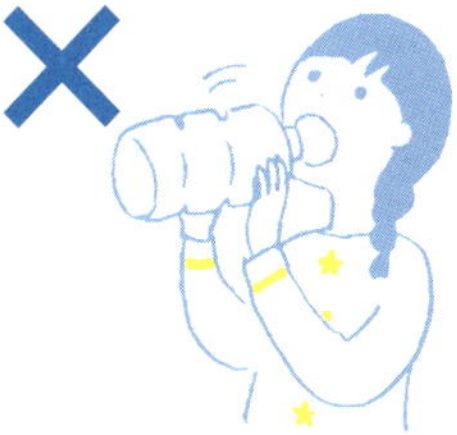

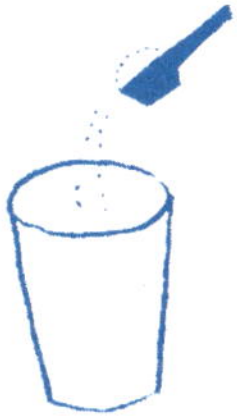

のどが乾いたときに少しずつ飲む

一度にたくさん飲むと、水毒の原因になるので、喉が乾いたときに少しずつ飲む習慣をつけよう。水分は食物からも補給できているので、たくさんとる必要はなし。

汗をかいたら塩分を少し入れる

汗をたくさんかくと脱水症状を招くことがあるので、こまめに塩分を補給して。とりすぎはむくみの原因になるので、水500mlに対し、塩小さじ1程度が目安。

水をたくさん飲むとキレイになるはまっかなウソ

水をたくさん飲むと、カラダがデトックスされて体内がキレイになる、水はゼロキロカロリーだからたくさん飲んで大丈夫、と思われがちですが、それは間違い。水のとりすぎは、東洋医学でいうところの水毒という症状を招く引き金となります。

水毒とは、「気・血・水」の水が体内に必要以上に溜まってしまい、冷えやむくみなどの悪影響を及ぼす状況のこと。水が直接脂肪になることはありませんが、水が体内に溜まれば当然体重は増え、見た目も太って見えてしまいます。水のカブのみは避け、1日の全ての水分が2ℓ以下を目安に常温の水を少しずつ飲むよう心がけましょう。

朝だけプチ断食をする

便秘
冷え
肌荒れ
デトックス
におすすめです

効果1

食べすぎると血流が内臓に集中し、末端の血流が悪くなる。断食をすることでこれがリセットされ、**血行不良が改善。**

効果2

血液中の老廃物が除去され、カラダの内からキレイに。

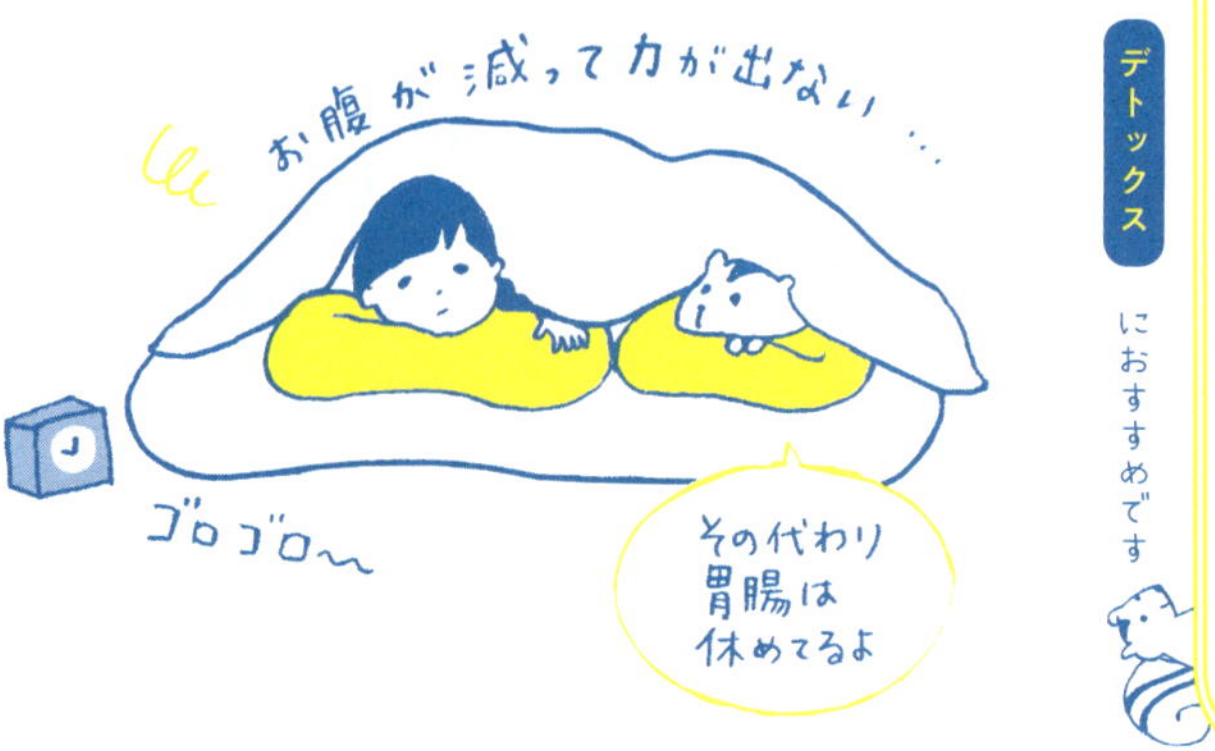

お腹が減って力が出ない…
ゴロゴロ〜
その代わり胃腸は休めてるよ

朝だけプチ断食の方法

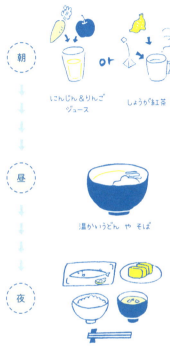

朝

デトックス効果の高い、常温のにんじん＆りんごジュース（にんじん2本、りんご1個を適当な大きさに切ってジューサーにかけたもの）、または、しょうが紅茶（P.73）を飲む。

昼

消化によい温かいうどんやそばを食べる。消化促進作用のあるとろろや、整腸作用のあるわかめなどをトッピングで加えるのもおすすめ。

夜

夕食は和食の1汁2菜か3菜をイメージ。味噌汁は具だくさんの豚汁にするなど、たくさんの食材を使った献立を意識して、ゆっくりよく噛みながら食べて。

食べすぎが血液をドロドロにする

現代人は高たんぱく高脂質なものを好む傾向があり、栄養過多になっています。食べすぎると、代謝しきれない余剰物が体内に溜まり、血液がドロドロに。さらに、消化のため血流が内臓に集中するため、カラダの末端まで血流が届きにくくなります。

プチ断食でカラダをリセット 血液の巡りを整える

そこでぜひ試してほしいのが、朝だけ飲み物に置き換えるプチ断食。プチ断食をすると、胃腸が休まり不調が改善するとともに、キレイな血液が全身に巡るようになり、冷えの改善などにも効果が期待できます。

塩は天然のものを選ぶ

冷え
貧血
虚弱体質
疲労
におすすめです

効果 1
天然塩に含まれるミネラルの働きにより、血行が促進。冷えが改善する。

効果 2
鉄分が補給され、貧血を予防する。

効果 3
交感神経を活性化させ、疲労が回復。

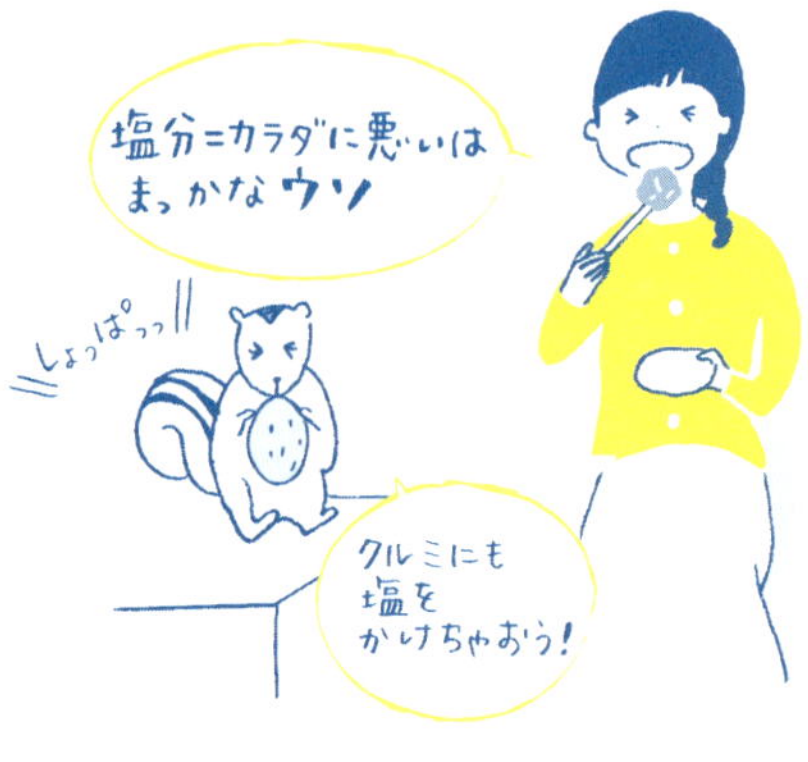

塩分＝カラダに悪いはまっかなウソ
しょっぱっ
クルミにも塩をかけちゃおう！

天然塩の選び方

名称：塩
原材料名：海水
【製造方法】
天日・平釜

品質表示をチェック！

天然塩かそうでないかは、品質表示をチェック。天然塩の場合は、原材料が海水や天日塩のみで、精製方法は「天日」「平釜」「焼成」など。これに対し、「溶解」「混合」などと記載されているものが精製塩で、精製過程でミネラル分などがほとんどなくなってしまったもの。

湖塩

口あたりが柔らかくマイルドな風味

ウユニ塩湖など、塩水の湖で採取される塩。ほかの塩に比べ、採取量が少ないので希少価値も高め。成分は海水と岩塩の中間ほど。

特徴

- ミネラルは含まれるが海塩よりは少なめ。
- 塩気のバランスがよく、さまざまな料理に合う。

岩塩

さまざまな色があり塩分は強め

海水の塩分が結晶化して地層になったもの。アンデス岩塩やヒマラヤ岩塩が有名。成分は産地により異なるが、塩分が高いものが多い。

特徴

- 淡いピンク色や黄色などさまざまな色がある。
- ミネラルはほとんど含まれていない。

海塩

天然の海水塩はミネラルが豊富

海の塩から採取した塩で最もポピュラー。精塩方法は、海水を釜で煮詰める方法や、天日で水分を飛ばす方法などさまざま。

特徴

- 他の天然塩に比べミネラルが豊富。
- 塩気がまろやか。

天然塩のみ豊富なミネラルが含まれる

塩のとりすぎはカラダに悪いと思われがちですが、それはいわゆる精製塩と呼ばれる、製造過程で溶解され、ミネラル分が取り除かれた塩のこと。品質表示のラベルを見て「塩化ナトリウム99%以上」と書かれているものが精製塩です。一方、こうした科学的製法を使わず、天日干しや焼成のみで作られた塩を「天然塩」といいます。天然塩は、マグネシウムやカリウム、カルシウムなどのミネラルが多く含まれており、カラダによい影響を与えてくれます。

天然塩は海塩・岩塩・湖塩の3つの種類がありますが、海塩が最もミネラル分が多く、健康のためにはおすすめです。

カラダによい油をとる

高血圧　冷え　むくみ　ダイエット

におすすめです

効果 1

青魚の油に含まれるEPAが血小板の凝固を防ぎ、血液をサラサラに。高血圧を予防する。

効果 2

ギー（バターオイル）は血液を浄化し、冷えやむくみを改善。

効果 3

オリーブオイルは、脂肪の吸収を抑えてくれる。

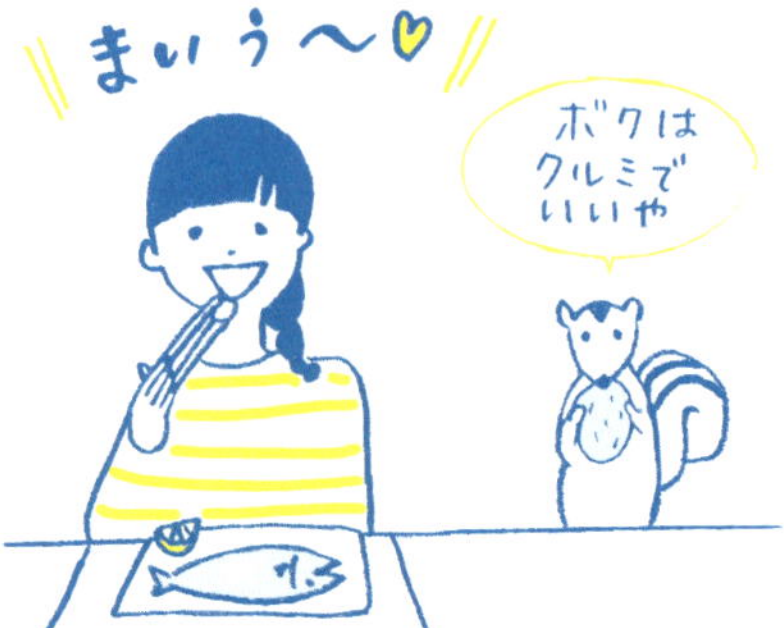

油の上手なとり方

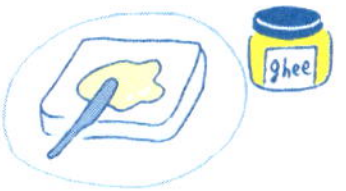

ギーはバター感覚で使ってOK!

無塩バターから乳たんぱくや乳糖を取り除いて作られるギーは、冷えやむくみの改善に効果大。普段のバターと同じようにパンに塗ったり、調味料として使って。

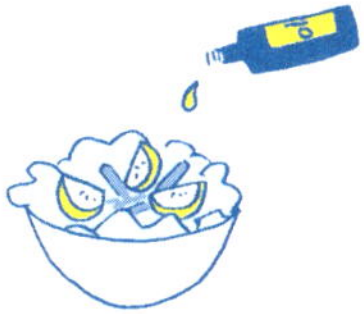

オリーブオイルは生のまま食べる

オリーブオイルの中に含まれる、血液サラサラ成分であるオレイン酸は、熱に弱いので加熱すると効果が低下。サラダにかけるなど、なるべく生で摂取しよう。

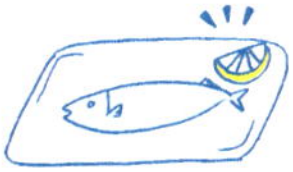

焼き魚を食べるときは、柑橘系のしぼり汁をかける

焼き魚に添えられている柑橘類は、しっかりしぼり汁をかけて食べるのが正解！ 柑橘類に多く含まれているビタミンCは、血管を丈夫にする作用が。

ギーの作り方

1. 無塩バターを鍋に入れて中火でかけ、バターが溶けて表面に白いクリームが浮いてきたら弱火にする。
2. スプーンで白いクリームを取り除き、透明部分のみになったら火を止める。
3. 冷めてからガーゼで滑らかになるまでこし、煮沸消毒した容器に入れて保存する。

積極的にとるべき油は青魚に含まれるオメガ3

油と一言でいっても、その原材料はさまざまで、含まれる脂肪酸の種類によって、カラダによい働きをするものと悪いものとがあります。一般的に調理でよく使われるサラダ油は、オメガ6という脂肪酸が主成分で、過剰に摂取すると体内の細胞を傷つけるなど、カラダに悪い働きをすることがわかっています。

一方、青魚の油にはEPAというオメガ3に分類される脂肪酸が含まれており、固くなった赤血球の膜をやわらかくしたり、血小板が固まるのを防ぐ物質を生成するので、積極的にとりたい油の一つです。

そのほかオリーブオイルやギーと呼ばれるバターオイルなども、血流を整えてくれます。

生野菜より温野菜を食べる

冷え　肌荒れ　むくみ　便秘　免疫力低下

におすすめです

効果1

カラダを冷やさずに、野菜を食べることができる。

効果2

カサが減るので、**たくさんの量が食べられる。**

効果3

栄養が吸収されやすくなる。

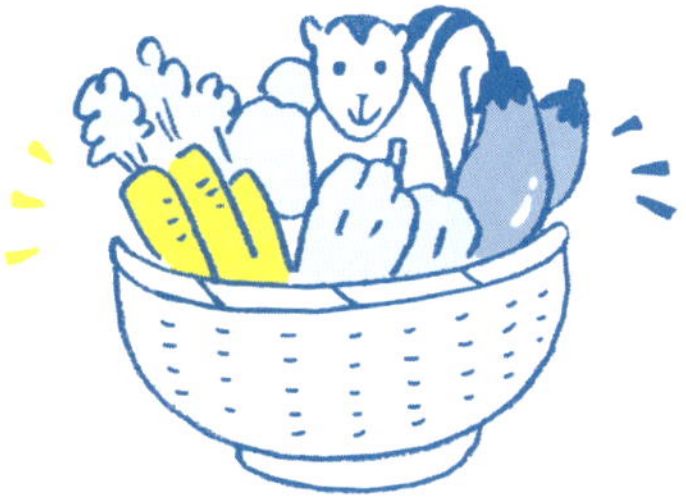

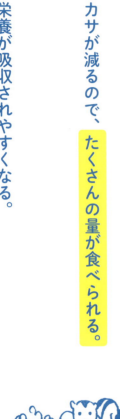

血流アップに効果的な野菜

1

トマト

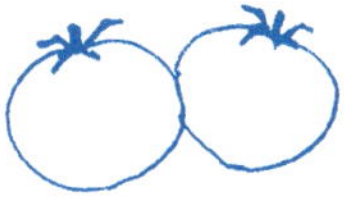

トマトのリコピンで美肌をゲット！

トマトに含まれる赤い色素成分であるリコピンは、老化、がん、動脈硬化などの引き金となる活性酸素を打ち消す強い抗酸化作用がある。リコピンは加熱に強く、トマトケチャップなどの加工食品からでも摂取できる。

2

たまねぎ

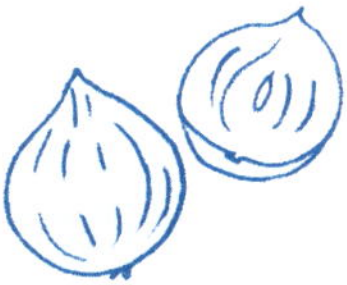

たまねぎは血液サラサラ成分の宝庫

たまねぎの刺激臭の元であるアリシンは悪玉コレステロールを低下させ、ピラジンという成分は血栓ができるのを防いでくれる。さらに、薄皮に含まれるケルセチンという成分には、トマト同様抗酸化作用がある。

3

ブロッコリー

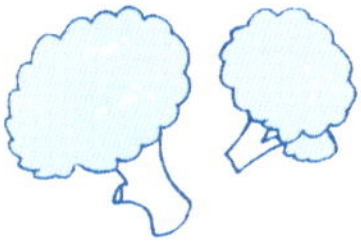

血流を整え、風邪予防にも効果大！

美肌効果の高いビタミンCや、強い抗酸化力を持つβ-カロテンなどの栄養素が豊富。そのため、免疫力アップ、美肌、動脈硬化予防に効果的。栄養素はつぼみよりも茎部分に多く含まれるので、茎部分まで食べて。

生野菜の食べすぎは血行不良の原因になることも

野菜は美容と健康に欠かすことができない食材ですが、野菜にはカラダを冷やす陰性食品とカラダを温める陽性食品があり、生のまま食べるとカラダを冷やして血流を悪くする場合があります。トマトやきゅうりなど、夏が旬の野菜は陰性食品、にんじんやたまねぎなど、冬が旬の食品は陽性食品であることが多いので、覚えておきましょう。

カラダを冷やさず野菜をたくさん食べるには、温野菜で食べるのがおすすめ。ただし野菜によっては加熱すると栄養成分が流出してしまうので、スープにして汁まで飲むと、栄養を余すことなく摂取できます。

毎日黒酢を飲む

高血圧 疲労 ダイエット 肌荒れ 老化 におすすめです

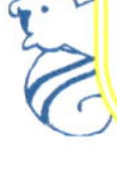

効果 1

黒酢に含まれるアミノ酸が**血液をサラサラに。**

効果 2

クエン酸の力で**疲労を回復！**

効果 3

アミノ酸とクエン酸のWパワーで脂肪を燃焼。

ダイエットに効果大！

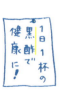

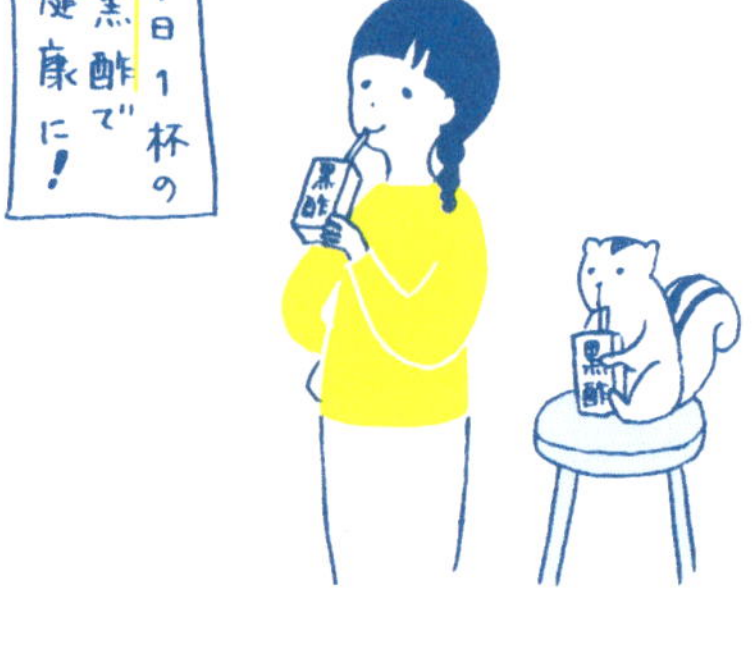

黒酢の飲み方

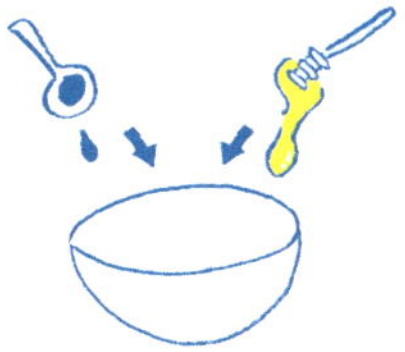

はちみつを加える

黒酢 15ml を水 150ml で割ったものに、黒酢と同量のはちみつを加える。 ほんのりした甘味で清涼感がアップ。

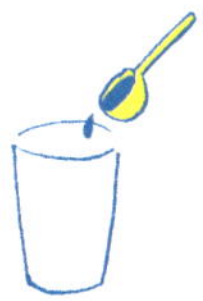

水やお湯で割る

黒酢 15ml に対し、水またはお湯を 150ml 加え、10 倍に薄める。 運動前に飲むと脂肪燃焼効果が高まる。

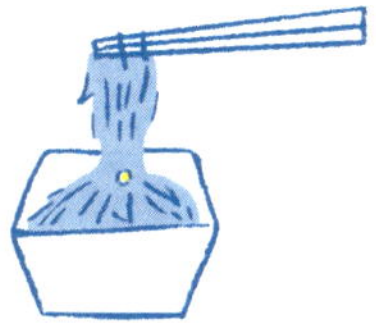

もずくなどの酢の物にする

好みの海藻と適量の黒酢を和えて酢の物にする。 海藻の有効成分との相乗効果で、 血糖値やコレステロール値を下げる働きが高まる。

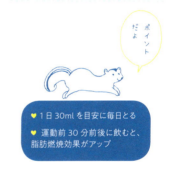

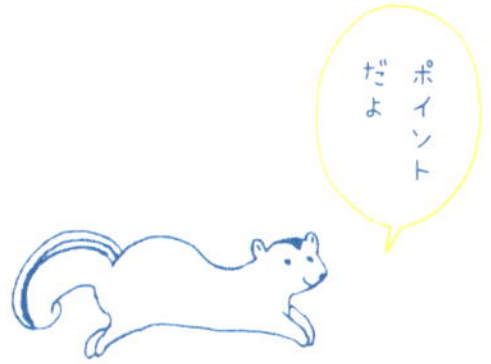

- 1 日 30ml を目安に毎日とる
- 運動前 30 分前後に飲むと、脂肪燃焼効果がアップ

血液をキレイにし血の巡りを改善！

血液をサラサラにすることで有名なお酢の中でも、最も高い効果を発揮するのが黒酢です。それは、約2年の歳月をかけて長期熟成させることにより、アミノ酸やミネラルなどの有効成分が、ほかの酢に比べ何倍も多く含まれているためです。

1日30㎖を目安に水やお湯で割って飲もう

そのまま飲むと黒酢の酢酸成分で消化器官を傷つける恐れがあるので、10倍程度薄めて飲みましょう。お水やお湯割りだと酸味が気になる人は、はちみつを加えたり牛乳で割ったりすると飲みやすくなります。

喉が渇いたら緑茶を飲む

高血圧
免疫力の低下
ダイエット
ストレス
不眠
におすすめです

効果 1
緑茶に含まれるカテキンが血液の詰まりを取り除き、**血液をサラサラに**してくれる。

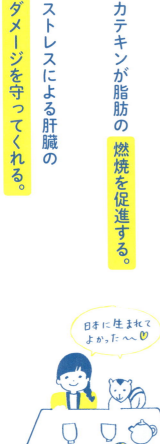

効果 2
カテキンが脂肪の**燃焼を促進する。**

効果 3
ストレスによる肝臓の**ダメージを守ってくれる。**

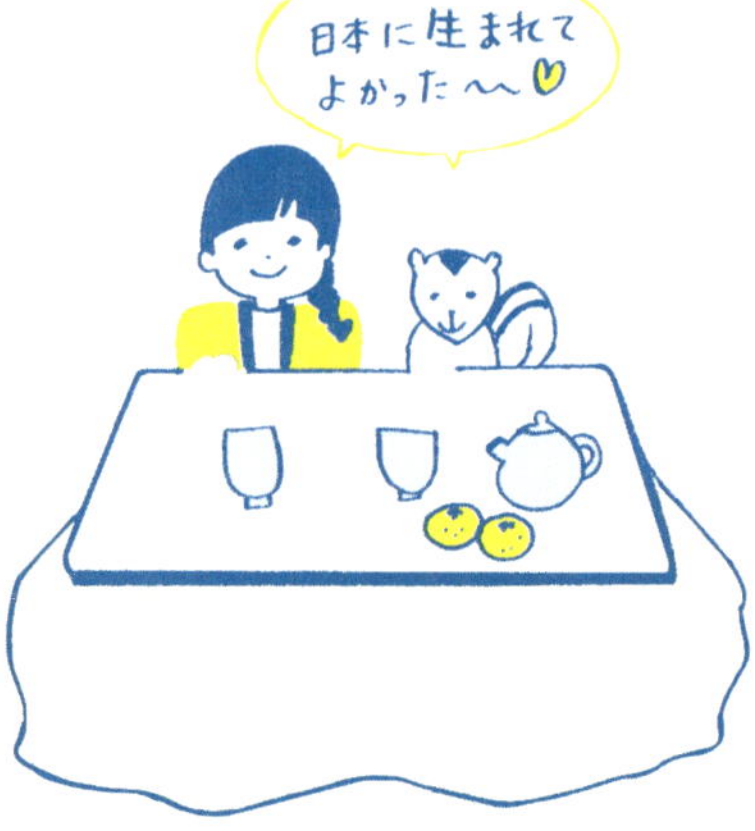

主なポリフェノールの種類と効能

ポリフェノール 植物が自身を活性酸素から守るために作られた物質で、抗酸化作用があるのが特徴。その種類は8000種以上。

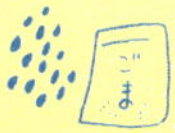

セサミン（ゴマ）
活性酸素が多く発生する肝臓まで届き、抗酸化力を発揮するのが特徴。

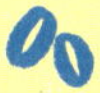

クロロゲン酸（コーヒー）
主に焙煎されていないコーヒー豆に多く含まれる。シミやシワ予防に効果的。

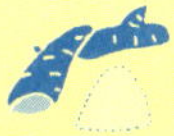

クルクミン（ウコン）
ウコンなどに含まれる黄色の色素成分。コレステロール値を低下させる働きが。

フラボノイド類 ポリフェノールの中でも、天然に存在する有機化合物群の植物色素の総称。植物の葉、茎、幹などに含まれる。

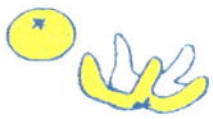

フラバノン（みかんの皮）
みかんやレモンなど、柑橘系に多く含まれる色素成分。

アントシアニン（ワイン）
ぶどうの皮や種などに含まれ、ポリフェノールの中でも随一の抗酸化力を持つ。

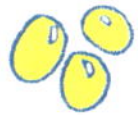

イソフラボン（大豆）
大豆に含まれる大豆イソフラボンは、女性ホルモンを増やす働きがある。

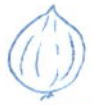

フラボノール（たまねぎ）
たまねぎやほうれん草などに含まれ、血液をサラサラにしてくれる。

フラバノール類

カテキン（緑茶）
フラボノイド類の中でもフラバノール類に含まれる成分。チョコレートやココアに含まれるカカオフラバノールもこの一種。

緑茶に含まれるカテキンでドロドロ血液がキレイに

緑茶に含まれる成分の中で、特に注目すべきが緑茶の渋み成分であるカテキン。カテキンはポリフェノールという抗酸化物質の一種で、高い抗酸化作用をはじめ、殺菌作用や抗ウイルス作用など、さまざまな健康効果があります。

この抗酸化作用と殺菌作用が、血小板が集まって血流がドロドロになるのを防ぎ、血流を整えてくれます。

ポリフェノールにはブルーベリーのアントシアニンやコーヒーのクロロゲン酸など、さまざまな種類があり、いずれも抗酸化作用があるので、積極的に摂取するようにしましょう。

寒冷地が原産の食べ物を食べる

冷え
虚弱体質
におすすめです

効果 1

南国の食べ物はカラダを冷やす働きが。寒冷地原産のものを食べることで**カラダが温まる。**

効果 2

カラダが温まって血の巡りも改善。**健康元気に！**

効果 3

陽性の調味料を使えば、陰性食品を食べても**冷えにくくなる。**

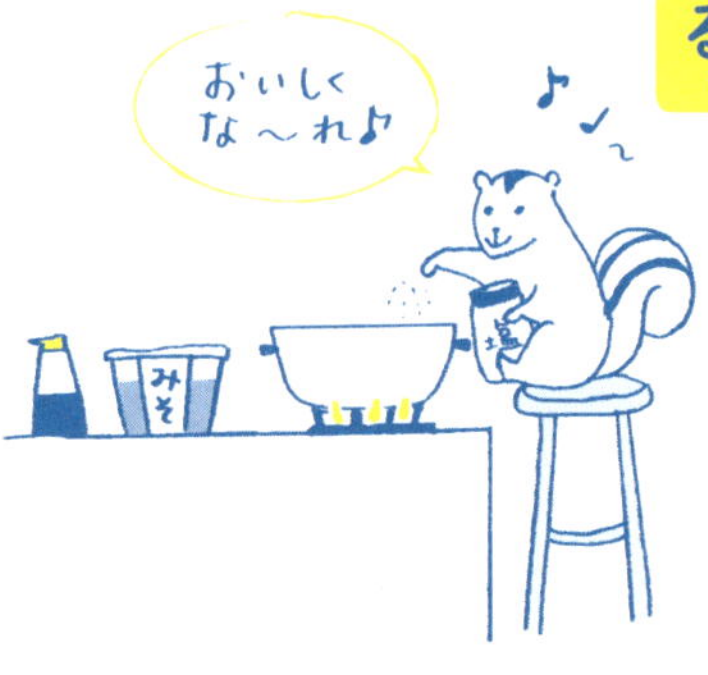

カラダを冷やす食べ物と温める食べ物

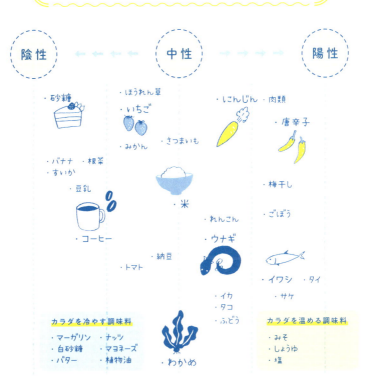

寒冷地の食べ物はカラダを温め血流を増やす

食品には、カラダを冷やす陰性食品と温める陽性食品があり、寒冷地でとれる食品のほうが、温める効果が高い傾向にあります。これは、寒い地域では寒さからカラダを守るため、食べることで熱を作りだそうとするため。同様に、温暖な地域では食べ物でカラダの熱を逃がすよう、陰性の食品が多いと言われています。

カラダが温まると、血流の巡りがよくなり冷え性が改善するほか、美容やダイエットにも効果大。上の図を参考にして積極的に陽性食品を食べましょう。陰性食品を食べる際は、陽性の調味料を一緒に使うとカラダを冷やさず食べることができます。

漬け物を食べるならキムチを選ぶ

高血圧　便秘　肌荒れ　冷え　ダイエット

におすすめです

効果 1

カプサイシンの働きによって血管が広がり、血流が改善。高血圧が予防・改善する。

効果 2

エネルギーを素早く消費し、肥満を予防。

効果 3

腸を活性化させ、便秘を解消する。

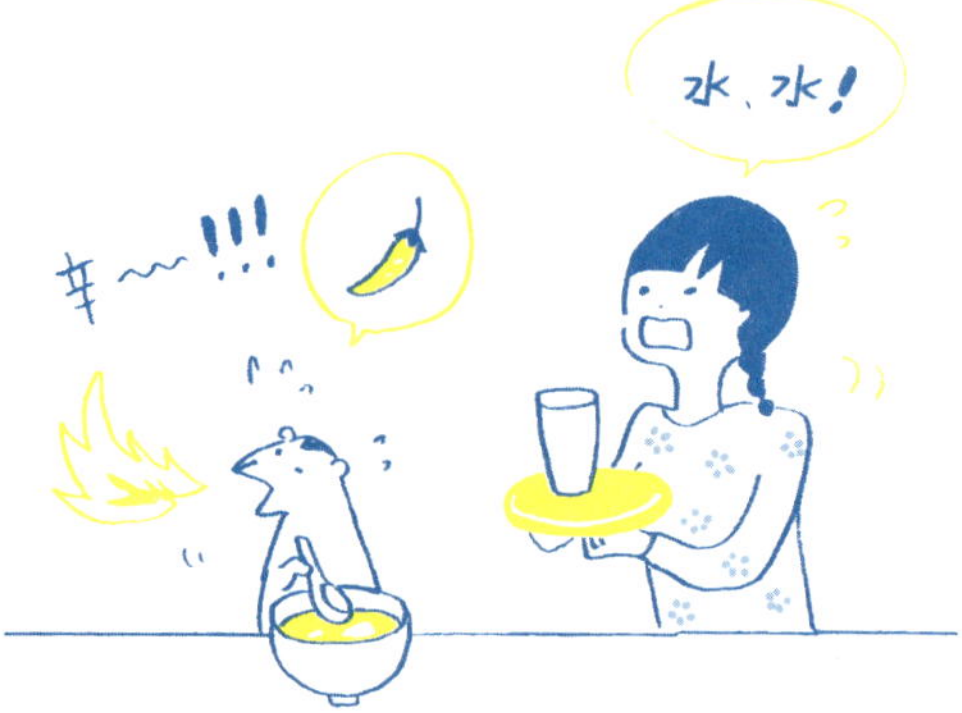

唐辛子活用　プラスワンテク

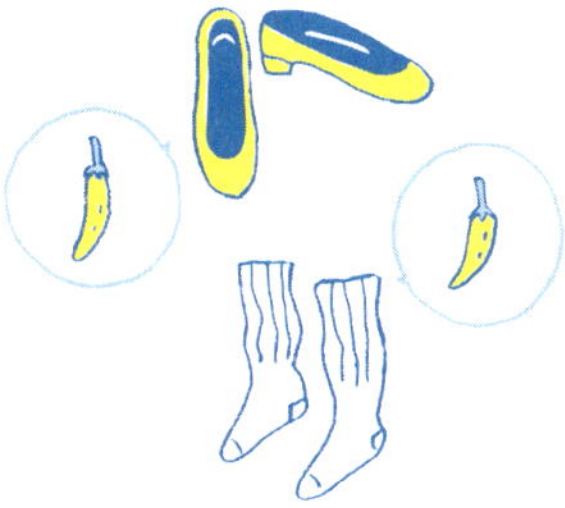

靴または靴下の中に唐辛子を入れる

唐辛子をガーゼなどで包み、靴下や靴の中に入れると保温効果が。唐辛子が入っていると歩きづらいという人は、唐辛子成分を練り込んだカプサイシン加工が施された靴下も販売されている。

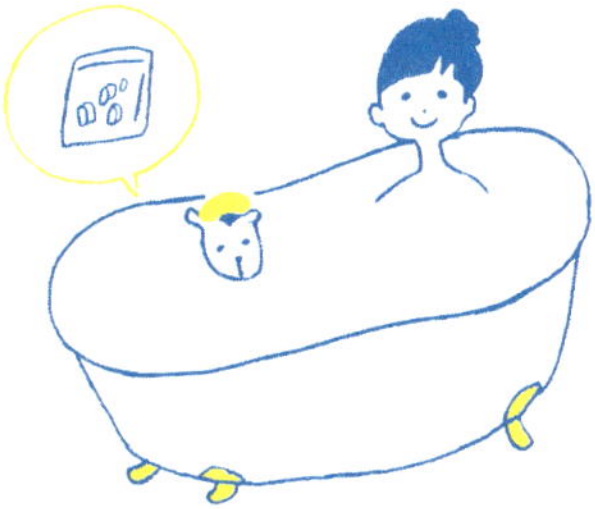

乾煎りした唐辛子をお風呂に入れる

乾煎りした唐辛子を1～2本用意し、種を取り除いて細かく刻み、ガーゼに包む。唐辛子が飛び出さないように紐などでしっかり縛ったら浴槽に浮かべる。カラダがしっかりと温まり、冷え性の改善に効果が。

注意点！

- 唐辛子は刺激性が高いので、目に入らないように注意してください。
- また、敏感肌の人や乳幼児は使用を避け、肌に合わない場合はすぐに使用を中止しましょう。

カプサイシンと乳酸菌が健康とキレイを作り出す

キムチは、白菜などの野菜を、塩・唐辛子・にんにくなどと一緒に漬けて乳酸発酵させたもので、その健康効果に注目が集まっています。

唐辛子に含まれる辛味成分であるカプサイシンは、血管を広げ、全身の血流をよくする働きがあります。さらに、キムチに含まれる乳酸菌には、腸内環境を改善し、便秘を予防・改善する働きがあります。さらに、コレステロールを取り除く働きもあるので、ダイエットにも最適。

また、カプサイシンは、食事以外に、皮膚からもその成分が浸透するので、入浴剤代わりに使うと、血行促進・カラダ温め効果が期待できます。

黒い食品を積極的に食べる

虚弱体質
老化
貧血
肌荒れ
におすすめです

効果 1

「腎」が活性化され、気力・免疫力がアップ。

効果 2

老化の促進を抑制！
若々しいカラダが手に入る。

効果 3

アントシアニンの抗酸化作用で、
シミ・シワ・くすみを予防！

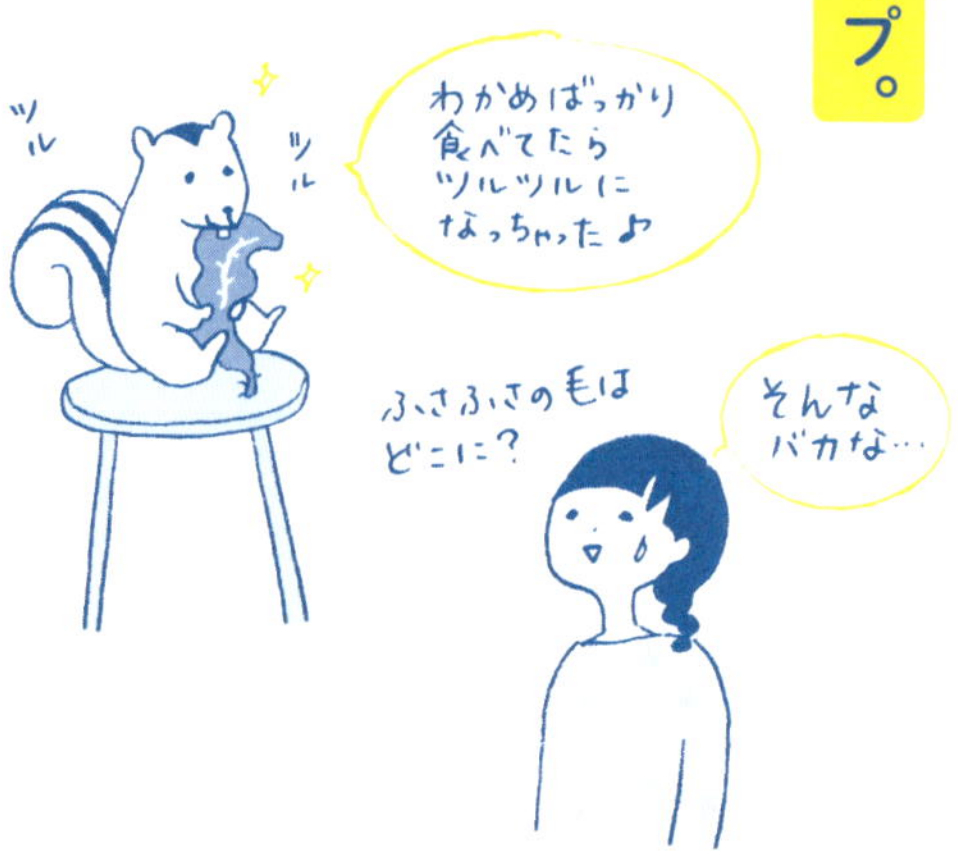

ツル
ツル
わかめばっかり
食べてたら
ツルツルに
なっちゃった♪
ふさふさの毛は
どこに？
そんな
バカな…

腎を元気にする黒い食材

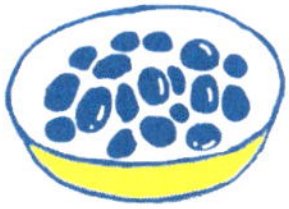

黒豆

大豆イソフラボンの働きに加え、アントシアニンというポリフェノールが豊富で、血流を整えてくれる。

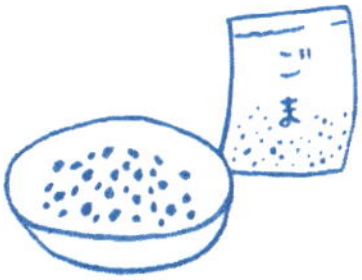

黒ごま

血管を強くし血流を整える働きが。また、良質の油が含まれており、美肌にも効果的。

海苔

海苔には良質なたんぱく質がたくさん含まれており、健康なカラダを作ってくれる。またミネラルも豊富。

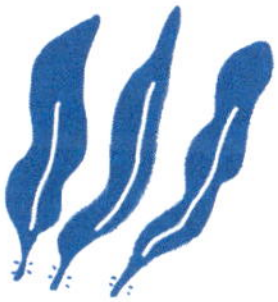

わかめ

黒きくらげ同様食物繊維を豊富に含む。また、ミネラルも豊富なので、むくみの解消にもおすすめ。

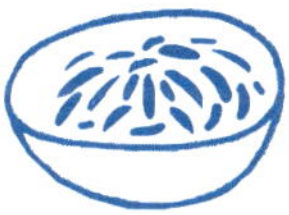

ひじき

鉄分、カルシウム、食物繊維、ビタミンB群と栄養の宝庫。貧血の予防や便秘の予防・改善に効果が。

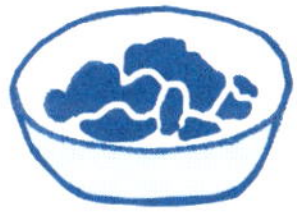

黒きくらげ

黒きくらげに含まれる食物繊維は、コレステロールの吸収を抑え、腸の調子を整えてくれる。

黒い食材を食べると「腎」の調子が整う

東洋医学では、食材を「赤・黄・緑・白・黒」で分ける「5色」という考えがあり、それぞれに異なる健康効果があるとされています。中でも、黒の食材には、ホルモンバランスを整え、生命エネルギーを司る「腎」の働きを高める作用があります。

「腎」は西洋医学の「腎臓」の役割に留まらず、血流を含めたカラダのあらゆる部分と関連しており、「腎」が不足すると、気力が低下して疲れやすくなったり、白髪の増加・肌の老化・骨がもろくなるなどの症状や、不妊症、更年期障害などのリスクが高まります。黒い食材は、そんな「腎」を生み出す若さの源泉ともいえる食材なので、積極的に食べましょう。

晩酌をするならビールを1日500ml

血液ドロドロ
食欲不振
便秘
胃腸の不調
におすすめです

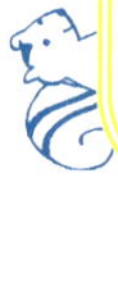

効果 1

ビールに含まれる葉酸が赤血球を作り、血流を増やしてくれる。

効果 2

胆汁の分泌が促され、腸が活発に働くことで便秘が改善。

効果 3

炭酸ガスが胃壁を刺激して胃の働きを活性化。

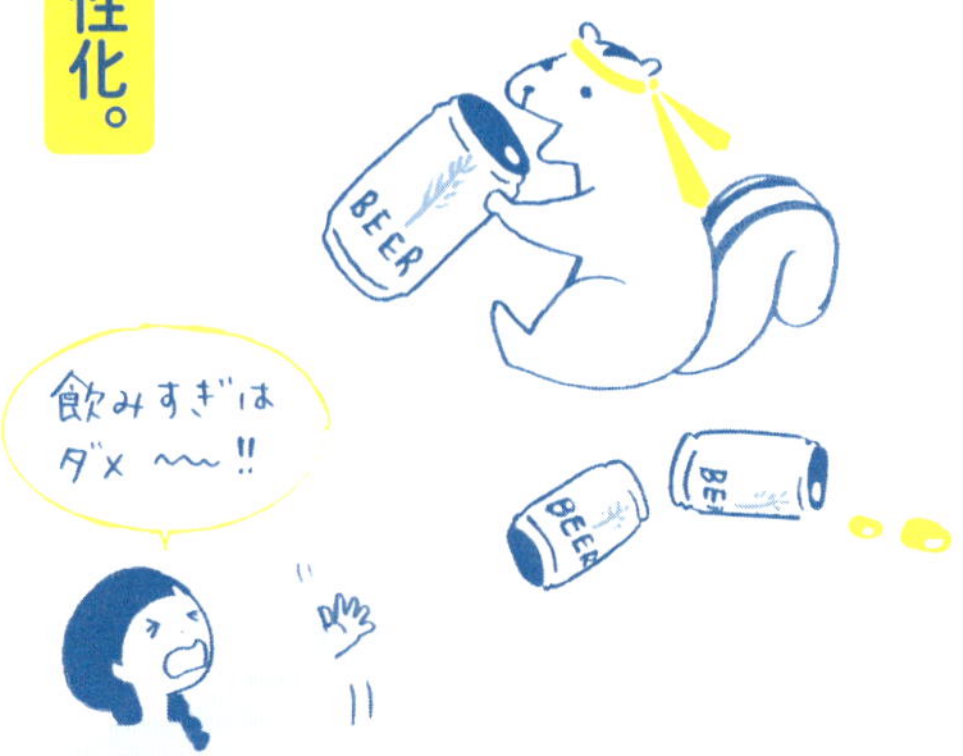

血液の流れをよくするビールの飲み方

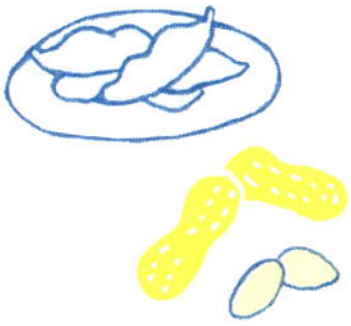

つまみを食べるなら
枝豆かピーナッツ

ビールを飲むと食欲が増進されるので、つまみには注意を。たんぱく質が豊富な豆類や良質な脂質を含むナッツ類が◎。

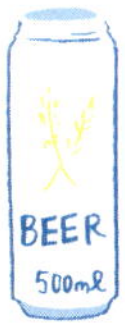

適正量は1日500ml
飲みすぎは逆効果

ビールの摂取量は1日500ml（中瓶1本）を目安に。飲みすぎには注意し、適量を心がけて。

冷え性の人は
ビールはNG

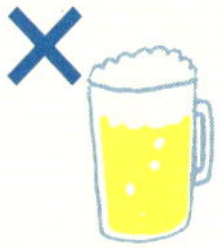

ビールは血流を増やす効果がある一方で、カラダを冷やす性質があるので冷え性の人はNG。赤ワイン、梅酒、紹興酒、日本酒、焼酎はカラダを温める作用があるので冷え性の人におすすめ。

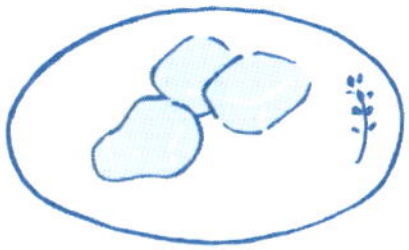

アルコールが苦手な人は
料理に使う

アルコールが苦手な人は、牛肉のビール煮など、料理に使うのがおすすめ。アルコールが気になりにくくなる。

適量を守れば
ビールだって飲んでよし！

飲酒はカラダに悪いと思われがちですが、適量であれば血流の流れをよくすることがわかっています。中でもビールは、赤血球の変形を助け、血液をサラサラにする作用があります。これは、ビールに含まれるビタミンB群やミネラルの影響によるもの。

つまみに注意し
適正量を守ろう

ただし、飲みすぎは逆効果になるため、適量を守ることが大切です。また、コレステロールの高いつまみをとると効果が半減。同じく血流を整える働きのある豆類などと一緒に飲むようにしましょう。

家で加工品を食べるのをやめる

高血圧
塩分過多
便秘
むくみ
イライラ
におすすめです

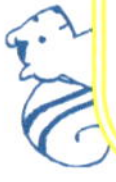

効果 1

塩分の多い加工品をとらなくなることで、**高血圧を予防・改善。**

効果 2

自分のカラダが必要としているものを、**きちんと選んで食べられる**ようになる。

効果 3

加工品はカラダに不要な添加物まみれ。距離をおいて、**内側からキレイ**に。

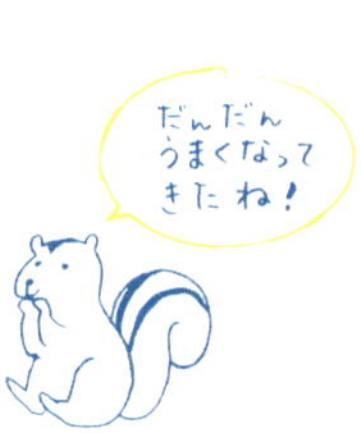
だんだんうまくなってきたね!

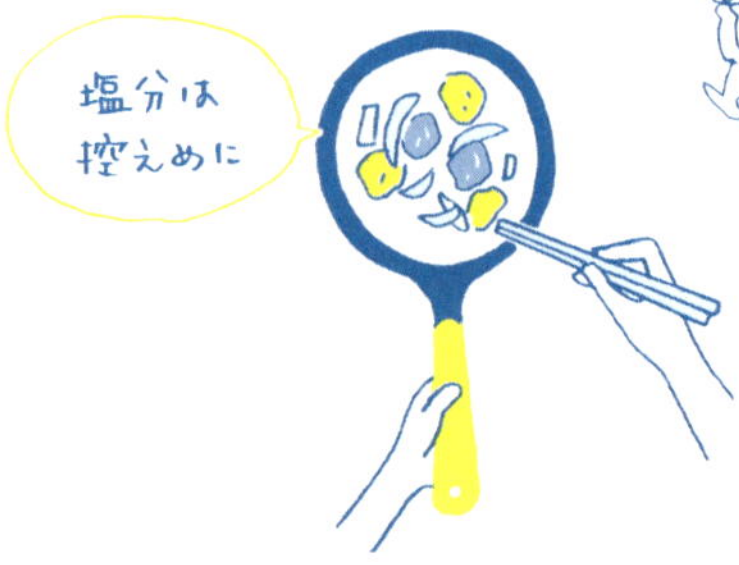
塩分は控えめに

絶対NGな加工品

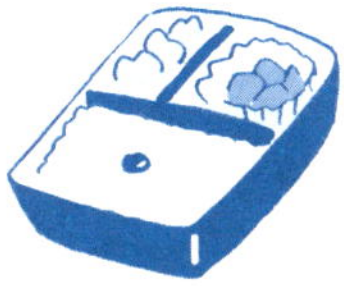

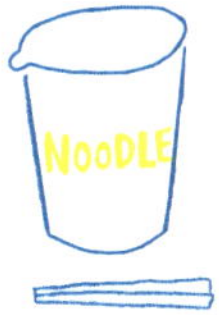

コンビニ弁当

コンビニのお弁当には、傷みにくくしたり、発色をよくするために添加物が使われている。特に揚げ物系のお弁当では、カロリー過多になってしまう危険性も。

カップラーメン

添加物が多いことは言うまでもなく、成分のほとんどが麺＝炭水化物なので糖質のとりすぎにも。麺を油で揚げている場合は、脂質も過剰になってしまう。

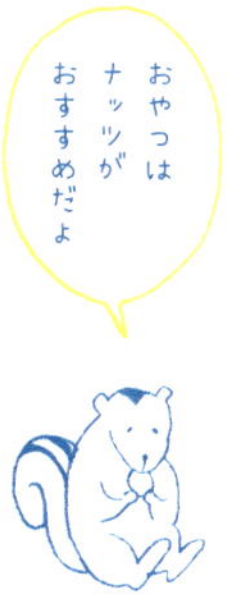

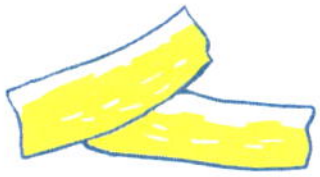

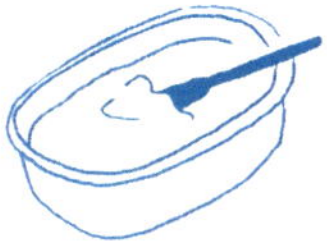

ベーコン

発がん性の高い発色剤、保存料など添加物が多く使われているベーコン。原料である肉も質が悪いものばかり。同じ理由で、ウインナーやハムも要注意。

マーガリン

本来、液体である食用油に水素添加をして固体に加工。成分に含まれているトランス脂肪酸は、心臓疾患などの原因になるとして、規制されている国もあるほど。

いま必要な栄養素を見極めて ていねいな食生活を！

忙しいときや面倒なとき、ついつい食事を加工品で済ませてしまうことがあります。でも、加工品には、塩分、糖分、脂質などがたっぷり。塩分や糖分、油分が多い食品は、食べた瞬間に脳内にドーパミンが放出されます。クセになって手が伸びてしまうのは、そのせい。また、加工品には人間のカラダを作るために必要なたんぱく質やビタミン、ミネラル、食物繊維などは多くないため、カロリーが高いのに栄養不足に陥ることもあります。さらに、添加物の面から見ても心配です。

いま必要としている栄養素を自分のカラダに尋ね、適切な食事をとることを心がけて。

片栗粉でとろみをつける

冷え
肩コリ
頭痛
食欲不振
イライラ
におすすめです

効果 1
とろみが温かさを持続。
内臓周りの血管が拡張し、血流が増える。

効果 2
食べ物のうまみを閉じこめることでおいしさがアップする。

効果 3
カラダを温めると同時に胃腸を整え、精神を安定させてくれる。

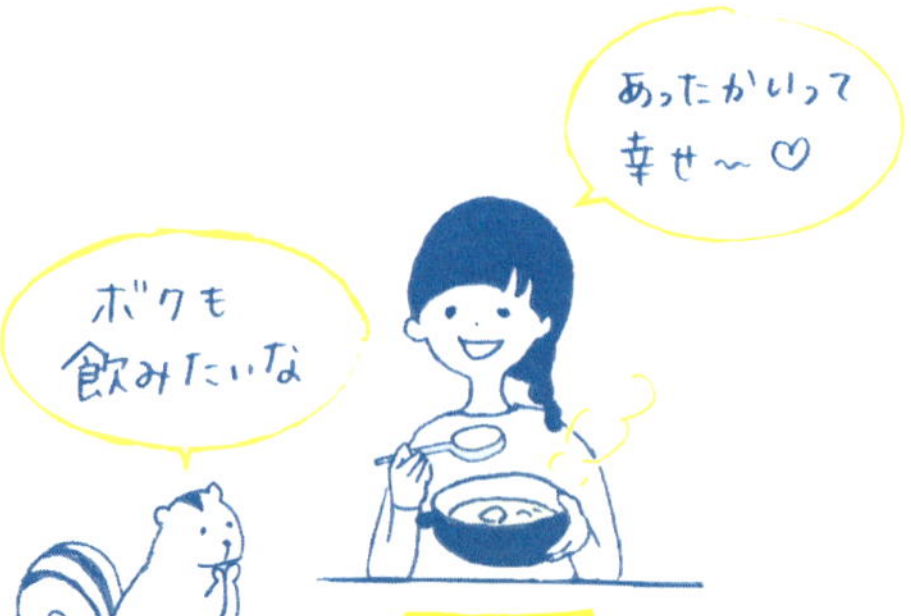

とろみがつく食材

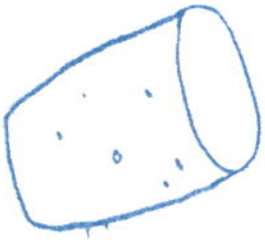

長いも

山いもや長いものとろみ成分は「ムチン」。さらに主成分のでんぷんは、熱を加えるととろみ成分に変化。煮込み料理に使っても◎。

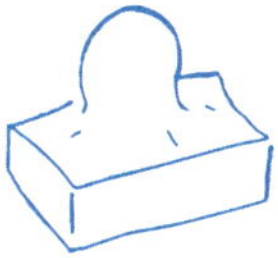

おもち

もち米は普通のお米より、でんぷんの量が多く粘りもたっぷり。そのまま食べるよりも、スープなどに加えると溶けてとろみスープに。

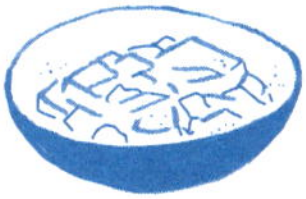

くず粉

くず粉は、マメ科の植物の根が原料。なめらかで口当たりがよく、希少品なのでやや高価。飲み物にとろみをつけたいときにおすすめ。

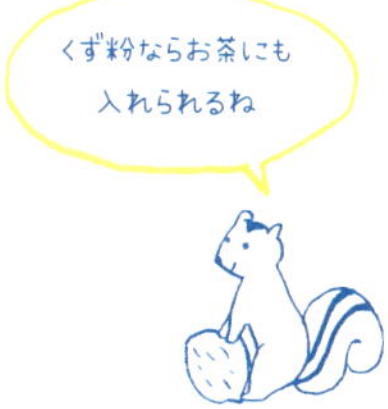

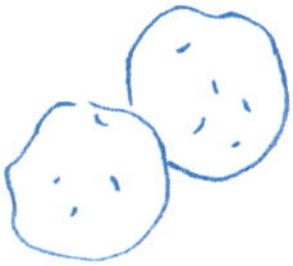

じゃがいも

片栗粉はじゃがいものでんぷんを精製したもの。つまり料理に使うことで、とろみをつけることができる。スープや鍋などアレンジ自在。

内側から温めて血流をアップさせよう

体を一番早く温める方法は、何か知っていますか？ それは「温かいものを飲む」こと。体の外側ではなく内側からアプローチすることで、効率よく温めることができます。特にとろみのある食材は、温め効果が高いことで知られています。

料理の仕上げは片栗粉でとろみプラス

とろみをつける方法はいろいろありますが、気軽にできるのは、片栗粉を使うこと。スープを作ったときは、仕上げに片栗粉でとろみをつけるとよいでしょう。くず粉が手に入ったら、お茶に入れてもいいですね。

肉を食べるなら赤身肉を選ぶ

むくみ　冷え　不眠　イライラ　不安　におすすめです

効果 1

たんぱく質が筋肉量を増やし、代謝をアップさせる。

効果 2

L-カルニチンが脂肪を燃焼。エネルギーに変えることでカラダが温まり、血流が増える。

効果 3

豊富に含まれるトリプトファンが、「幸せホルモン」であるセロトニンの材料に。

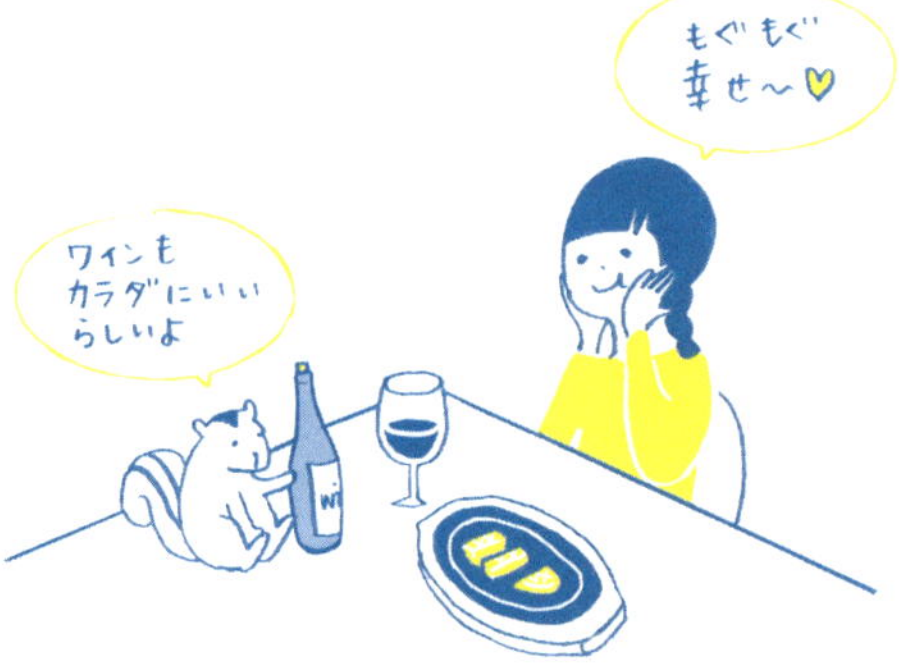
もぐもぐ
幸せ〜♡
ワインもカラダにいいらしいよ

赤身肉の幸せ効果の秘密

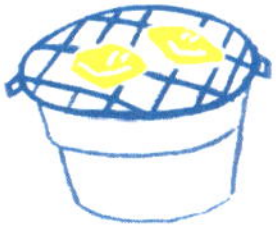

焼肉

焼肉屋さんで食べられる赤身肉は「ロース」「ヒレ」「ランプ」「モモ」など。脂肪分の少ないものを選ぶと、赤身本来のうまみが楽しめる。

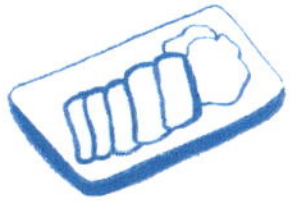

ローストビーフ

赤身肉に下味をつけ、低温でじっくり焼いた料理。中は火が通る寸前まで温めると、味わい深く仕上がる。薄切りにして食べてみて。

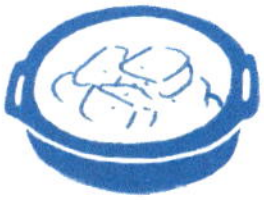

赤ワイン煮込み

赤ワインに牛肉と、セロリ、にんじん、たまねぎ、にんにくを入れて煮込んでみよう。牛肉がほろりと崩れる、極上のスープが完成。

トリプトファン
↓
セロトニン に変化！

心のバランスを整えるセロトニンの原料は、トリプトファン。セロトニンを合成するためには、ほかにもビタミンB_6や鉄分が必要だが、赤身肉はそのすべてがバランスよく含まれている。

アラキドン酸
↓
アナンダマイド に変化！

アラキドン酸が含まれる肉を食べると、その一部が体内でアナンダマイドに変化。脳に多幸感や充実感を感じさせてくれる。肉を食べると元気になるのはこのため。副作用もないので安心して食べて。

食べたら幸せなのは気のせいじゃなかった！

元気がないと、食欲も失せてしまいますよね。そんなときは、意識的に赤身肉を食べましょう。エネルギーが得られるだけでなく、心も満たしてくれる効果があります。

　赤身肉は、トリプトファン、アラキドン酸という物質が豊富。どちらもカラダの中で、幸せを感じさせるホルモンの原料になります。これらの成分は、自分で作り出すことができないので、食べ物からとる必要があるのです。また、単においしい！と感じることも、ストレス解消に役立ちます。

　そのほか、代謝をアップさせ、脂肪を燃焼するなど、女性にうれしい効果もいっぱいです。

スパイスを使った料理を食べる

食欲不振

意欲低下

虚弱体質

冷え

だるさ

におすすめです

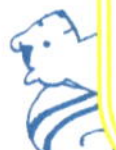

効果 1

スパイスの力で血流を促進し、**末梢神経の働きをよく**する。

効果 2

豊かな風味で食欲アップ。豊富な種類から、その日の**体調に合わせてセレクト**できる。

効果 3

脳の血流がよくなることで、**集中力が高まる。**

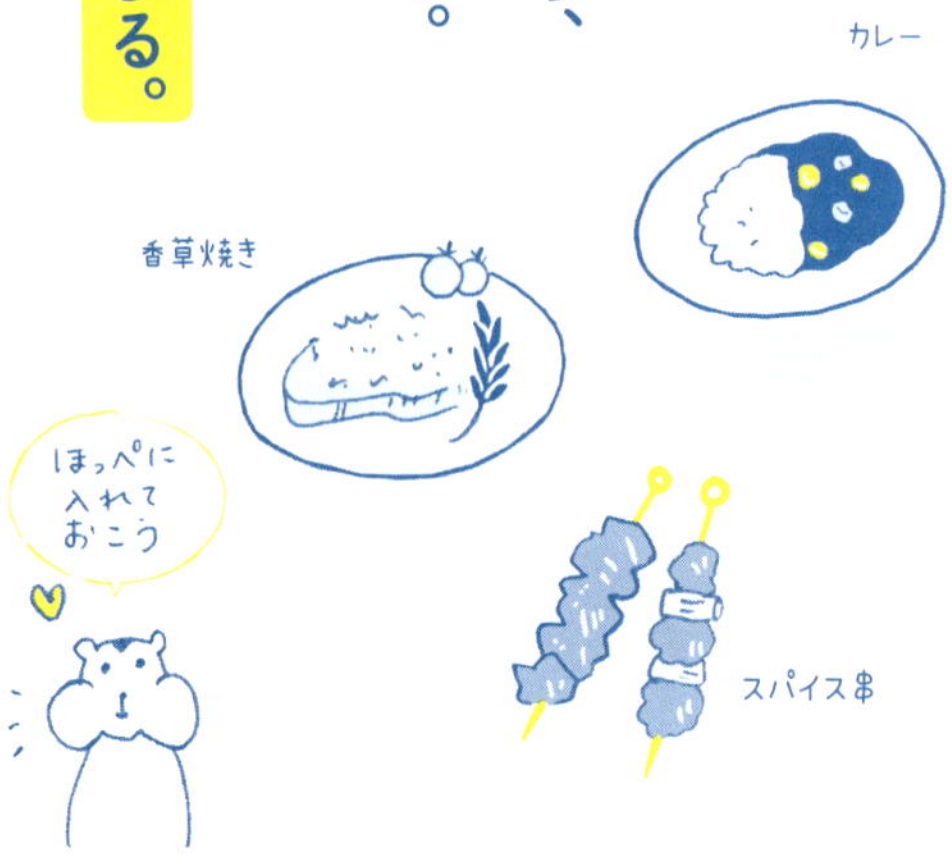
カレー
香草焼き
ほっぺに入れておこう
スパイス串

スパイスの種類と効果

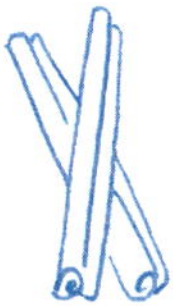

シナモン

中国では桂皮《けいひ》、日本ではニッキと呼ばれる。血管を丈夫にして血流をよくし、インスリンの分泌を促して血糖値をコントロールする働きも。

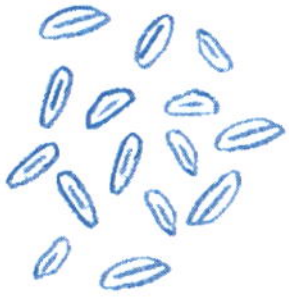

フェンネル

消化を助け、胃腸の働きを整えてくれるハーブ。利尿作用があるので、むくみが気になるときに最適。食欲を抑えてくれる効果もある。

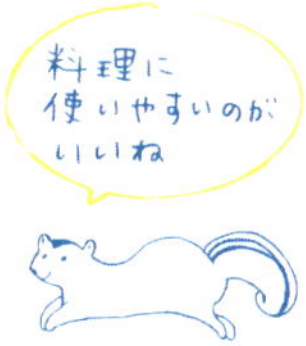

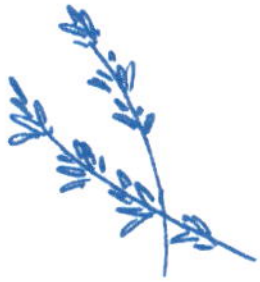

ローズマリー

精神に働きかける効果を持つハーブ。記憶力や集中力を高め、精神を高揚させてくれる。抗酸化作用も高く、細胞の老化防止にも◎。

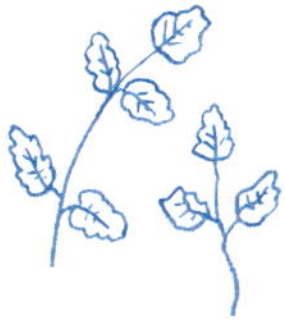

パクチー

デトックス効果や解毒作用があることから、美容に効果的だと言われる。パクチーの種子はコリアンダーで、スパイシーな香りが特徴。

薬としても使われるスパイスの優れた効果

インドの伝統的医学であるアーユルヴェーダにも日本と同じ、「医食同源」という考え方があります。そして、インド料理に使われているさまざまなスパイスには、健康によい効果を発揮するものがいっぱい。中には、漢方薬の材料として使われているものもあるほどです。つまり、スパイスを日常的に食べることで、病気に強いカラダを作ることができるのです。

スパイスは、その豊かな香りも魅力。しょうがやにんにくなど、身近な食材も実はスパイスの一種です。加えるだけで風味だけでなく、健康にもよいなんて素敵。ぜひ、好みに合わせて料理に取り入れてみて。

ネバネバ食材をこまめに食べる

免疫力低下　肌荒れ　胃腸の不調　疲労　風邪　におすすめです

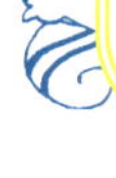

効果 1

納豆の酵素、ナットウキナーゼが**血小板の凝固を防いで**血液サラサラに。

効果 2

胃の壁、目、気管、腸などを潤して、**免疫力アップ。**

効果 3

ネバネバ食材に含まれる成分が、**細胞を活性化**させる。

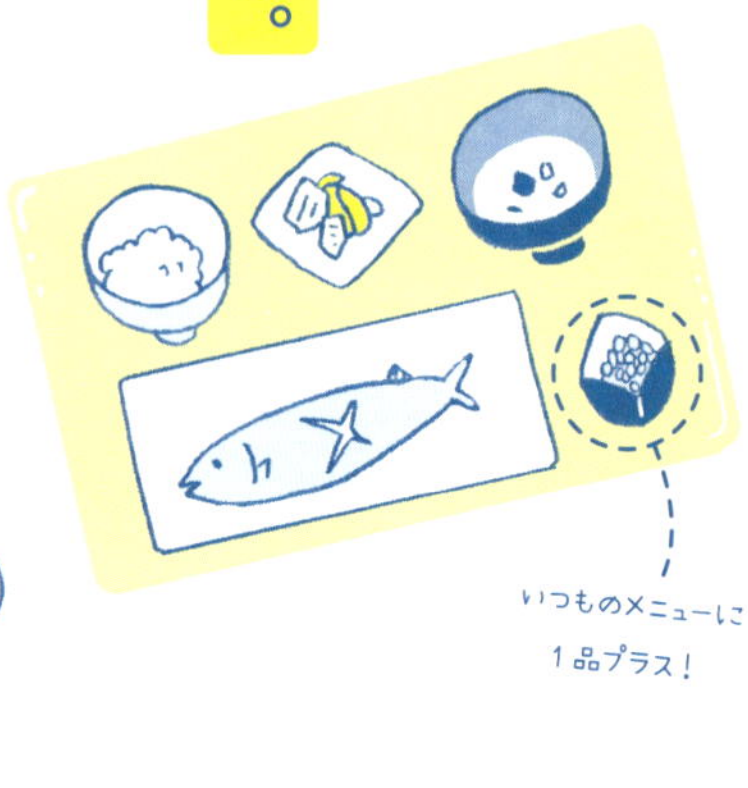
いつものメニューに
1品プラス！

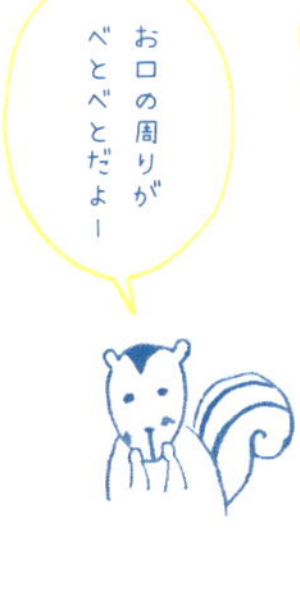
お口の周りが
べとべとだよー

主なネバネバ食品と有効成分

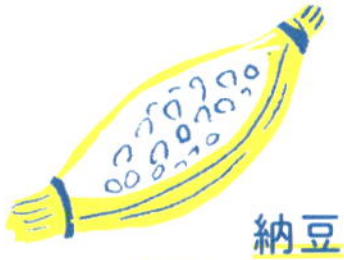

納豆

ナットウキナーゼ

納豆のネバネバ部分に含まれる酵素。血栓を溶かし、血液をサラサラに。近年は認知症にも効果があるとして研究が進められている。

山いも、オクラ

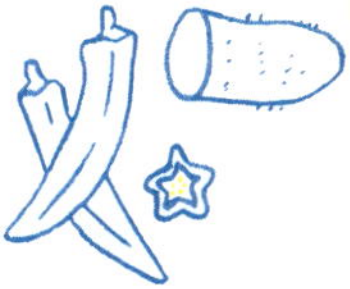

ムチン

野菜に含まれるネバネバ成分の総称。目や胃腸、気管などの粘膜を修復。たんぱく質の吸収、分解を促進して、疲労を回復してくれる。

ペクチン

水溶性食物繊維の代表格。腸の中でゲル化し、善玉菌の増加を助けて便秘を解消。代謝をアップさせ、燃焼しやすいカラダを作る。

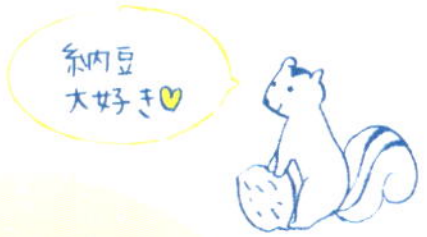

めかぶ、もずく

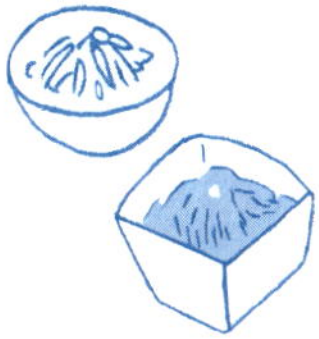

アルギン酸

海藻に含まれる水溶性の食物繊維。コレステロールを低下させ、がん細胞が増殖するのを防ぐ効果がある。海藻以外からは摂取できない。

フコイダン

こんぶやもずくなど褐色の海藻に含まれる水溶性食物繊維。抗がん作用、血圧低下作用などさまざまな効果を持つとして注目されている。

副菜として1品プラス 健康キレイな毎日を

日本の食卓によく並ぶ、納豆や山いも、オクラ、めかぶなどのネバネバ食材。日本人の寿命が長いのは、これらの食べ物を多くとっていたからという説もあるほどです。

有効成分はそれぞれ違いますが、免疫力アップ、血液サラサラなどどれもカラダによいものばかり。どれも切ったり、軽くゆがくだけなど簡単な調理で食べられるので、副菜として1品足してみましょう。

上の表で紹介した5種類のほか、モロヘイヤ、なめこ、レンコンなどもおすすめ。肌荒れが気になるときや、胃腸の調子が悪いときこそ、積極的に食べて早く治してくださいね。

たまねぎスライスは水にさらさない

便秘　冷え　肩コリ　高血圧　免疫力低下

におすすめです

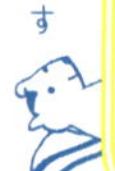

効果 1

たまねぎのニオイ成分アリシンこそが、**最強の血液サラサラ成分。**さらすと抜けてしまうので、そのまま使って。

効果 2

ポリフェノールの一種ケルセチンが、血管を柔らかくして**血液をスムーズ**に流してくれる。

効果 3

水にさらす時間は長くても3分。加熱するときも**切ったあと15分おいてから調理する**と、有効成分が壊れにくい。

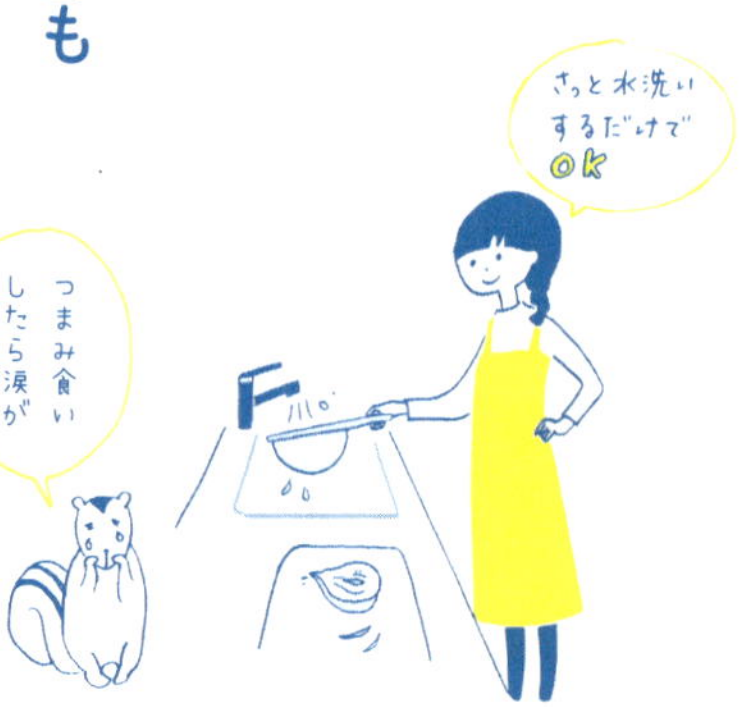
さっと水洗いするだけでOK
つまみ食いしたら涙が

たまねぎの注目成分

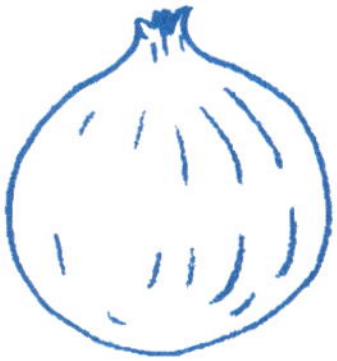

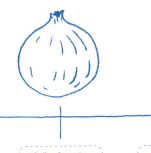

アリシン

独特の辛味成分で、硫化アリルが変化したもの。動脈硬化を予防して、血液をサラサラに。新陳代謝を高めて、病気に強いカラダを作る。

硫化プロピル

生のたまねぎに含まれる辛味成分。ブドウ糖の代謝を促進して、血糖値を下げてくれる。加熱したり空気に触れることで別の物質に変化する。

ケルセチン

たまねぎの皮に多く含まれる抗酸化物質。たまねぎを使うときは、剝いた皮を煮込んで成分を取ってから、皮をすくって捨てるのがおすすめ。

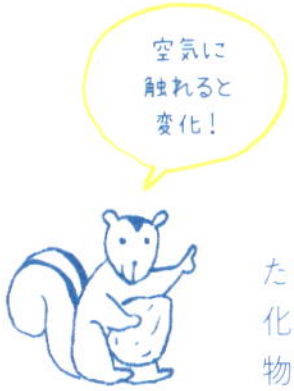

トリスルフィド

たまねぎを空気に触れさせて酸化させるか、軽く炒めるとできる物質。中性脂肪やコレステロールを減少させる効果がある。

セパエン

十分に熱を加えることで生成。トリスルフィドと同様の効果を持つ。たまねぎは長く加熱すると甘くなるため、料理に深みが出る。

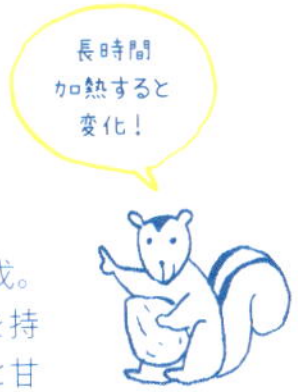

水にさらすとせっかくの成分が流れてしまう

さまざまな料理で大活躍のたまねぎ。生でも、加熱してもおいしい万能野菜です。飴色になるまで炒めて、ペースト状にしてもいいですよね。

近年、そんなたまねぎの健康効果が話題です。たまねぎのニオイ成分である硫化アリルは、体内でアリシンに変化。血栓の予防、免疫力アップなどさまざまな働きをしてくれます。ほかにも、ポリフェノールの一種であるケルセチンや硫化プロピル、オリゴ糖、食物繊維などカラダによい成分がたっぷり。中でも効果が高いとされる硫化プロピルは、水に流されやすいので、カットしたらそのまま料理に使うのがベストです。

間食にビターチョコを食べる

冷え
意欲低下
イライラ
だるさ
集中力低下
におすすめです

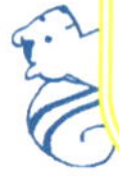

効果 1

カカオ豆のポリフェノールであるフラバノールが、**血管の機能を高め**て動脈硬化を予防。

効果 2

カフェインとテオブロミンが**脳を覚醒。**気分が明るくなるだけでなく、血流もアップ。

効果 3

ビターチョコを週1回以上食べると、**脳がすっきり**して認知機能が高くなる。

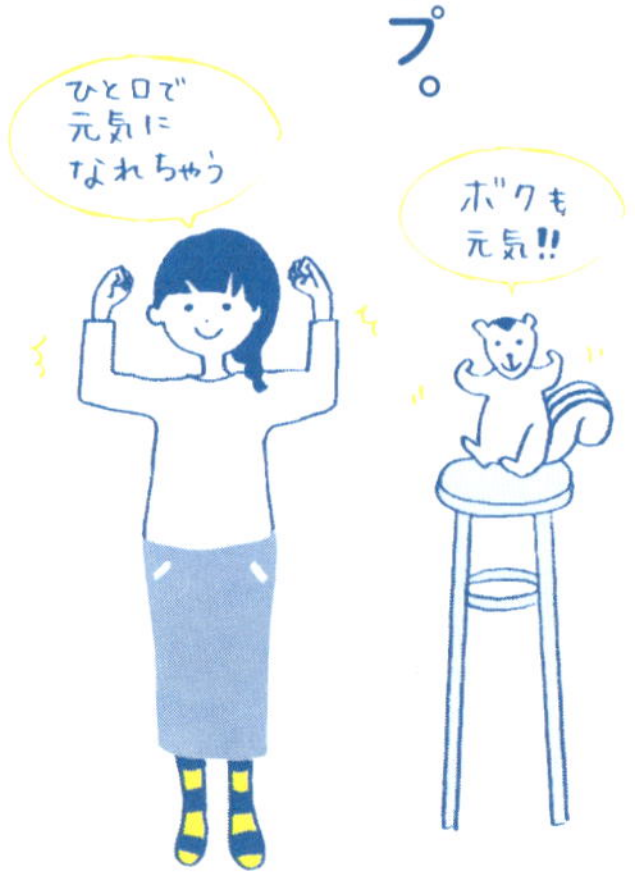

こんなときはチョコを食べよう

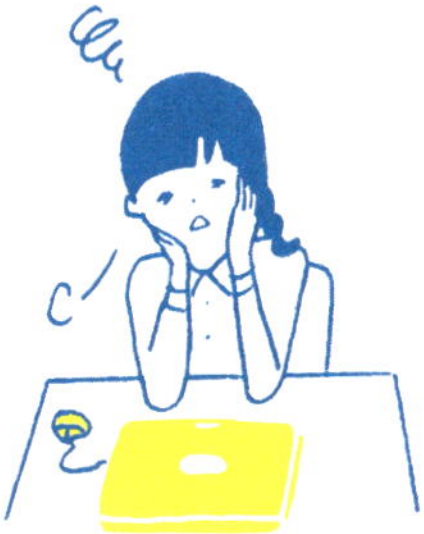

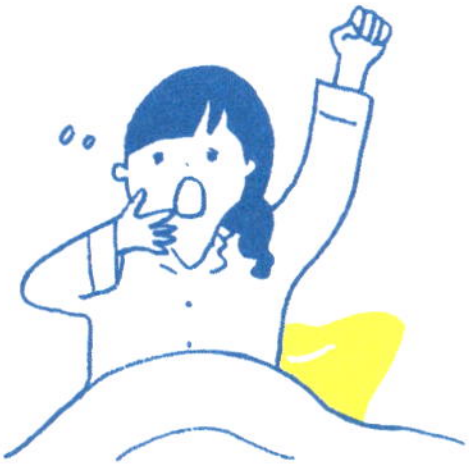

夕方、仕事のやる気が出ないとき

カカオの香り成分が、脳内物質エンドルフィンの分泌を促進。集中力や記憶力を高めてくれるため、仕事の能率もアップする。

起きても疲れが取れていないとき

ビターチョコに含まれる覚醒物質テオブロミンの効果で、気持ちがすっきり。血管を拡張して、脳への血液量を増やして覚醒させてくれる。

風邪をひいたとき

カカオに含まれるポリフェノールと亜鉛が免疫力を向上。咳や炎症、痛みなどを鎮めてくれる。また、カカオマスにもカラダを温める効果が。

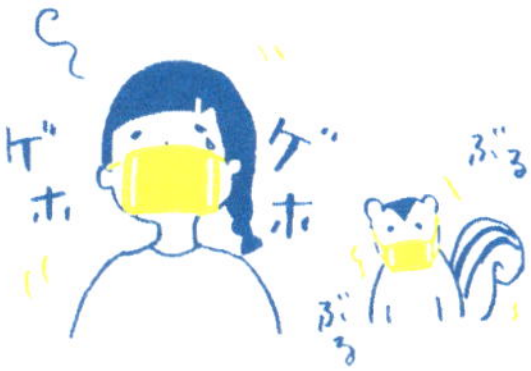

チョコレートで血流アップ 脳が喜んで元気になる！

チョコレートの原料であるカカオ豆には、フラバノールというポリフェノールが含まれています。フラバノールは高い抗酸化力で血栓を予防したり、血流を増やす働きがあるほか、脳を覚醒させて作業能率をアップ。覚醒作用のあるカフェインやテオブロミンと相互に作用することで、さらに強力になります。

カカオ含有量が高く糖分の低いものを

ミルクチョコレートだと糖分が多すぎるので、必ずカカオ成分が多いビターチョコレートもしくはダークチョコレートを選んでくださいね。

第3章

揉んで押して血流を増やす養生法

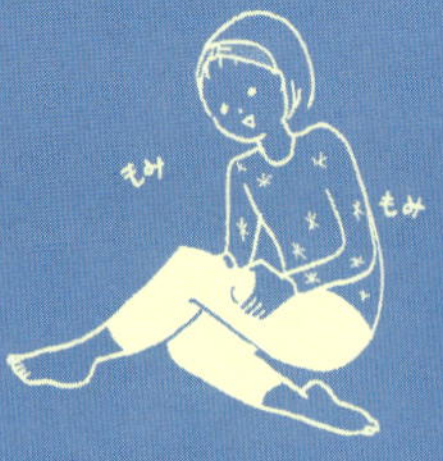

※ P.112 ～ 150 で紹介するツボ押しやエクササイズをする際は、無理をせずできる範囲で行いましょう。痛みや手足がつるなどの症状が出たらすぐに中止し、様子を見ながら行ってください。

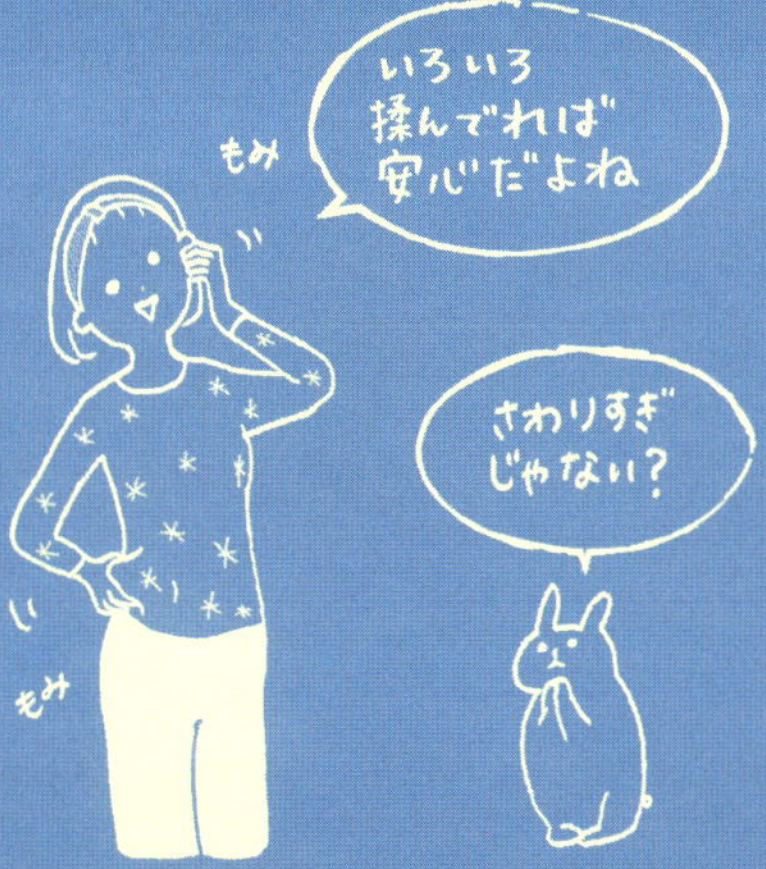
もみ
いろいろ
揉んでれば
安心だよね
さわりすぎ
じゃない？
もみ

肩コリや腰の痛みを素早く取るには、
溜まっている血流を流すのが一番！
でも、間違ったマッサージでは効果が
出ないばかりか、ただ疲れてしまうことも。
そこで、ツボやリンパの流れを意識した
さまざまなマッサージ方法を伝授します。
コリや痛み、疲れを取りながら
スリムなカラダになれちゃうかも♪

お腹を温めて末端の冷えを解消する

冷え
むくみ
胃腸の不調
生理痛
腰痛
におすすめです

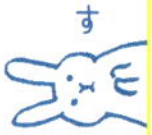

効果 1

体温に深く関わるお腹に軽い刺激を与えることで、**血流がよくなり**カラダがぽかぽかに。

効果 2

おへそから指４本分下あたりをカイロなどで温めると、**つらい生理痛も軽減。**

効果 3

お腹には消化器などの**内臓機能を整える**ツボがいっぱい。温め＆マッサージで刺激しよう。

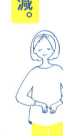

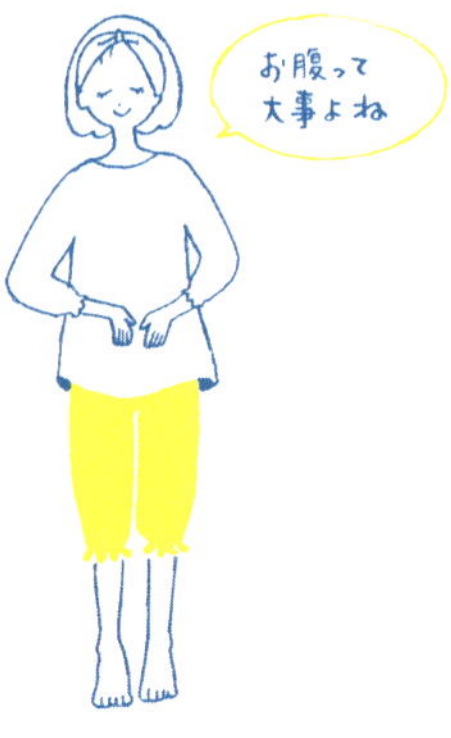
お腹って大事よね

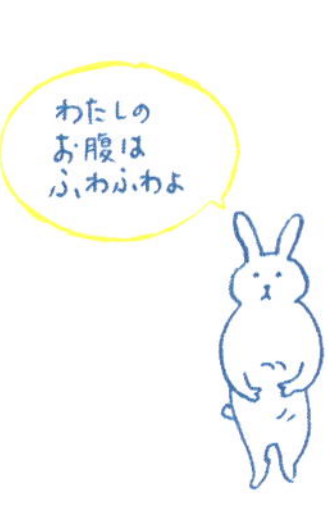
わたしのお腹はふわふわよ

代表的なお腹のツボ

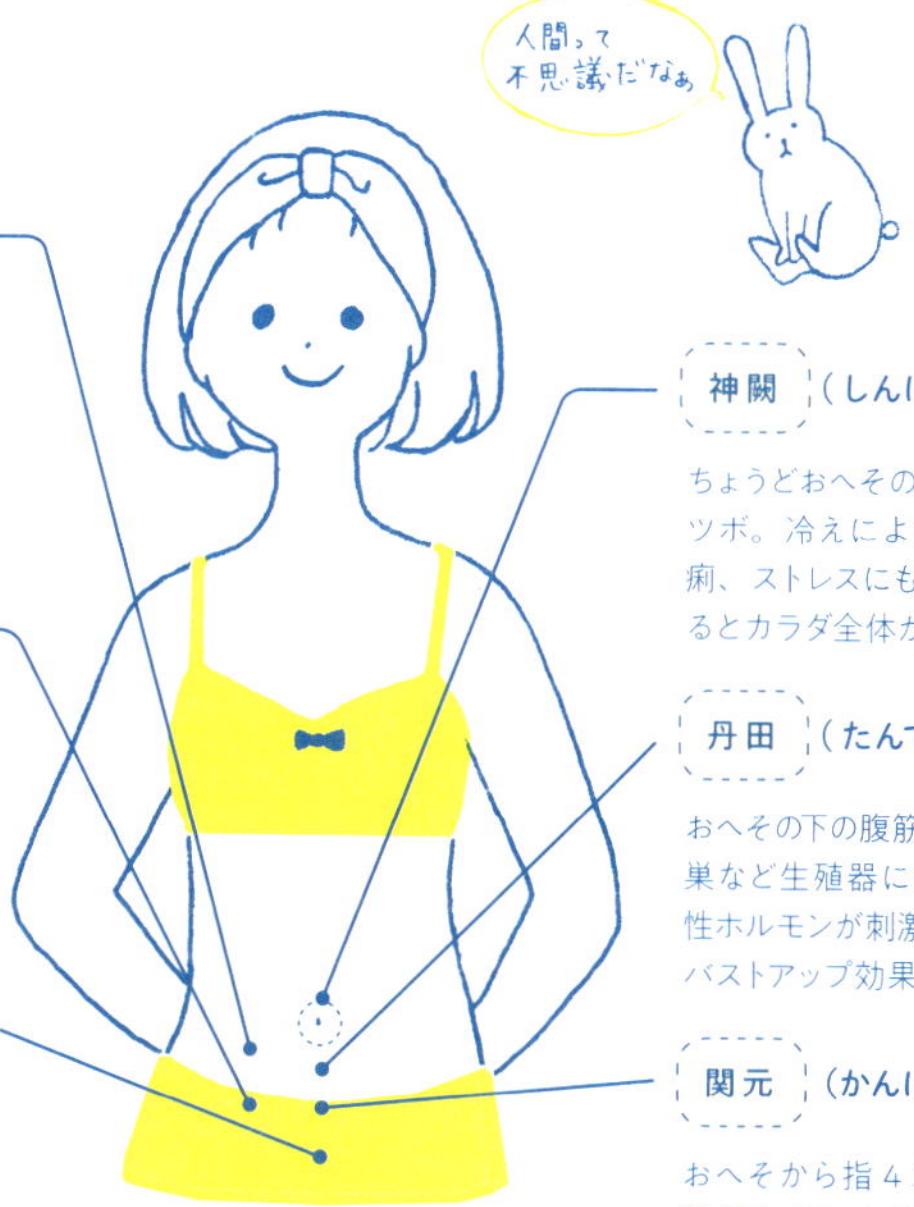

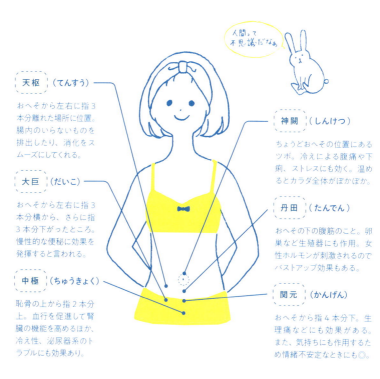

天枢（てんすう）

おへそから左右に指3本分離れた場所に位置。腸内のいらないものを排出したり、消化をスムーズにしてくれる。

大巨（だいこ）

おへそから左右に指3本分横から、さらに指3本分下がったところ。慢性的な便秘に効果を発揮すると言われる。

中極（ちゅうきょく）

恥骨の上から指2本分上。血行を促進して腎臓の機能を高めるほか、冷え性、泌尿器系のトラブルにも効果あり。

神闕（しんけつ）

ちょうどおへその位置にあるツボ。冷えによる腹痛や下痢、ストレスにも効く。温めるとカラダ全体がぽかぽか。

丹田（たんでん）

おへその下の腹筋のこと。卵巣など生殖器にも作用。女性ホルモンが刺激されるのでバストアップ効果もある。

関元（かんげん）

おへそから指4本分下。生理痛などにも効果がある。また、気持ちにも作用するため情緒不安定なときにも◎。

ツボを押すだけで不調から解放される

お腹には、カラダの調子を整えるツボが集まっています。ツボ押しというと、場所や強さなど難しく感じてしまいますが、「おへそを中心に指何本分」と数えるとわかりやすくなります。上の図を参考にして、気持ちよい程度に押してみましょう。

お腹を温めると効率的にカラダが温まる

カラダの血液の半分は、なんとお腹に集まっています。つまりお腹を温めると、温かい血が隅々まで巡って体中を温めてくれるのです。ツボがわからないときは、カイロなどでただ温めるだけでも効果があるんですよ。

丹田 (たんでん)

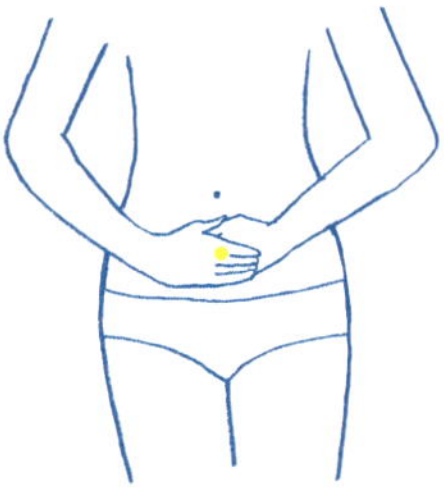

押し方　親指以外の指を重ねるようにツボの上におき、息を吐きながらゆっくりと押す。3秒ほどかけて押し、また3秒かけて離す。

効果　女性ホルモンのバランスを整えることで、バストアップや生理不順にも効果あり。ただそこにあると意識するだけでも変わる。

神闕 (しんけつ)

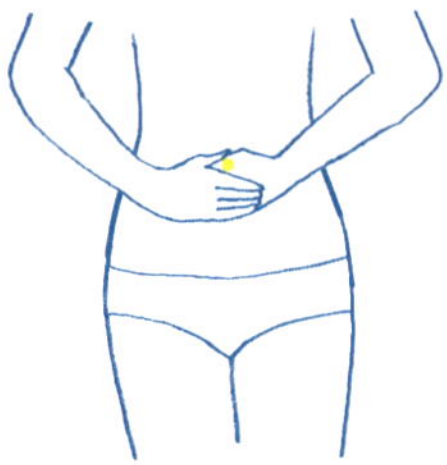

押し方　ツボの上に両手を重ねておく。呼吸によってお腹がへこむのに合わせて、軽く押さえながらほぐすようにマッサージしよう。

効果　ストレスやカラダの疲れを感じているときに押すと、全体が温まって不調が改善。押さずにただ温めるだけでも効果がある。

天枢 (てんすう)

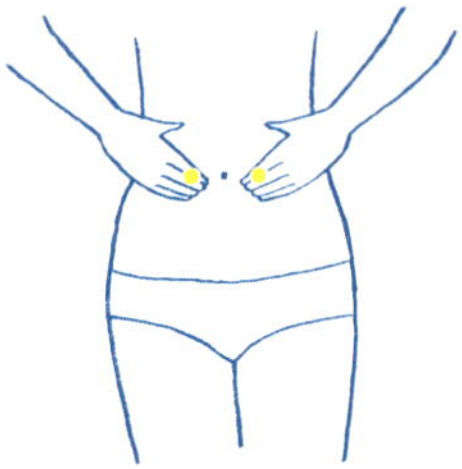

押し方　中指の先をツボの上にのせ、息を吐きながら押す。奥まで入ったら、そのまま5秒ほどキープし、ゆっくり離す。

効果　腸の働きを整えて消化をスムーズにしてくれる。また、内臓全般を活性化するので、下痢、便秘などにも効果的。

関元 (かんげん)

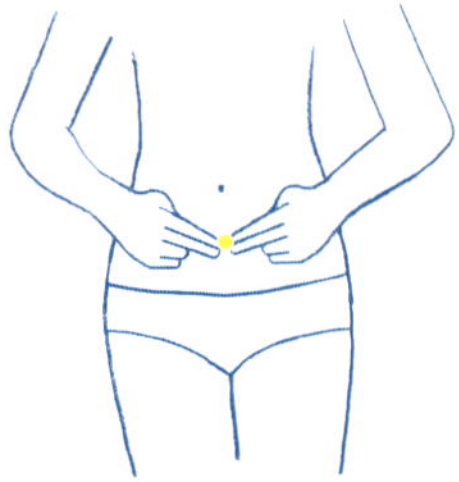

押し方　両手の人差し指と中指を重ねて、ツボの上におく。息をゆっくり吐きながら、力を入れる。ピンポイントに刺激するのがコツ。

効果　生理痛や、PMSなどで乱れた気持ちを安定。痛みがきてから押すのではなく、普段からマッサージしていると予防になる。

中極（ちゅうきょく）

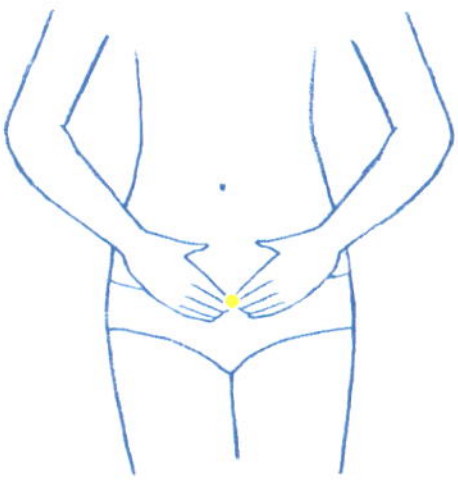

押し方　手のひらをツボの周辺に添え、骨盤に向かって持ち上げるように押す。周りを軽くさすりあげるだけでも効果を発揮する。

効果　下腹部の冷えを取り、泌尿器系の調子を整える。膀胱炎や頻尿が気になるときに押すと◎。つらい生理痛にも効果的。

大巨（だいこ）

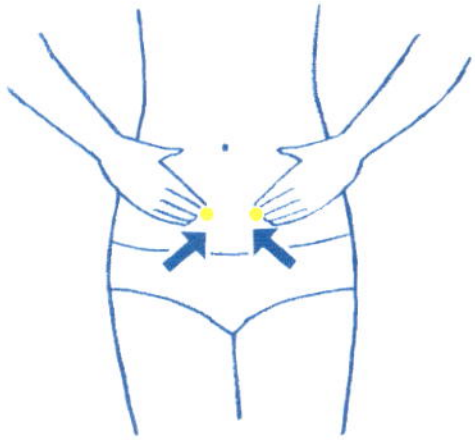

押し方　中指をツボに当ててほかの指を添え、カラダの中心に向かって押す。慢性的な便秘の人は、硬くなっていることが多い。

効果　腸の運動を促進して、慢性的な便秘や下痢、腹痛を解消。消化器全般に働きかけて、健康な状態に保ってくれる。

カイロを貼る

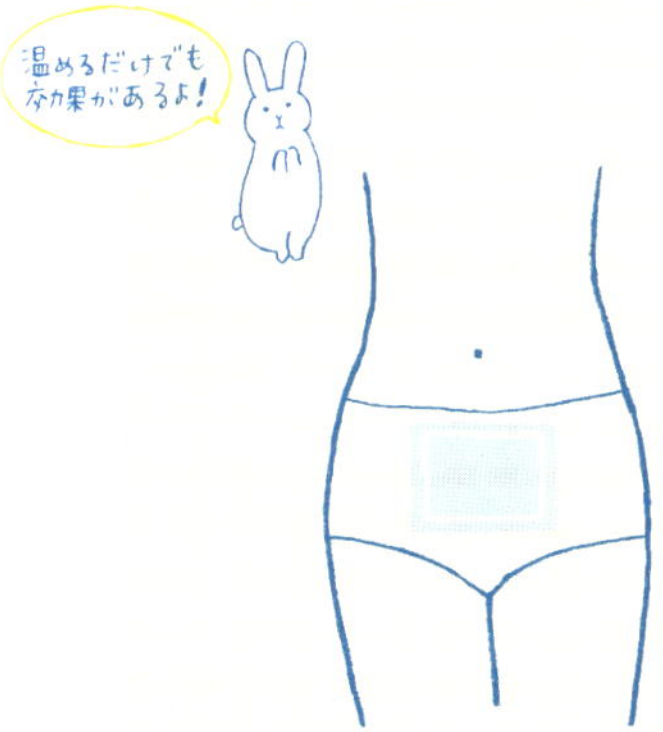

おへその5cm下を触ってみると、冷たくなっている人も多いはず。そんな人はカイロを貼ってみて。不思議と気持ちも安定する。

お腹こすり

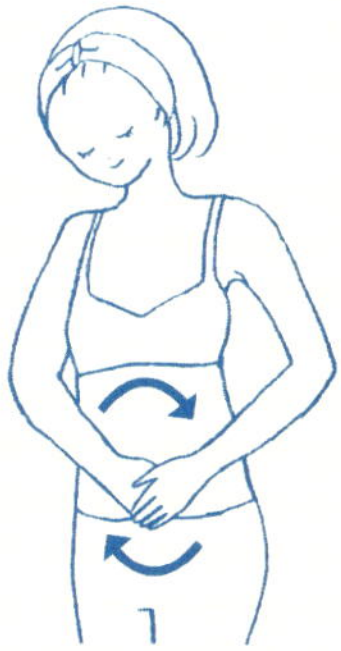

手のひらを重ね、おへその周りをぐるぐると時計まわりに軽くこする。腸を温める効果により、数分でカラダが温まってくるはず。

洗顔後は血行マッサージでむくみを取る

むくみ
冷え
目のクマ
肌荒れ
首コリ
におすすめです

効果
1

滞っているリンパを押し流すことで、**新陳代謝が活発**になる。

効果
2

血液とリンパの流れをマッサージで促進すると、血流がよくなり**むくみが解消**される。

効果
3

乳液やクリームを塗るときに行うと、**すべりがよくなってモチモチに。**

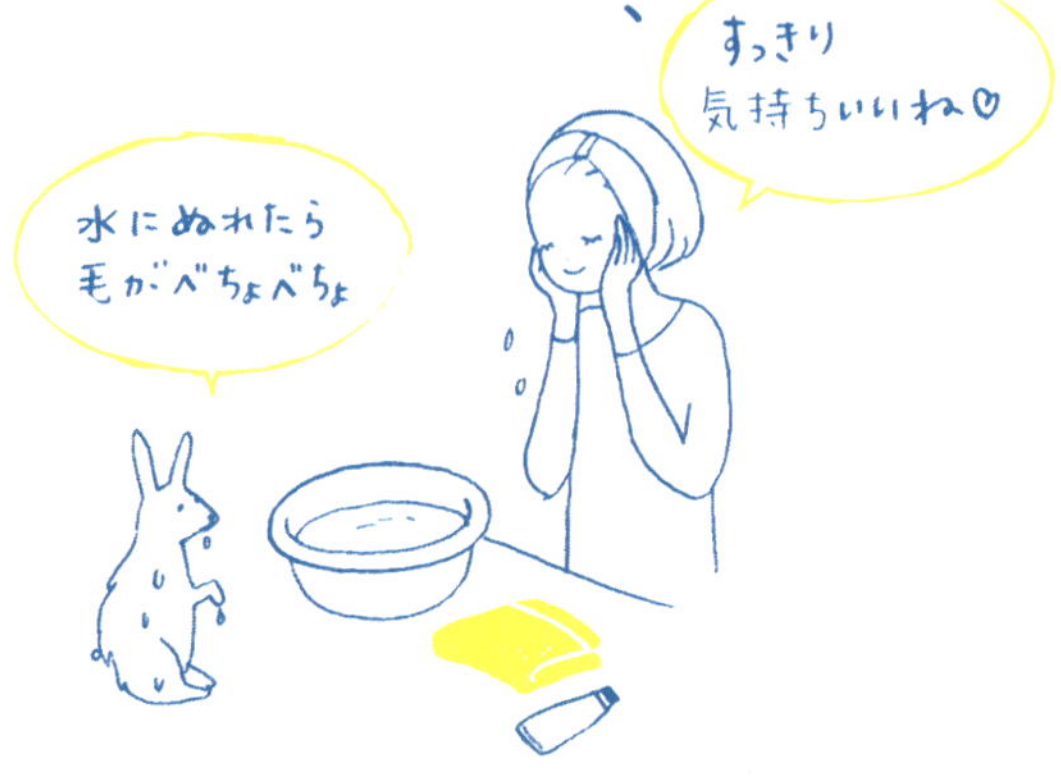
すっきり
気持ちいいね♡
水にぬれたら
毛がべちょべちょ

簡単フェイスマッサージ

1

ほお骨の下に指先を添え、耳に向かって流す。優しく、抑えるようになでていく。

2

あごの先に指先を添え、耳のほうへ流す。こちらも優しく、抑えるように流して。

3

指先を目頭に当て、小鼻の横に向かって流すように押さえる。肌をこすってしまわないよう柔らかく。

4

手を軽くにぎり、人差し指から小指の第1関節をおでこに当て、髪の生え際に向かって流す。

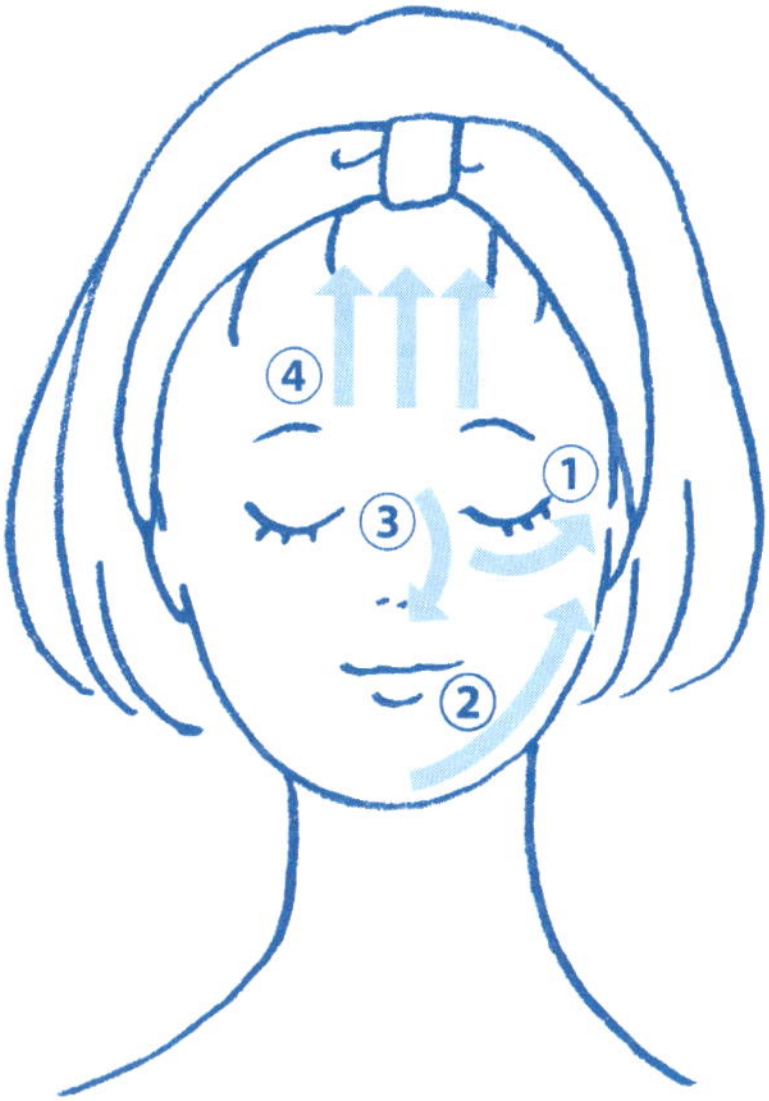

洗顔&ケアのついでにマッサージを取り入れて

顔を洗うときと、洗ったあとはマッサージのチャンス。洗うときは、洗顔料やメイク落としですべらせるように触ってあげましょう。また、洗顔後は化粧水をつけたあと、クリームなどで仕上げをするついでに行うと、無理なく続けられそう。

オイルを使えばさらに効果アップ

時間に余裕のあるときは、5分でもいいのでマッサージの時間を取ってみて。オイルを使えばすべりもよくなって、肌への負担も少なくなります。お肌がモチモチに仕上がりますよ。

目的別マッサージ方法

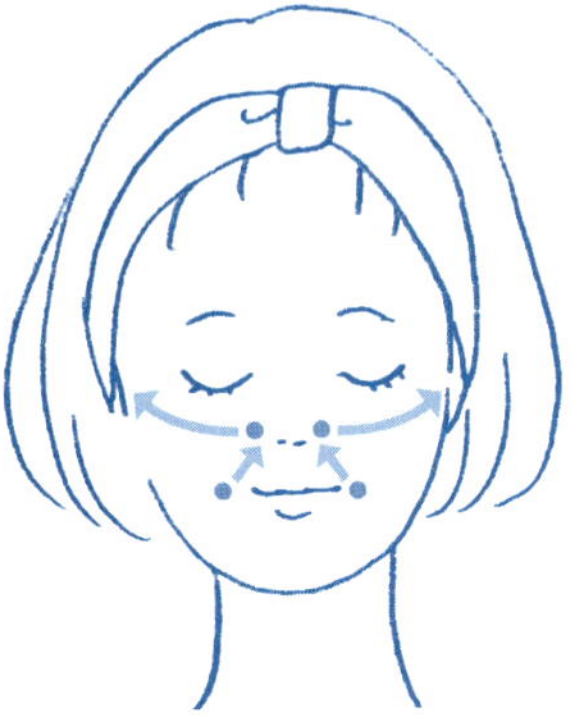

ほうれい線

指の腹を口先に当て、 ほうれい線に沿って小鼻の横まで流す。 ほお骨のラインに沿って、 持ち上げるように軽く押しながら耳へ。

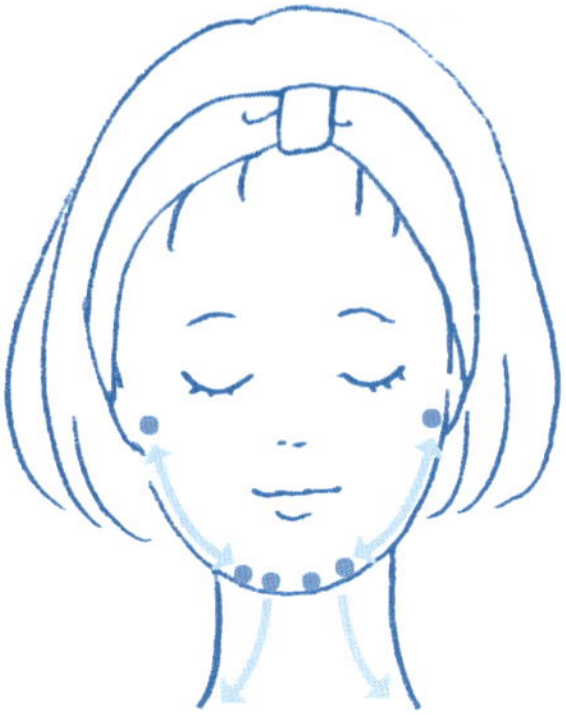

フェイスライン

あご下に指先を当て、 指の腹を使って耳のつけ根まで流す。 今度はあご下まで戻り、 鎖骨の上まで流すようにマッサージする。

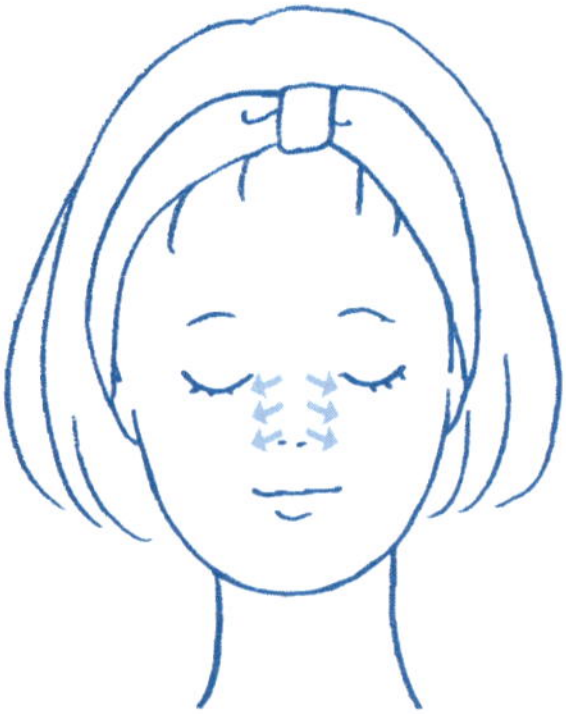

鼻周りの老廃物

鼻筋から、 鼻の横に向かって流す。 最初に小鼻あたり、 次にその上、 そして目の下というように、 下から少しずつ上がっていこう。

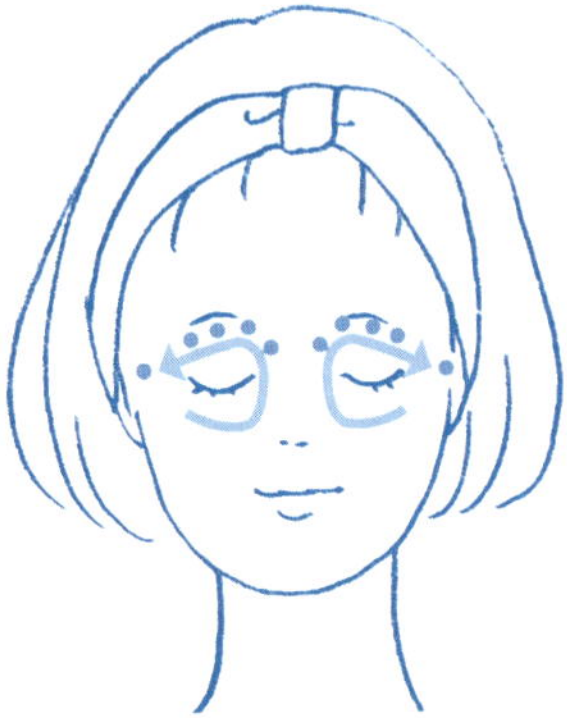

目の周りのシワ

目尻に指先を当て、 涙袋から眉間に軽く流す。 そのまま眉上へ。 少し強めに押しながら外側へ動かし、 最後はこめかみを押す。

おすすめマッサージアイテム

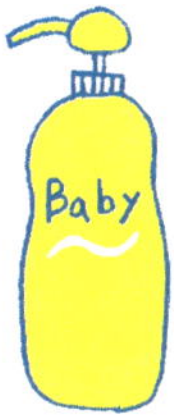
Baby

ベビーオイル

敏感な赤ちゃんの肌にも使えるオイル。肌への刺激が少なく、安全な成分で作られている上、保湿力も高い。メイク落としにも使える。

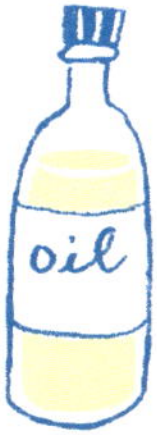
oil

マッサージオイル

マッサージのための専用オイル。肌に優しくて、のびがよく、しっとりと保湿してくれる。香りもよいので、リラックス効果も。

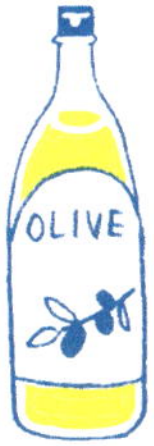
OLIVE

オリーブオイル

特別なオイルを準備せずとも、家にあるオリーブオイルで十分。食べても体にいいということは、お肌にもよいということの証明！

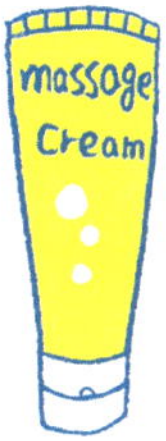
massage
Cream

マッサージクリーム

水分と油分がバランスよく含まれている専用のクリーム。潤い成分や引き締め効果のあるものなど、美容クリームの要素もあり。

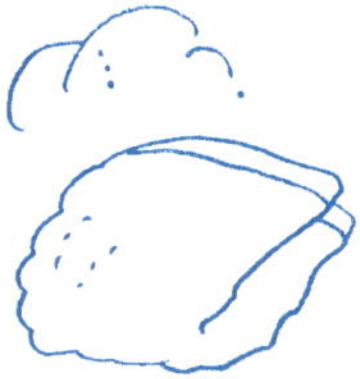

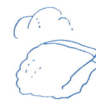

蒸しタオル

タオルに水分を含ませて、レンジで加熱すると簡単に作れる。水分が多いほうがふかふかになるので、タオルを絞るときは軽めに。

（P.43参照）

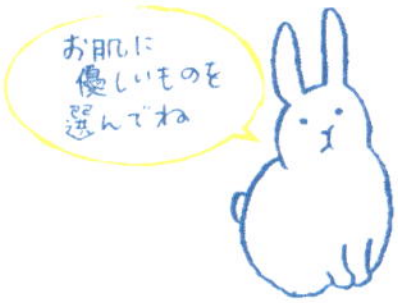
お肌に
優しいものを
選んでね

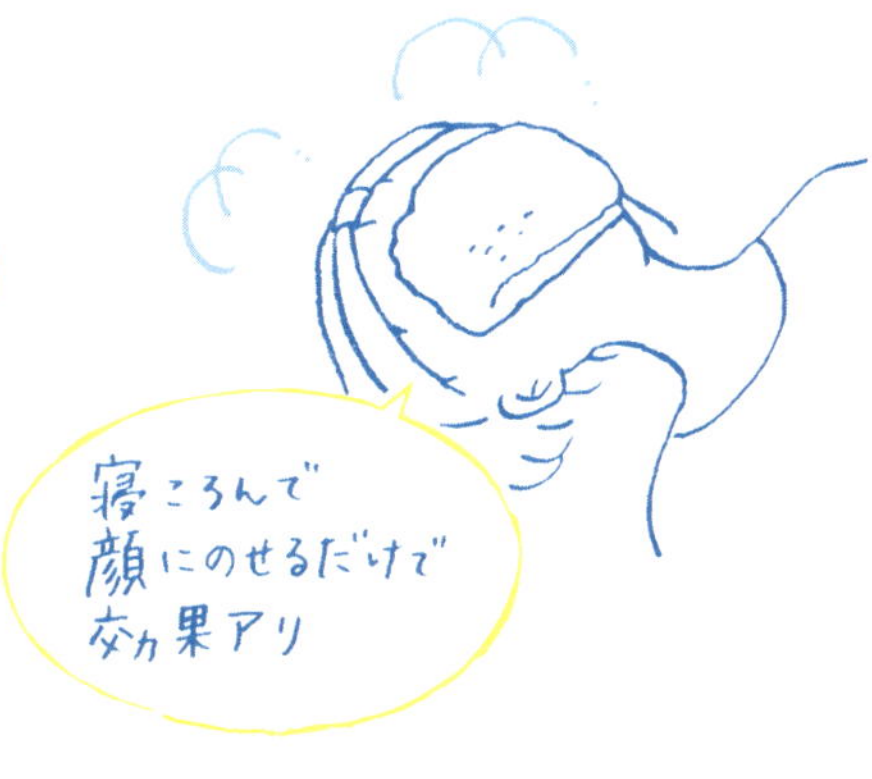
寝ころんで
顔にのせるだけで
効果アリ

腸のツボを押す

胃腸の不調　ストレス　冷え　便秘　むくみ　におすすめです

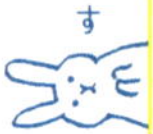

効果 **1**

お腹の調子が気になるときは、ツボを押すだけで**腸の動きが正常化。**手や足にも腸のツボがあるので、気軽にトライ。

効果 **2**

押しながらゆっくり息を吐き、離すときに吸う。自然と深い呼吸に導かれ、滞っていた血流がよくなり**心からリラックスできる。**

効果 **3**

ツボがよくわからない人は、**お腹のつかみやすい部分を優しく揉みほぐすだけ**でも効果がある。

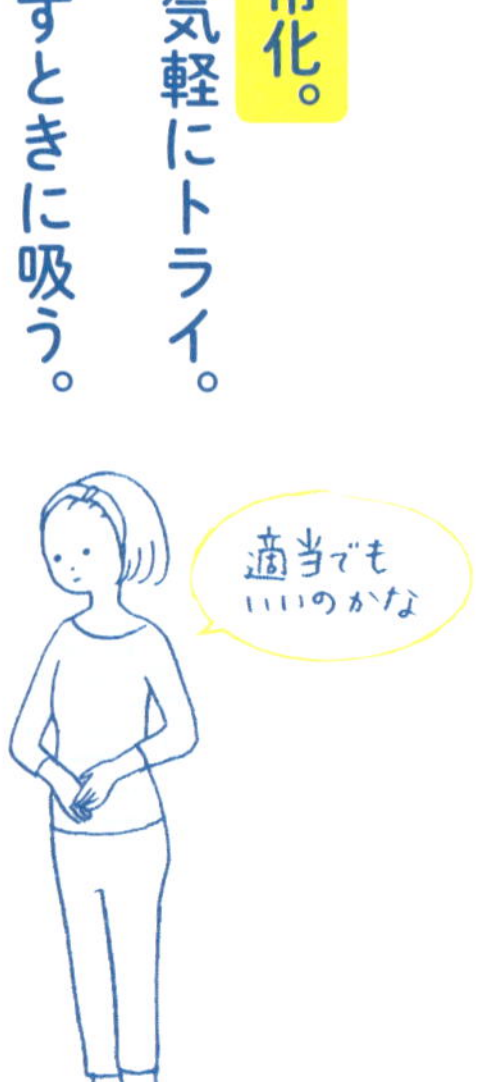

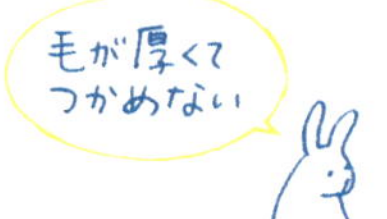

お腹近くのツボを直接刺激

大腸兪（だいちょうゆ）

背骨と骨盤が交わる部分にあるツボ。背骨に沿って指を当て、上から探っていこう。骨盤と交わる部分がわかったら、そこが大腸兪。

押し方 仰向けになり、こぶしを握って背中に当てる。ひざを曲げて足を立て、左右に動かすと、自分の重みを利用してちょうどいい加減で押すことができる。

効果 大腸に働きかけ、正常な動きに戻してくれるツボ。便秘や下痢などの不調を整えるほか、座骨神経痛や腰痛にも効果を発揮。

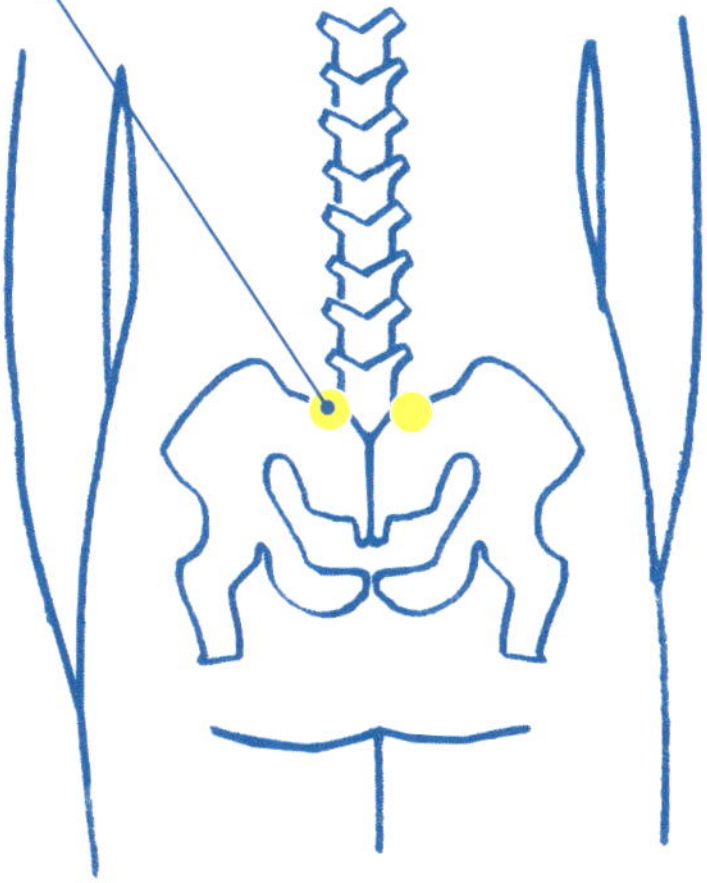

大巨 便秘の解消

天枢 消化の促進

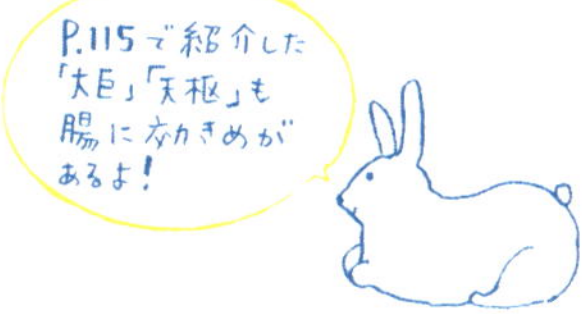
P.115で紹介した「大巨」「天枢」も腸に効きめがあるよ!

胃腸の調子が悪いときは手軽な刺激で働きをサポート

腸は単なる消化器官ではありません。食べ物を分解、吸収するほか、不要な老廃物や毒素を排出して健康なカラダに保ってくれるのです。また、体内の免疫細胞のほとんどは腸に集まっています。つまり、腸を正常に機能させることが、病気に強いカラダを作るカギなのです。

腸の働きが悪いとカラダのどこかに不調が現れたり、倦怠感を感じることが多くなります。そんなときは、腸に効くツボを押してみて。お腹や腰など腸の近くだけでなく、手足にも腸のツボがあるので、気軽に行えます。腸自体を刺激しても効果が出るので、お腹を優しくもみほぐしてみるのもおすすめです。

手にある腸のツボを押す

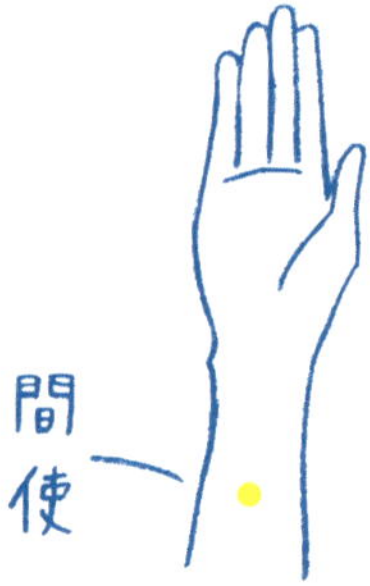

間使（かんし）

押し方　手首の内側の中央部分にあるツボ。手首から指５本分ひじのほうに寄せたあたり。親指を使ってやや痛みを感じるくらい強めに押す。

効果　特に便秘に効果的。トイレでなかなか出ないときは、いきみながら押すとよい。胃の痛みや生理痛などを和らげる効果もあり。

温溜（おんる）

押し方　ひじを曲げたときにできるシワと、手首のシワの間に位置。中心に親指を当て、腕全体をつかむように強めに握って力を加える。

効果　ストレスによって発生する下痢や、胃腸の不調に効果を発揮する。あがり症や不安が多い人は、このツボを押すと気持ちが穏やかに。

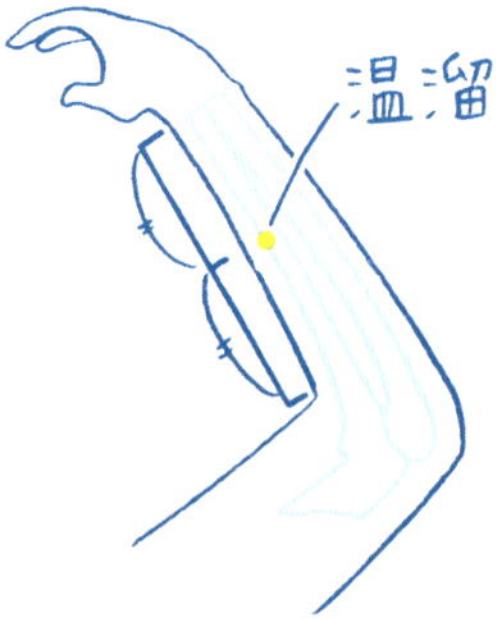

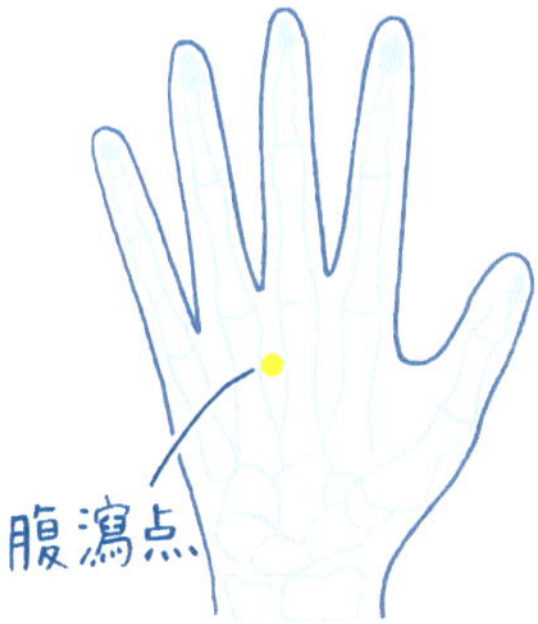

腹瀉点（ふくしゃてん）

押し方　手の甲側。中指と薬指の骨が交わる部分にあるくぼみの少し上。親指をツボに当て、反対側に人差し指をまわして挟むように押す。

効果　別名、下痢点と呼ばれるほど即効性のあるツボ。電車などすぐにトイレに行けない状況で、急に痛みを感じたときなどに役立つ。

足にある腸のツボを押す

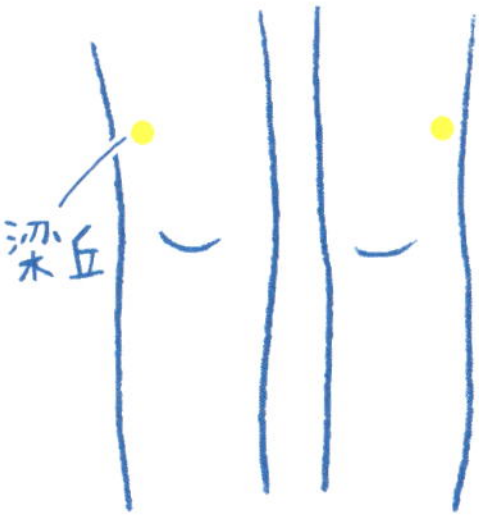

梁丘（りょうきゅう）

押し方　ひざのお皿の外側から、指3本分ほど上にある。こぶしを作り、人差し指の第2関節を使って上下にこする。椅子に座った状態で押すとよい。

効果　腸の動きを改善して、水分をきちんと吸収できるようにしてくれる。食べすぎや飲みすぎによる下痢や便秘などの症状を緩和。

裏内庭（うらないてい）

押し方　足の裏の人差し指のつけ根に位置。急にお腹を下してしまったときに押すのがおすすめ。人差し指もしくは親指の先を使って押す。

効果　食あたりによる不調に効果を発揮。二日酔いやつわりなどの吐き気を緩和し、体調を整えてくれる。お灸などで温めるのもおすすめ。

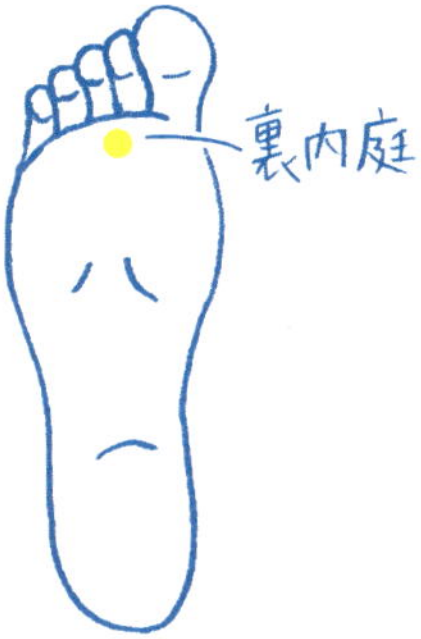

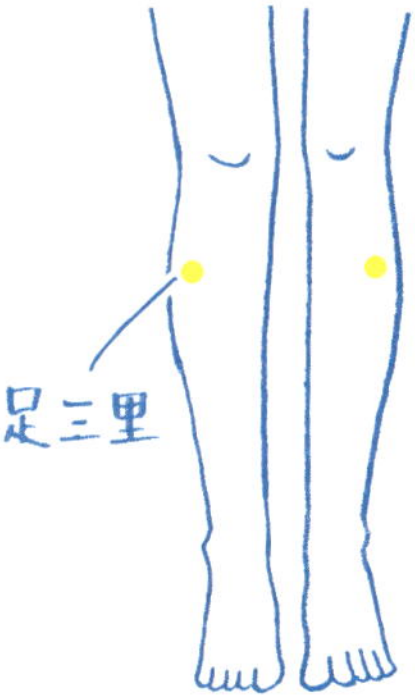

足三里（あしさんり）

押し方　ひざのお皿のすぐ下にある、一番くぼんでいる部分。中指や親指を使って、骨を外側から押すようにぐっと力を入れてみよう。

効果　胃腸の不調を整え、むくみを取ってくれる。カラダ全体の自己治癒力をアップする効果も。また、足自体の疲れにも効き目がある。

耳周りを押して頭をリセットする

肩コリ　頭痛　疲れ目　意欲低下　集中力低下　におすすめです

効果 **1**

耳周りを押したときに「痛い」と感じたら血行がよくない証拠。**優しくほぐして。**

効果 **2**

耳の前と耳の後ろを、**気持ちよいと感じる程度の力で5回押す**だけだからいつでもできる。

効果 **3**

肩コリが気になるときは、耳全体を手で軽くつかんで動かそう。**血行がよくなり、コリがほぐれる。**

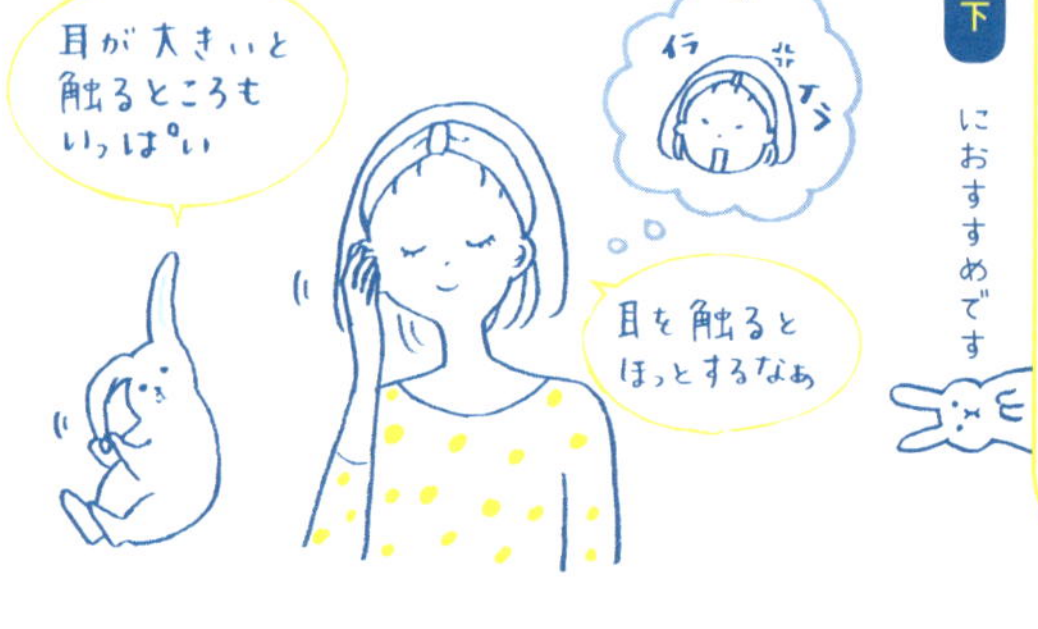
耳が大きいと触るところもいっぱい
耳を触るとほっとするなぁ

頭がすっきりする耳のツボ

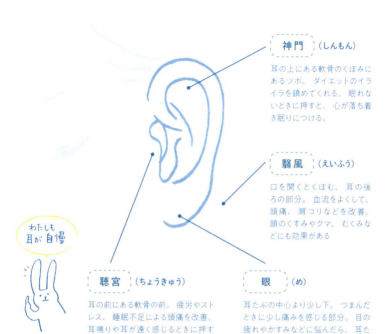

神門（しんもん）

耳の上にある軟骨のくぼみにあるツボ。ダイエットのイライラを鎮めてくれる。眠れないときに押すと、心が落ち着き眠りにつける。

翳風（えいふう）

口を開くとくぼむ、耳の後ろの部分。血流をよくして、頭痛、肩コリなどを改善。顔のくすみやクマ、むくみなどにも効果がある

聴宮（ちょうきゅう）

耳の前にある軟骨の前。疲労やストレス、睡眠不足による頭痛を改善。耳鳴りや耳が遠く感じるときに押すと症状を和らげてくれる。

眼（め）

耳たぶの中心より少し下。つまんだときに少し痛みを感じる部分。目の疲れやかすみなどに悩んだら、耳たぶを挟んでマッサージ。

血行を促進すると同時にツボを刺激してすっきり！

心細いときに、なぜか耳を触ってしまうという人がいます。それは単なるクセではなく、深い意味が込められていました。

耳には、カラダや心に影響を与えるツボがたくさんあります。上の図で代表的なものをご紹介していますので、気になる症状があったら30秒ほど強めに押してみましょう。時間があるときは、全体が刺激できる耳のマッサージを試してみて。

耳はお腹にいる赤ちゃん、と思うとイメージがしやすいです（P.127参照）。赤ちゃんのパーツの位置と、効果が現れるところがリンクしているんですね。赤ちゃんに触れるときのように、優しくいたわってください。

簡単耳マッサージ

1

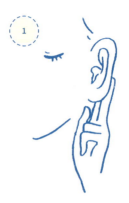

耳たぶの後ろを押す

人差し指と中指の2本を耳たぶの後ろのくぼみ部分（翳風のツボ）に当て、軽く6回押す。

2

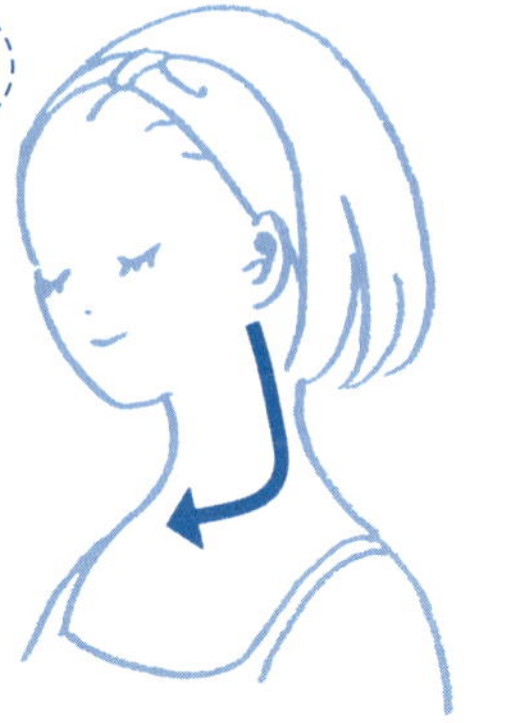

耳の後ろから鎖骨へリンパを流す

❶で押した部分から鎖骨を、手のひらでなでおろす。左右同時に6回行い、リンパを流す。

3

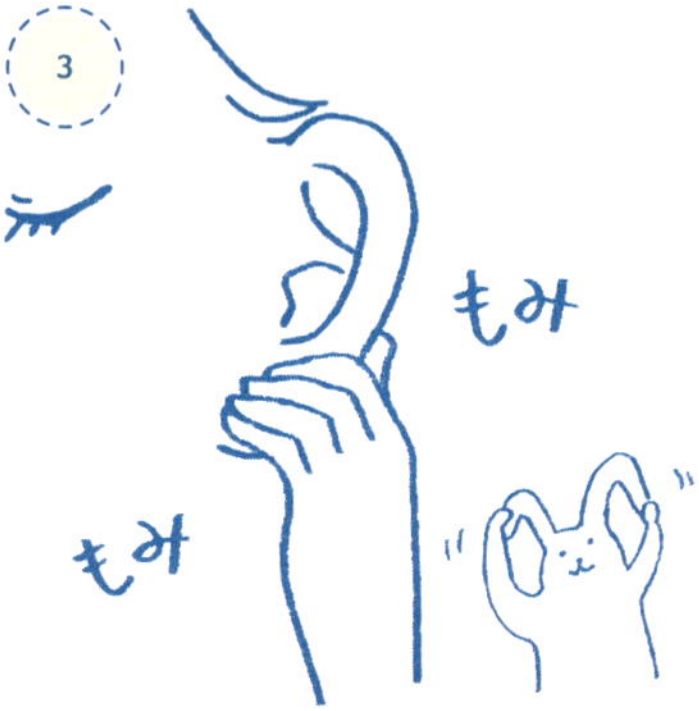

耳たぶをもみほぐす

眼のツボを中心に、耳たぶ全体をもみほぐす。軽く6回ほど引っ張りながらほぐそう。

4

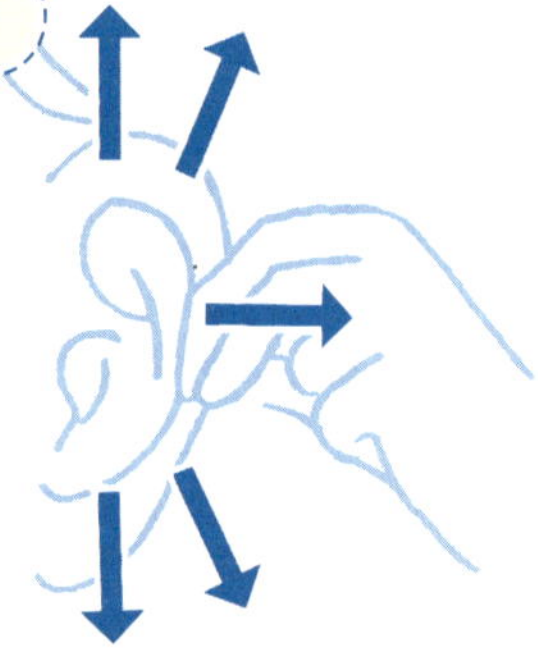

耳を外側に引っ張る

耳を指先でつまんで、外側に軽く引っ張る。位置を変えながら、全体に刺激を与えて。

5

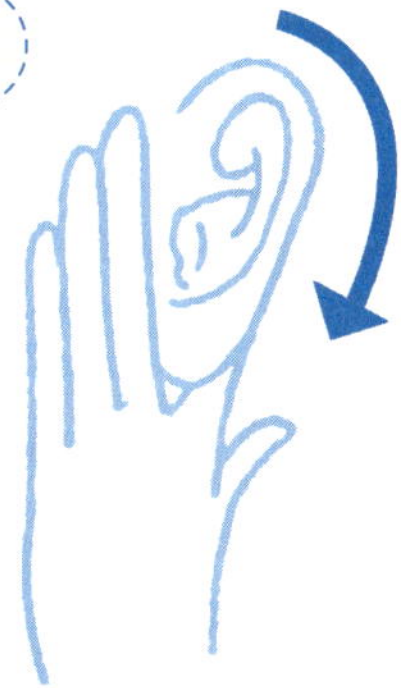

耳を指で挟んでストレッチ

中指と人差し指の間に耳を挟み、後ろ向きに円を描くように動かす。こちらも6回。

6

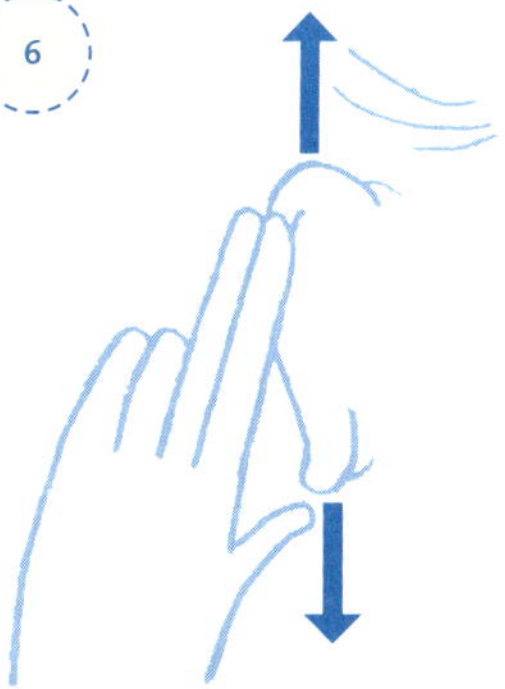

耳を前にたたんで上下に動かす

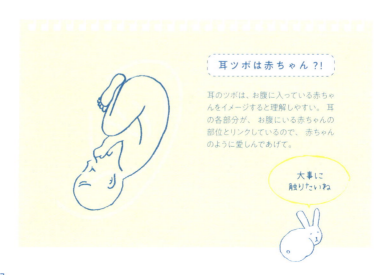

耳を前に倒してたたみ、6回ほど上下に動かす。耳が温かくなってきたら、それでOK。

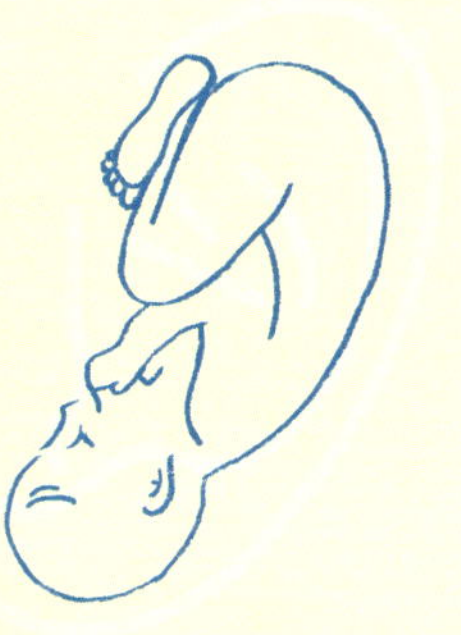

耳ツボは赤ちゃん?!

耳のツボは、お腹に入っている赤ちゃんをイメージすると理解しやすい。耳の各部分が、お腹にいる赤ちゃんの部位とリンクしているので、赤ちゃんのように愛しんであげて。

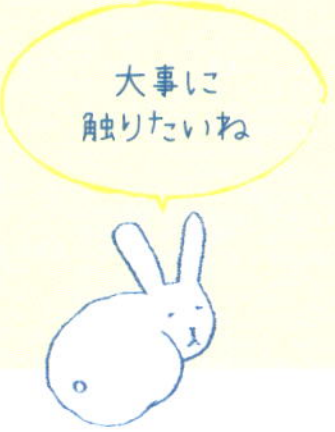

ストレスを感じたら手のツボを押す

ストレス　不安　緊張　不眠　疲労
におすすめです

効果 1

手にはイライラしたときに効くツボがいっぱい。さりげなく押せるから、仕事先や日常生活でストレスを感じたときにすぐできる。

効果 2

不安や緊張が取れるので、眠れないときにも効果的。布団の中で押しているうちに、眠りにつける。

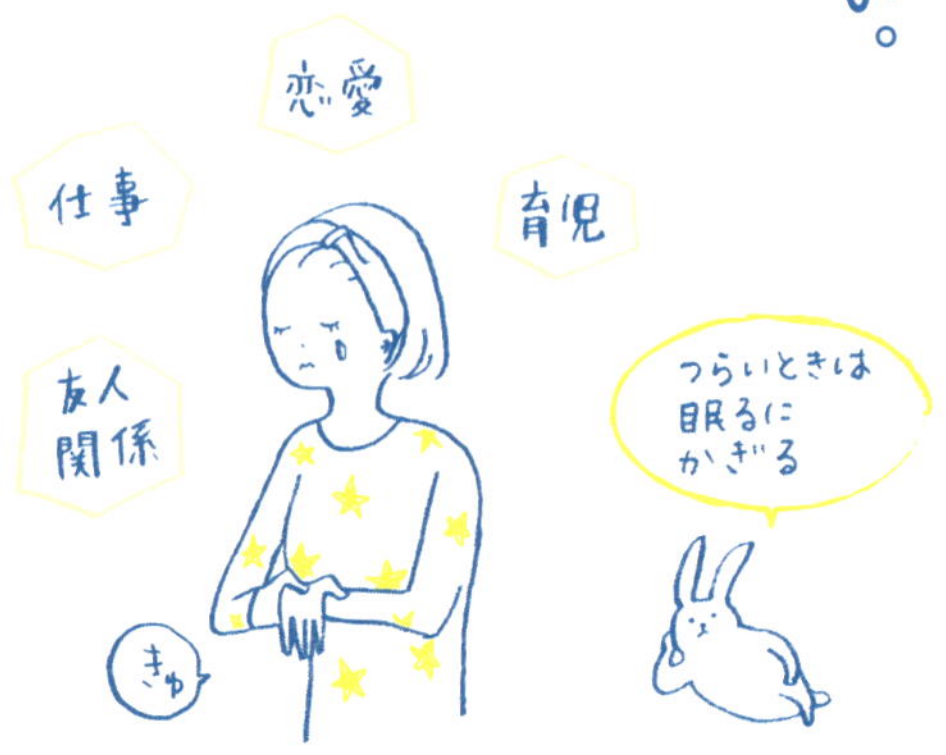
恋愛
仕事
育児
友人関係
きゅ
つらいときは
眠るに
かぎる

こんなときにこんな手のツボ

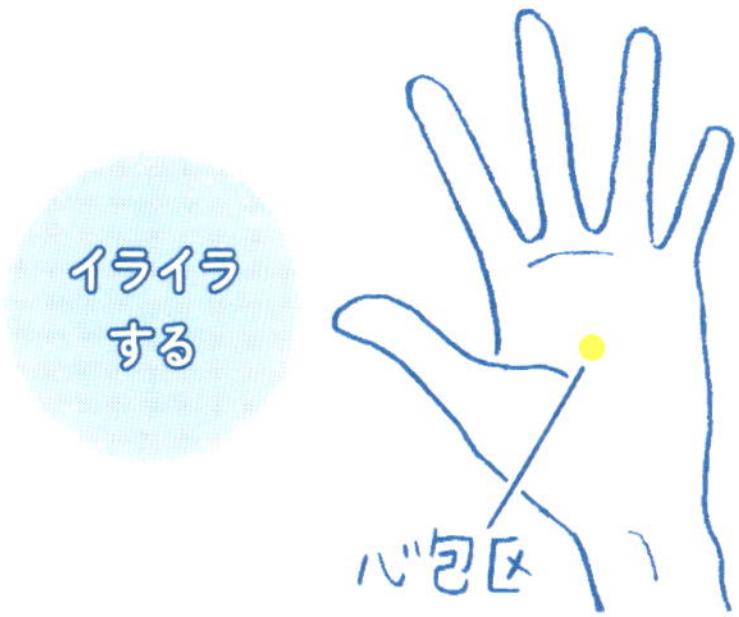

心包区（しんほうく）

押し方 手のひらの中心あたり。じっくりと揉みほぐすようにマッサージすると、ストレスに効くツボである「労宮」（P.130）も一度に刺激できる。

効果 心臓と交感神経に働きかけることでリラックスし、イライラが鎮まる。不眠や全身の疲労感に悩んでいるときに押すのもおすすめ。

心穴（しんけつ）

押し方 手のひら側。中指の第一関節の中央に位置。反対側の親指と人差し指で挟み、親指の腹で揉みほぐす。痛みを感じない程度の強さでOK。

効果 穏やかな気持ちに導くツボ。自律神経にアプローチすることで、緊張による心臓のドキドキ感やそわそわする感じを抑えてくれる。

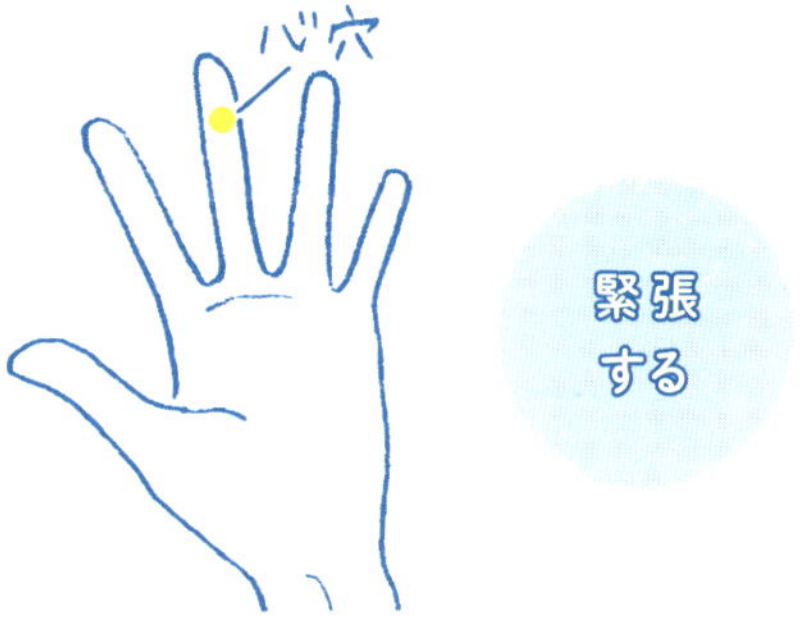

手と心はつながっているからストレスはマッサージで対処

仕事の忙しさ、人間関係、恋人や配偶者との関わり、育児、睡眠不足など、私たちは日々さまざまなストレスにさらされています。ストレス解消の方法はいろいろありますが、「寝る」「どこかに出かけてリフレッシュする」など、効果の高いものは実行するためのハードルが高いのが現実。そこでおすすめなのが、手のツボです。

手には私たちの心と直結するツボがたくさんあります。手を押すだけなら、絶対に外せないときでもOK。特に手のひらの中心にある「心包区」を押すと、「労宮」も一緒に刺激できるので、ここからトライしてみるといいかもしれません。

不安を感じる

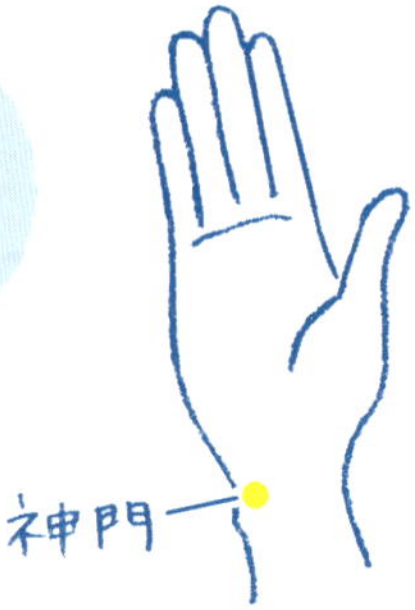

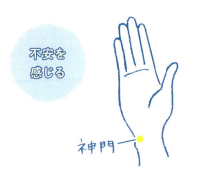

神門（しんもん）

押し方 手首のシワの小指側にある、小さなくぼみ。親指を当てた状態で手首をつかみ、少し強めの力で30回ほど押すと効果が現れる。

効果 心とつながっていると考えられているツボ。緊張による過度の不安、焦りなどに効果を発揮。不安定な精神をコントロールしてくれる。

気が散る

合谷（ごうこく）

押し方 手の甲側。親指と人差し指の骨が交差してできるくぼみの少し上にある。強く押すと痛いので、親指の腹でもみほぐすように押す。

効果 自律神経の働きをサポートして、整えてくれる役割。気を鎮める鎮静作用があるので、気が散ってしまうときに効果を発揮する。

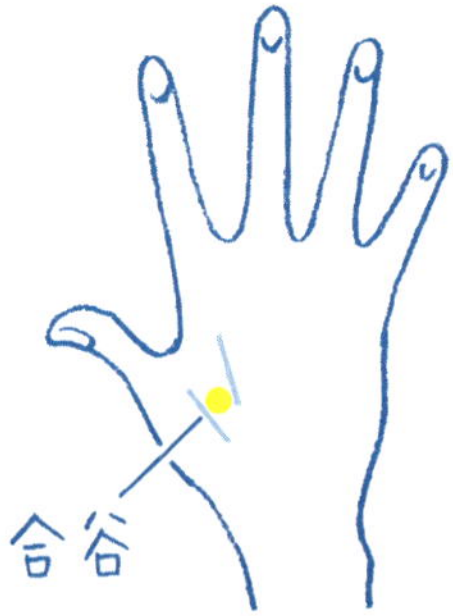

落ち込む

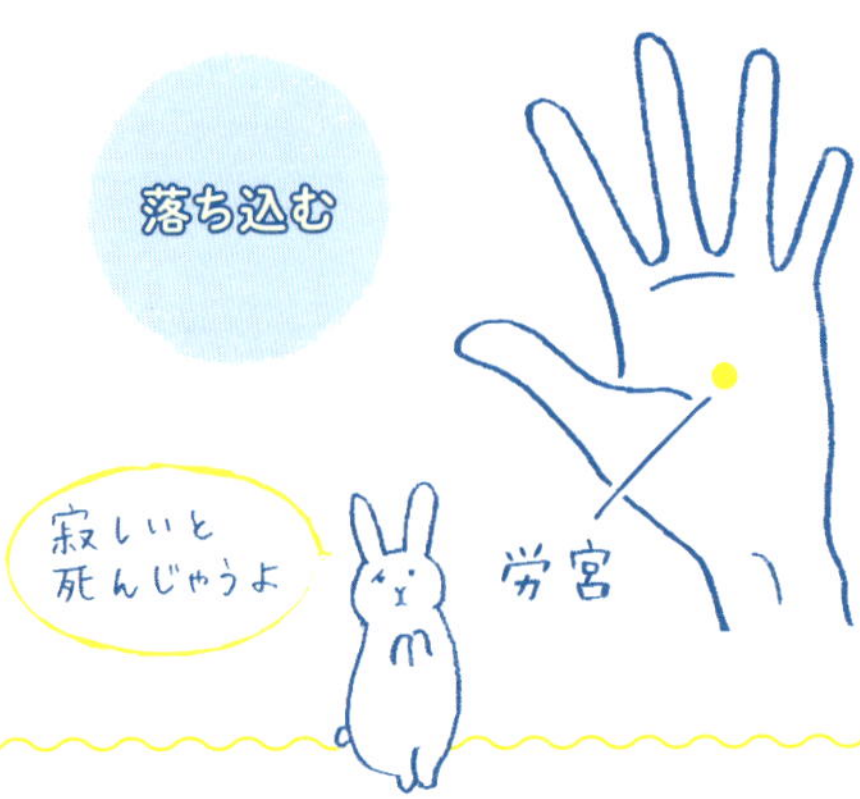

労宮（ろうきゅう）

押し方 手のひらの中心にあるツボ。押したときに痛みを感じる人は、強いストレスを抱えていることが多いので、マッサージしてほぐそう。

効果 血流をアップすることで、カラダの緊張を緩和。押すと気持ちがリフレッシュするので、マイナスの気持ちに傾いてしまったときに。

眠れない

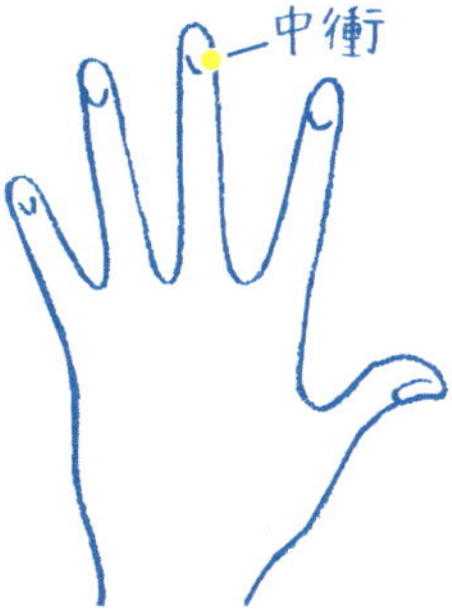

中衝（ちゅうしょう）

押し方
手の甲の中指の爪のつけ根より2~3㎜下の人差し指側。爪や爪楊枝などを使い、ピンポイントで押すと効果あり。痛いと感じるくらいでOK！

効果
カラダの力を抜いて、リラックスさせる効果がある。眠れないときに押すと、余計な力が抜けて深い眠りに。朝すっきりと目が覚める。

焦る

小衝（しょうしょう）

押し方
手の甲側。小指の爪のつけ根の薬指側に位置。反対側の親指と人差し指でつまんで、少し痛みを感じるくらいにゴリゴリと強めに押す。

効果
ストレスを取り除いてリラックスすることから、無駄に焦ってしまう気持ちを鎮める効果も。眠れないときに押すのもおすすめ。

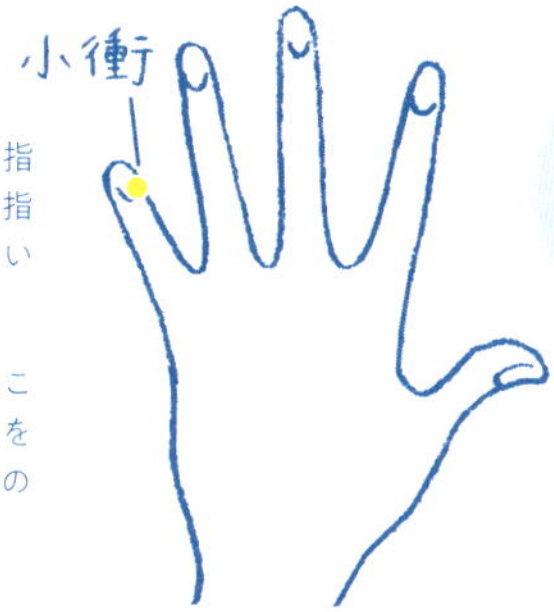

吐き気がする

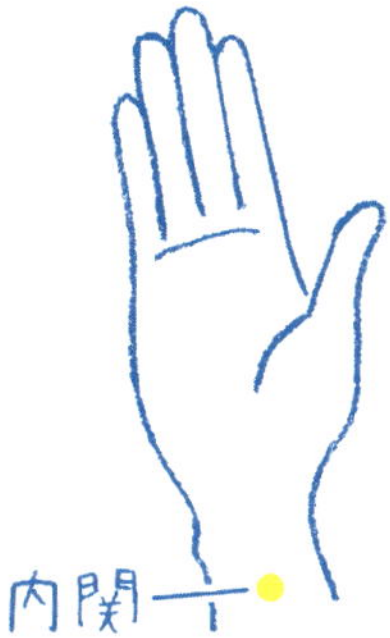

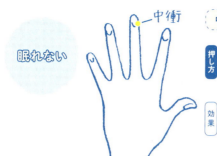

内関（ないかん）

押し方
手首のシワから指3本分ひじ側に行った中央。力を入れると浮かぶ2本の筋の中心にある。親指や人差し指をぐっと押しこむとよい。

効果
胸から胃にかけての不快感や、吐き気に効く。乗り物酔いやつわり、二日酔いなどで苦しんでいるときは、ここを押すと楽になる。

マッサージで足を柔らかくする

ダイエット　だるさ　冷え　むくみ　疲労　におすすめです

効果 1

日常的にあまり動かない人は、太ももに老廃物が溜まりがち。マッサージで血流を促すことで、足がすっきり。

セルライトの分解を促して細くなれる。

効果 2

ふくらはぎが硬い人は健康状態悪化のサイン。マッサージで温かさと柔らかさを取り戻せば、

全身の不快感が軽減。

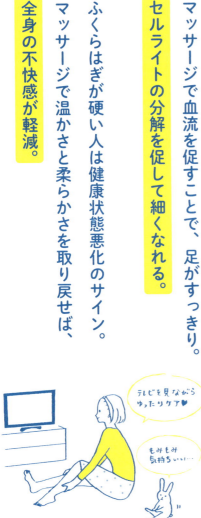

テレビを見ながら
ゆったりケア♥
もみもみ
気持ちいい…

ふくらはぎのマッサージ

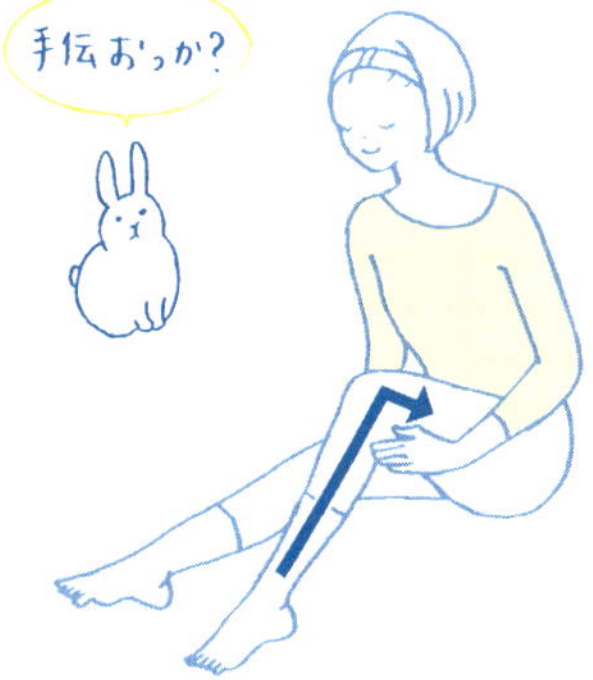

1

ふくらはぎ全体をさすりあげる

両方の手のひらを足首に当てる。そのままひざに向かって、一定の力で5回さすりあげる。

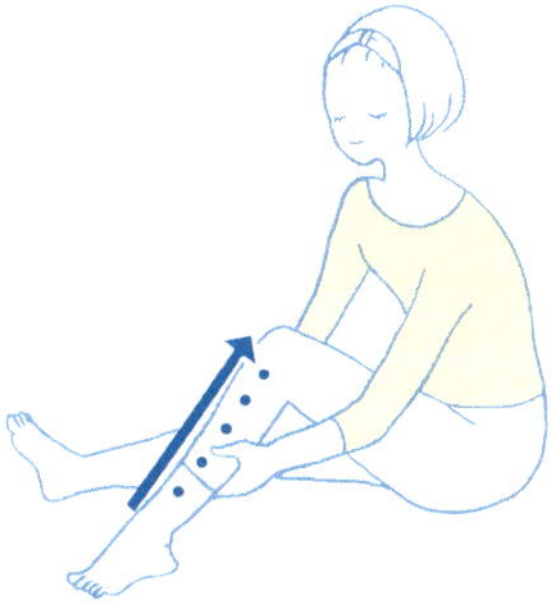

2

すねの骨の両側を下から上に押していく

親指を使って、すねの骨の両脇を押す。足首からひざに向かっていこう。左右1回ずつでOK。

太ももやふくらはぎの硬さは隠れている不調のサイン

太ももやふくらはぎなどを、触ることはありますか？ 自分の健康状態を知るために、ちょっと触ってみてください。もし硬くなっていたら、イエローサイン。放っておくと、明らかな不調として表れてきます。

脚のマッサージは健康にも美容にもいい！

足は心臓から遠いため、血流が悪くなりがち。だからこそ、意識的にマッサージして血流を促してあげると如実に効果が出ます。ぜひ、柔らかくなるまで揉みほぐしてあげて。健康なカラダはもちろん、引き締まった脚に生まれ変われるはず。

太もものマッサージ

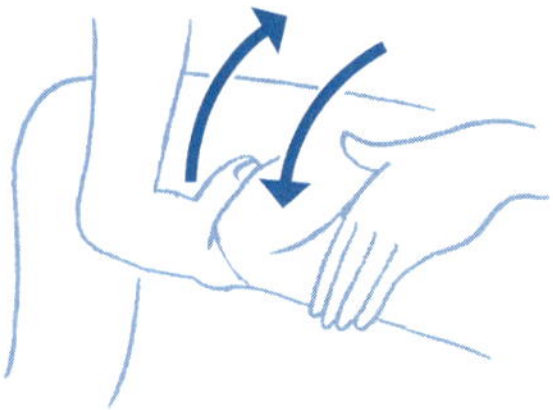

1

ぞうきんをしぼるようにひねりあげる

ぞうきんをしぼるように、太もも全体をマッサージ。オイルをつけて行うのがベスト。

2

お肉をつまみながらスライドさせる

太ももの肉をつまみ、足のつけ根に向かって少しずつスライドさせる。内側も同様に、各2回ずつ行う。

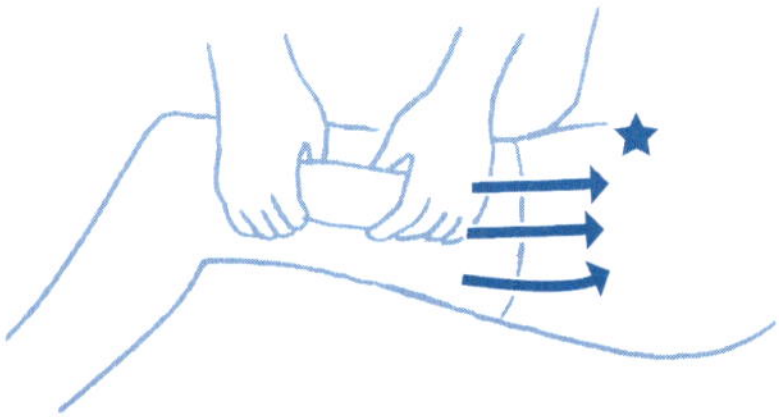

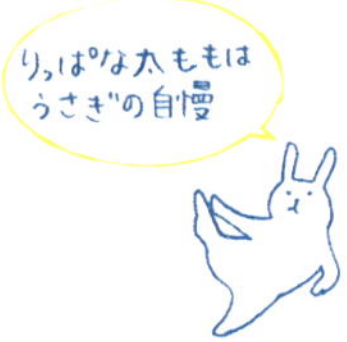

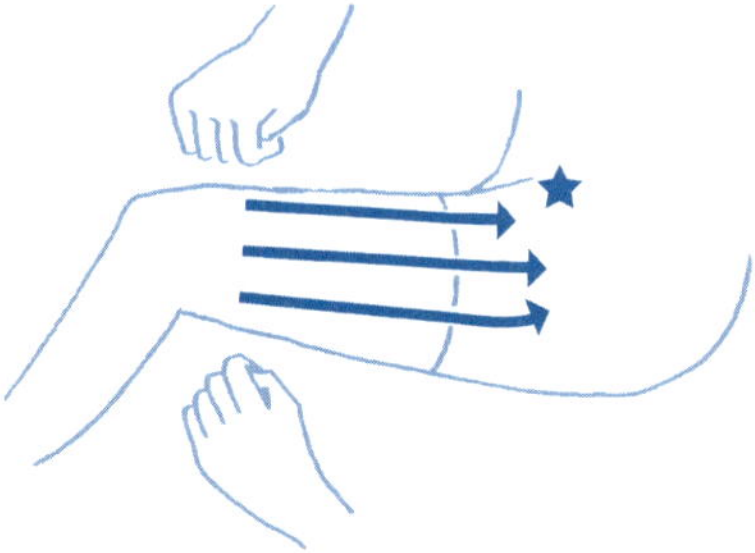

3

こぶしを使ってひざから足のつけ根まで流す

こぶしをひざに当て、足のつけ根まで一定方向に流す。太ももの前、内側、外側、裏側を各4回ずつ、両足行って。

ひざ裏のマッサージ

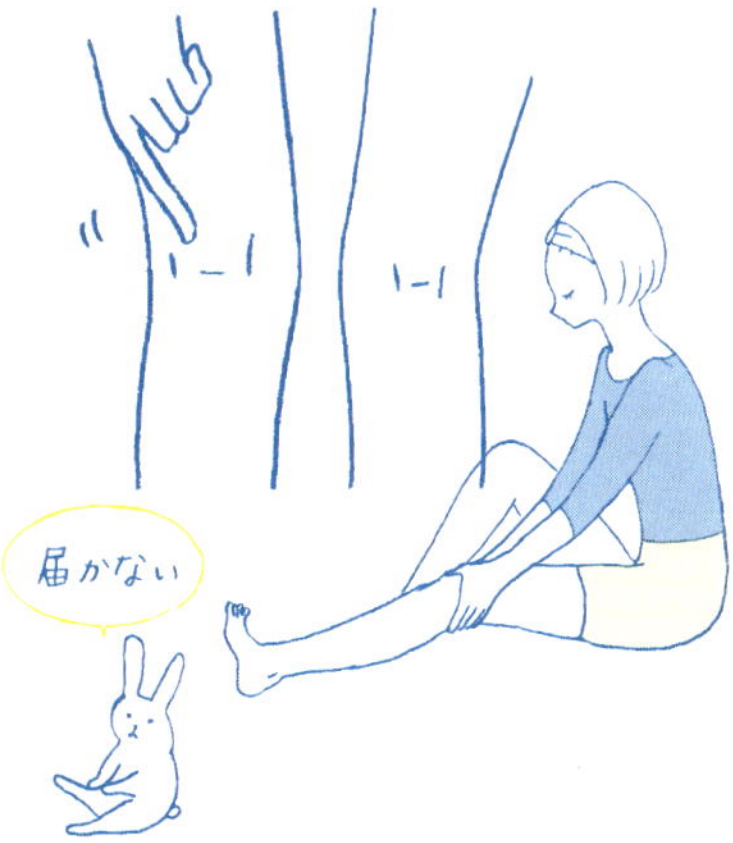

1

脈が触れるところを探す

片ひざを立てて床に座る。伸ばしたほうのひざ裏に指を押し込み、指先を使って脈に当たる部分を探す。

2

ひざの裏を5秒間押す

❶で見つけた位置からズレないように両手の親指以外の指を当て、5秒間強く押す。

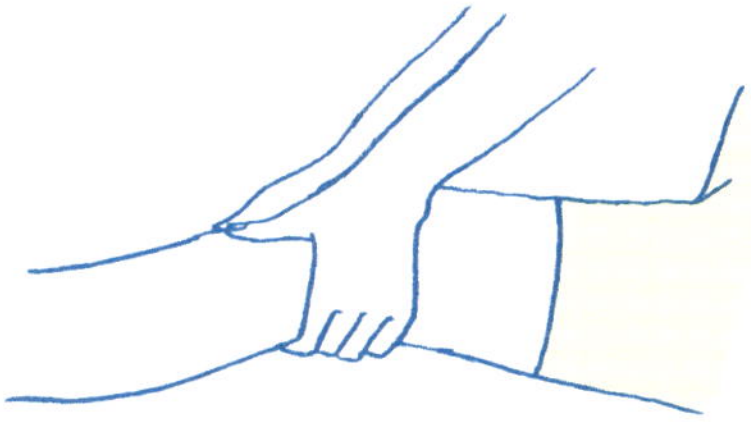

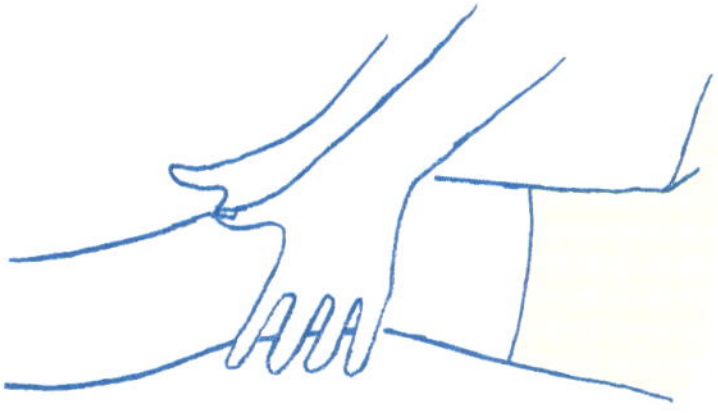

3

ぱっと手を離す

ぱっと手を離す。押した部分をしばらくさすったら、再度強く押す。両足とも10回ずつ繰り返そう。

1日1回足をさする

むくみ
冷え
ダイエット
疲労
だるさ
におすすめです

効果 1

心臓から遠いため、血液が巡りにくく、むくみやすい足。軽く刺激すると血流が促され、**温かい血が全身にまわる。**

効果 2

片方の足の裏でもう片方の足をさすると、血流が促進され、**足首やふくらはぎが細く**なる。

効果 3

全身のツボが集中している足裏をさすることで、**悩んでいた不調から解放**される。

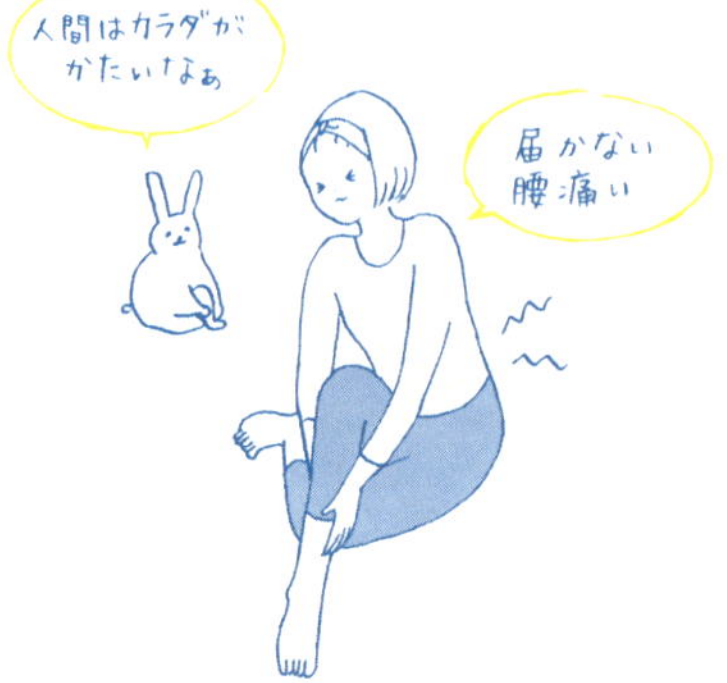

座ったままで足さすり

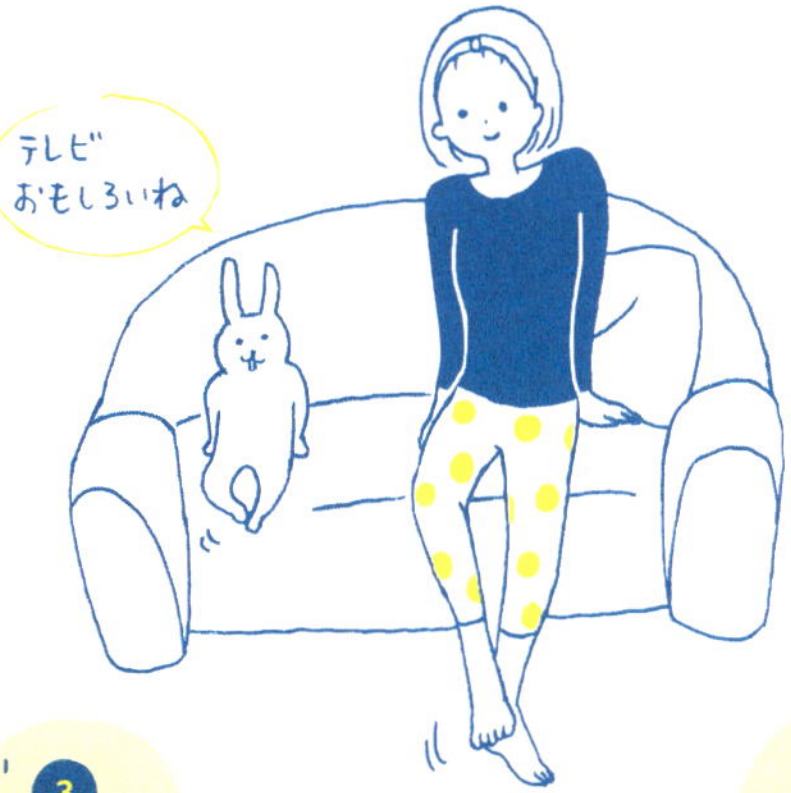

うれしいポイント 1
テレビを見たり、読書をしながらでもできる

うれしいポイント 2
道具を使わなくてもできる

うれしいポイント 3
かがまずにできるので、腰に負担がかからない

座ったままでもできる足さすりマッサージ

冷え性などの改善に脚のマッサージがよいなら、ぜひやってみたいと思う人は多いはず。ただ、脚をマッサージするには、当然カラダを曲げなければなりません。すると、どうしても腰に負担がかかってしまいます。

そこでおすすめなのが、片方の足でもう片方の足をさする方法。これなら、椅子に座った状態でもできます。

眠れないときに試したい寝ながら足さすり

寝ながらの足さすりもおすすめ。温め&癒し効果があるので、眠くなってきたらそのまま眠って。疲れが一気に取れます。

足のさすり方

1

内側をさする

右足の土踏まずを左足の内側のくるぶしに当て、上下にこする。反対の足も同様に８回ずつ行う。

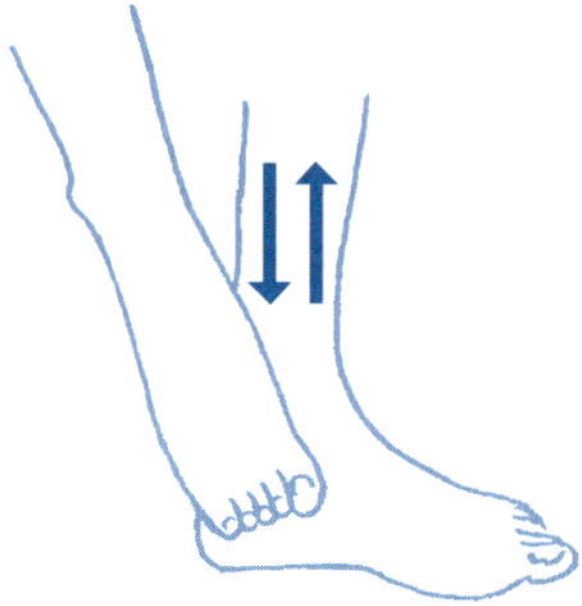

2

外側をさする

右足の甲を左足の外側のくるぶしに当て、上下に８回ほどこする。反対も同様に行う。

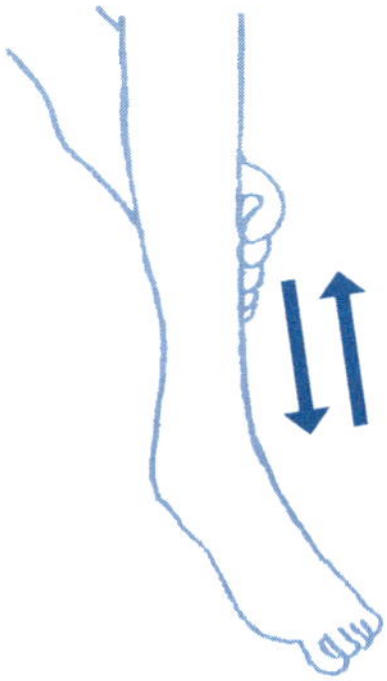

3

アキレス腱をさする

右足の親指と人差し指で左足のアキレス腱をはさみ、上下に８回こする。終わったら反対も同様に。

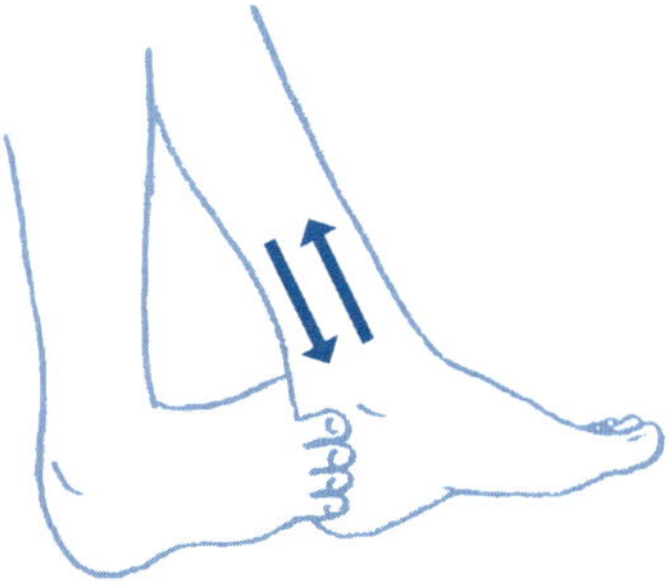

寝ながらできる足さすり

1

横向きで寝る

そのまま眠ってもいいように、布団やベッドの上に横向きに寝る。手でバランスをとろう。

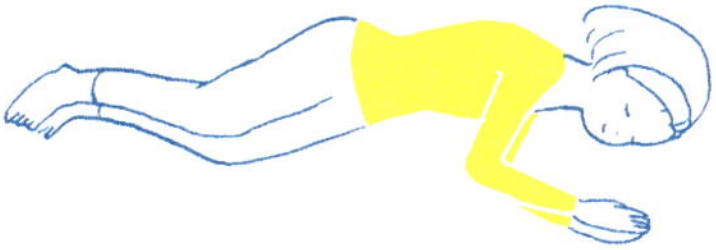

2

お腹がつくように倒す

上になった足のひざを曲げながら、そのひざが下につくまでカラダ全体を傾けていく。

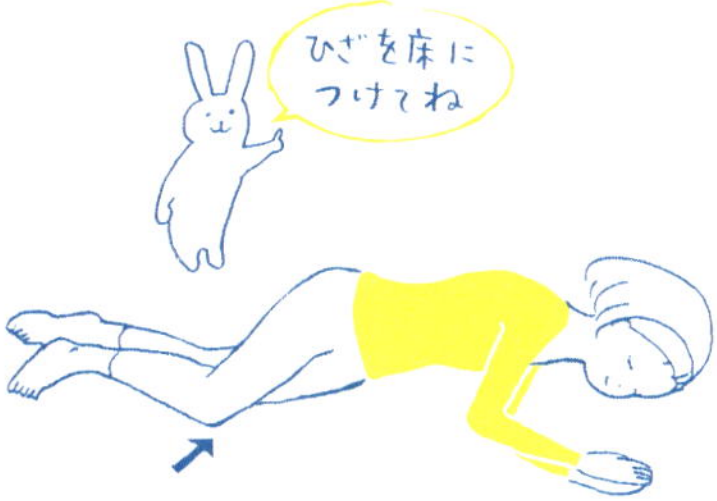
ひざを床に
つけてね

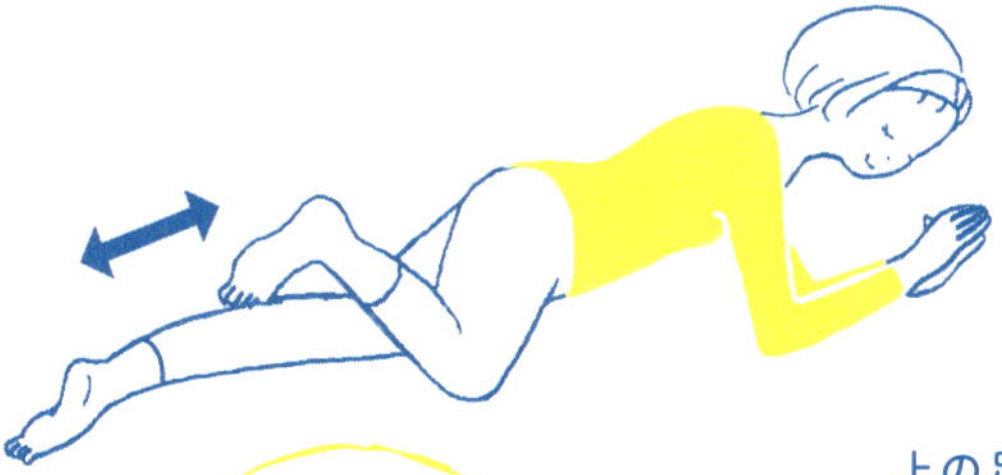

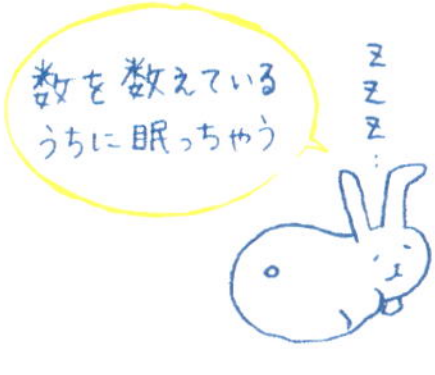
数を数えている
うちに眠っちゃう
ZZZ

3

上の足で下の足を上下にさする

曲げた足の甲がふくらはぎにつくように絡め、上下にさする。左右20～30回ほど行って。

リンパ節をほぐして老廃物を取り除く

デトックス
むくみ
冷え
免疫力低下
疲労
におすすめです

効果 1

リンパを流すことで老廃物が流れ、全身のむくみが解消。**免疫力もアップ**する。

効果 2

血流もよくなるため、**疲れが取れやすく**なる。

効果 3

リンパが集まるわきの下、股関節、そけい部などのリンパ節を中心に軽くほぐすと、**全身に効果が現れる。**

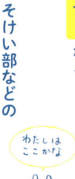

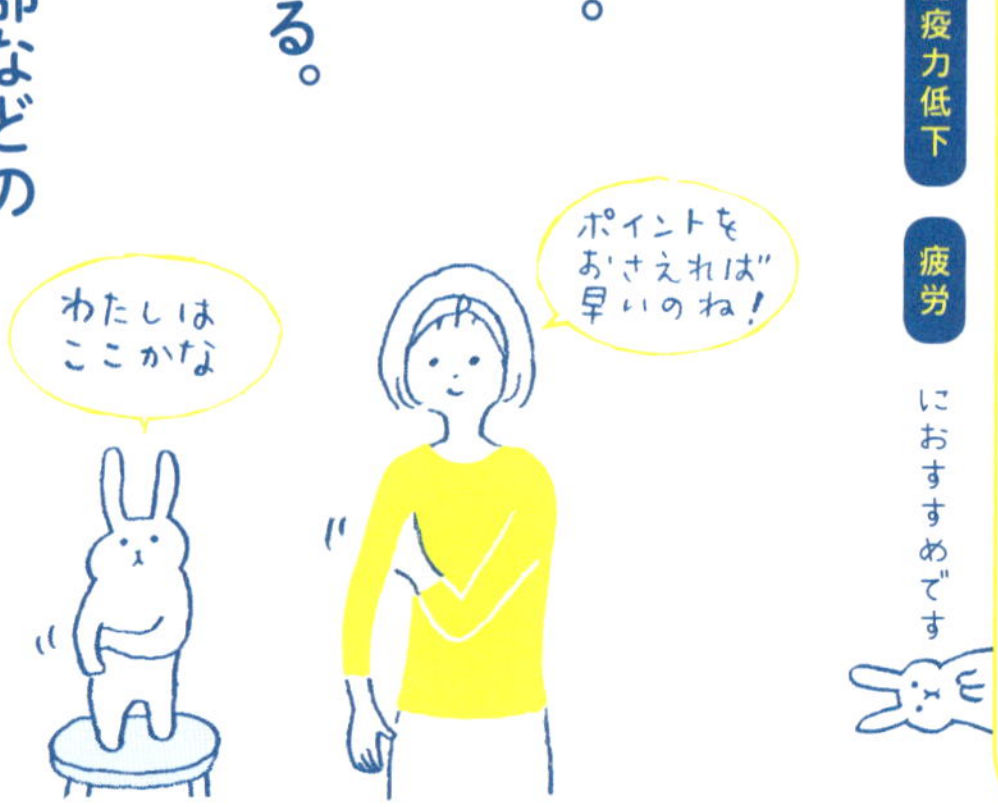
ポイントをおさえれば早いのね！
わたしはここかな

代表的なリンパ節の場所

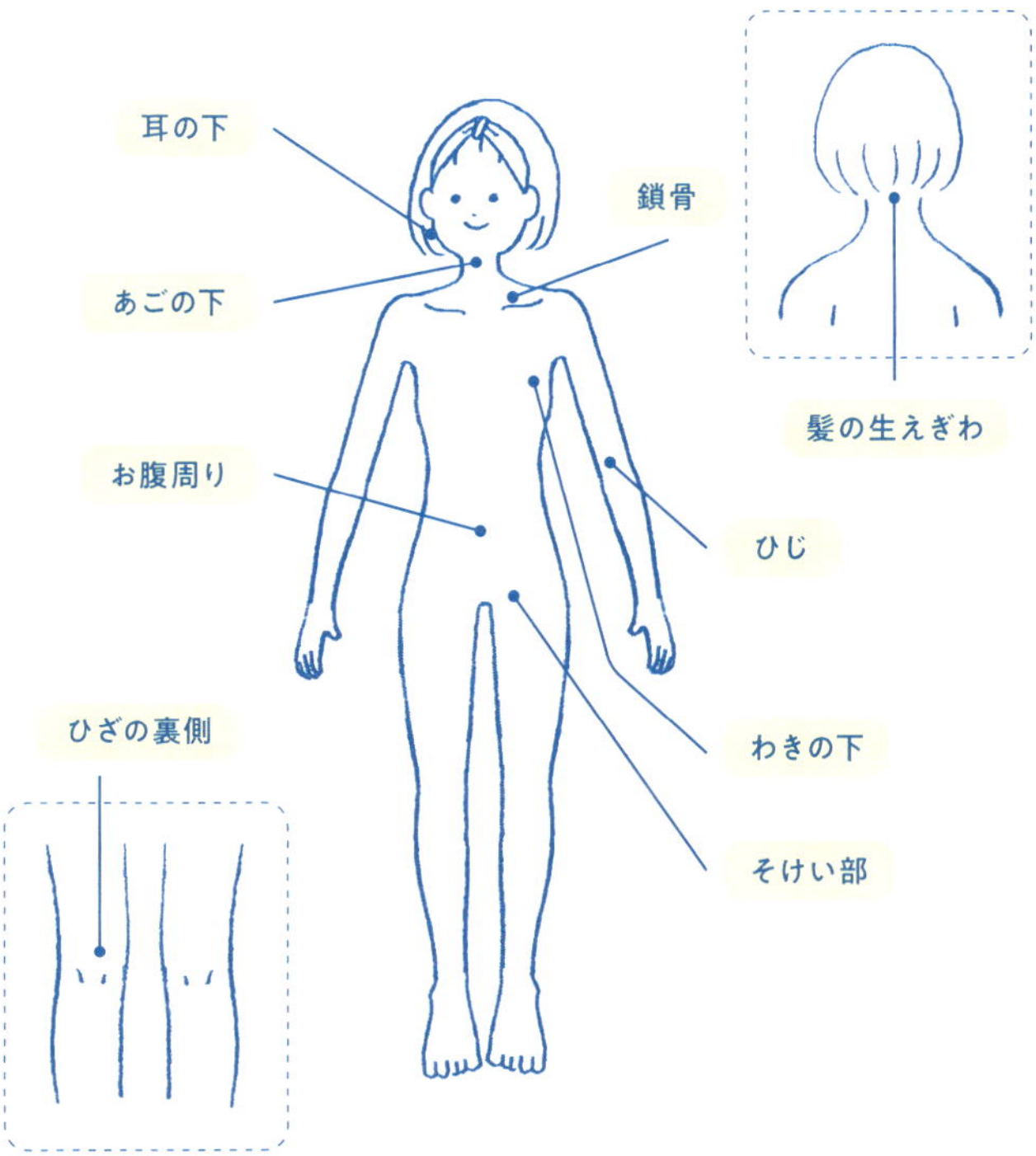
耳の下
鎖骨
あごの下
髪の生えぎわ
お腹周り
ひじ
ひざの裏側
わきの下
そけい部

リンパの働きが悪いと疲れや老いの原因に

カラダに入ってきた毒素は、リンパで運ばれて外に排出されます。リンパの働きが弱くなるとむくみやすくなるだけでなく、免疫機能が低下し、肌の新陳代謝も悪くなって老け込んでしまうこともあります。

リンパ節をほぐすことですべてのリンパにアプローチ

リンパ管は血管と同じようにカラダ中を巡っています。リンパ節はそのリンパ管が集まるところ。つまり、リンパの働きをよくしたいなら、リンパ節を集中的にマッサージするとよいのです。同時に血流もよくなり、疲れが取れやすくなりますよ。

さするだけリンパマッサージ

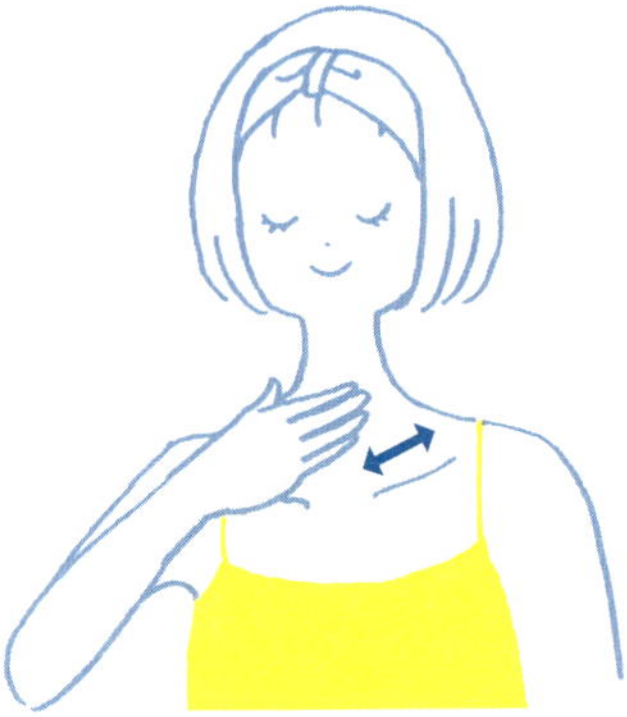

鎖骨

右手の中指と薬指を開いて鎖骨をはさみ、そのまま左右にスライド。左右20回ずつ行う。

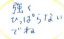

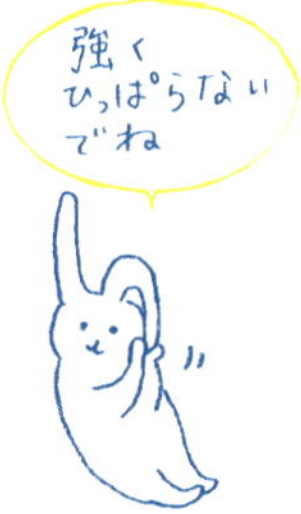

耳たぶ

耳たぶを優しくつかみ、小刻みに揺する。顔に振動を感じる程度でOK。これも左右20回。

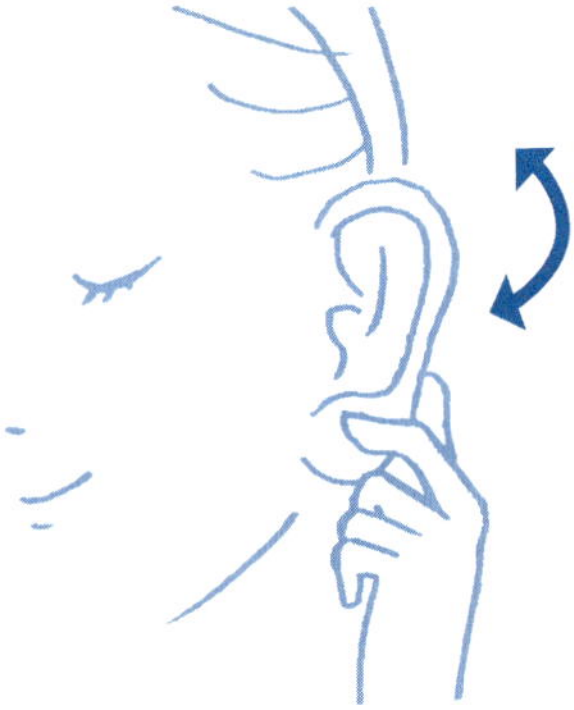

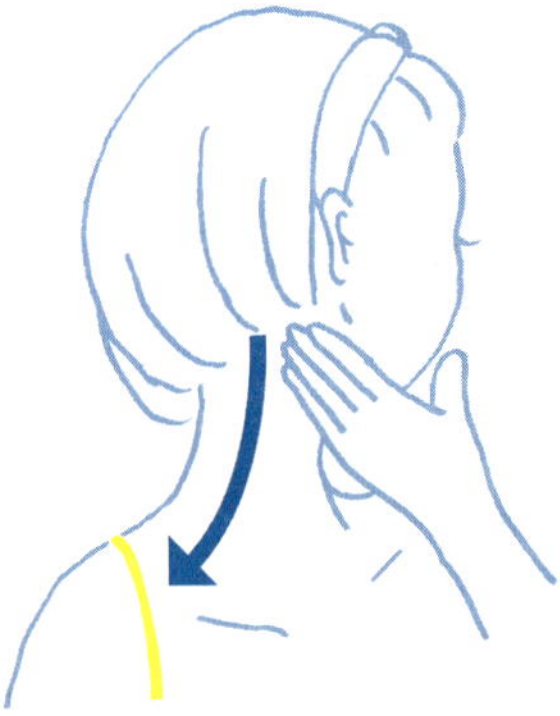

うなじ

耳の後ろに手のひらを当て、肩まで流す。上から下、一定の方向に左右10回ずつ行って。

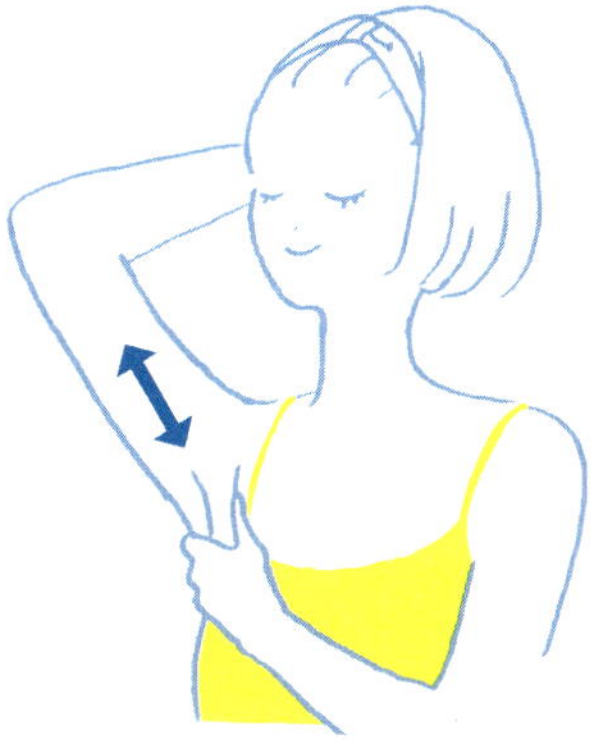

わきの下

わきの下に手のひらを当て、親指を添える。親指で支えながら、上下に20回ずつさする。

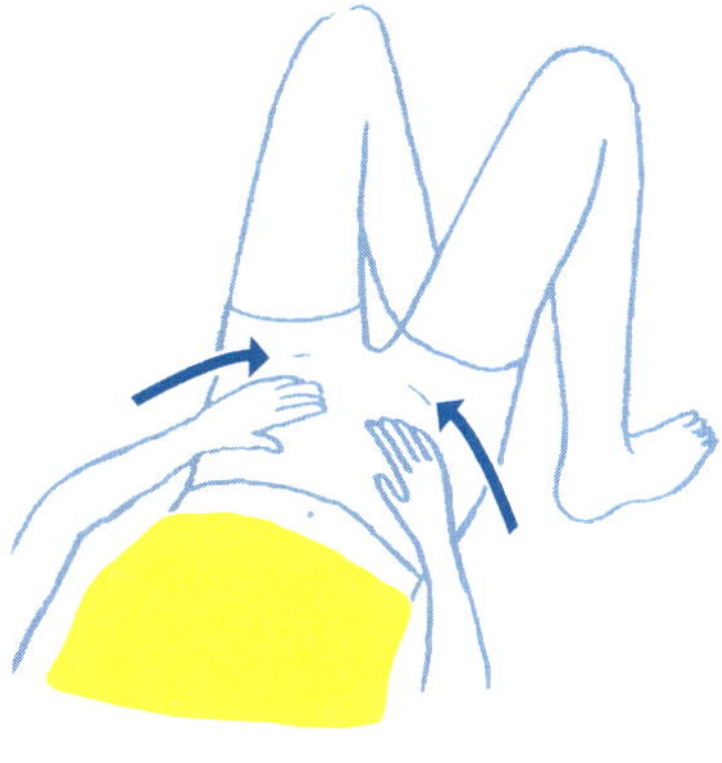

そけい部

仰向けになり、ひざを立てる。そけい部に親指以外の4本を当て、外側から内側に流す。

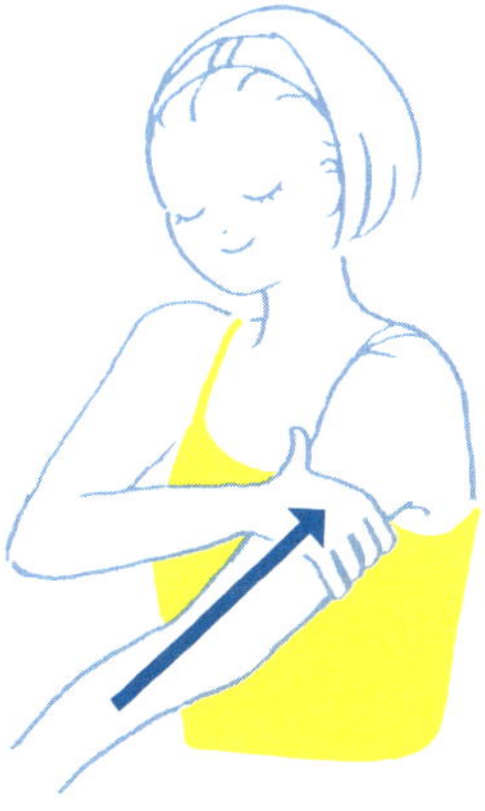

ひじ

右手で左腕のひじをつかみ、肩に向かってさすりあげる。これを左右各5回ずつ行う。

ヘッドマッサージで頭皮のコリをほぐす

肩コリ　腰痛　不眠　頭痛　老化　におすすめです

効果 **1**

頭皮のコリが取れると、**肩コリ、腰痛、不眠などの症状も改善**する。

効果 **2**

頭皮を触って固いと感じたら、コッている証拠。頭皮全体を揉みほぐすことで、柔らかくなり、**頭痛も軽減。**

効果 **3**

頭皮が柔らかくなると血の巡りがよくなり、**ハリのある髪の毛に。**

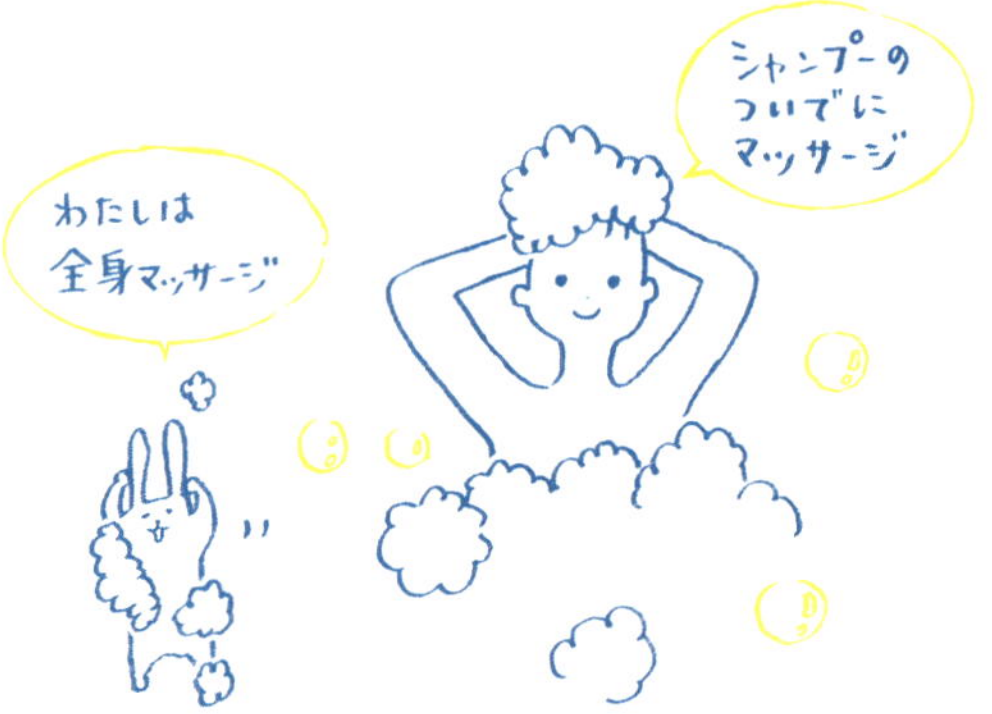
シャンプーの
ついでに
マッサージ
わたしは
全身マッサージ

頭にあるおもなツボ

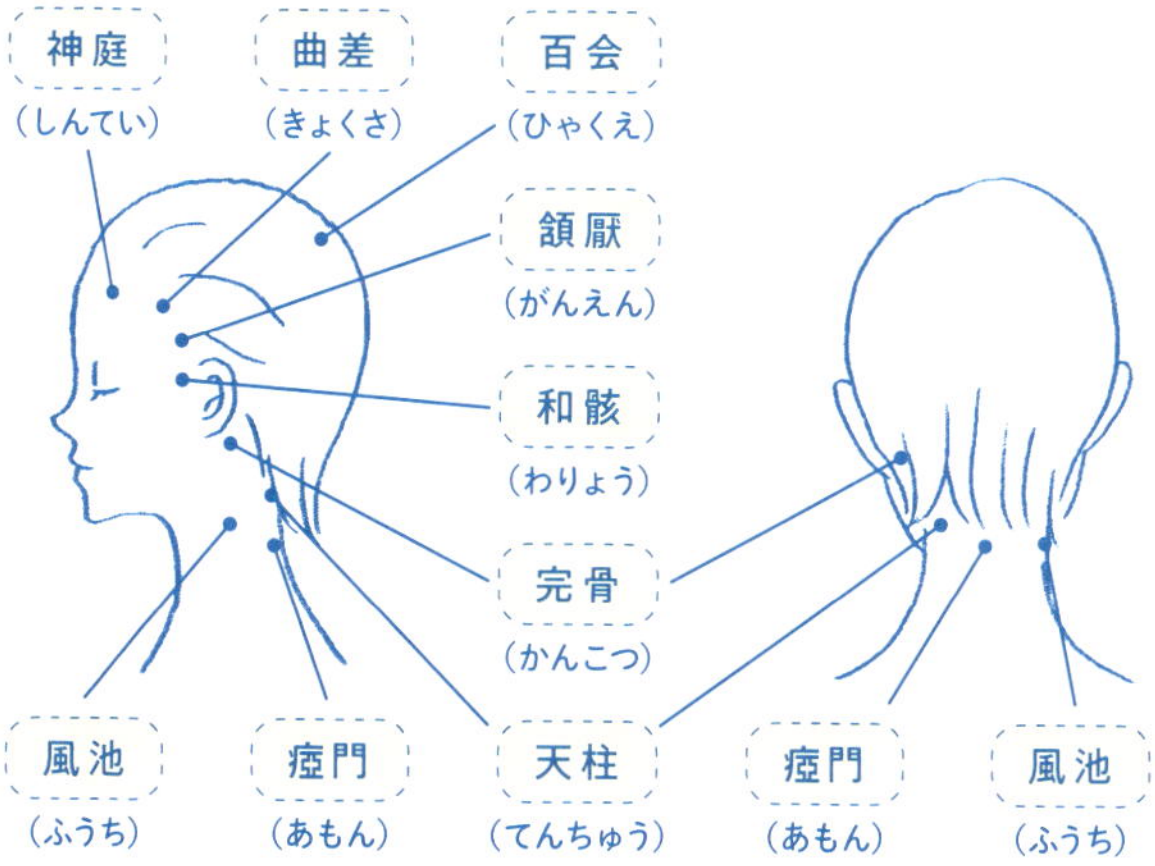

百会……頭頂部の中心。押すと少し痛い。自律神経を調節して、心とカラダの不調を取ってくれる。
神庭……おでこの生え際から小指１本分後ろ側。慢性鼻炎や副鼻腔炎のつらい症状に効果的。
曲差……神庭の指１本半分外側。鼻に効果のあるツボで、鼻炎や鼻づまり、鼻血、頭痛などに効く。
頷厭……こめかみから親指２本分上側。めまいや耳鳴り、偏頭痛、後頭部の痛みに効果を発揮。
和髎……耳の軟骨の前にあるくぼみ。頭痛や疲れ目、かすみ、しびれなどに対応できるツボ。
完骨……口を開けたときにできる耳の後ろのくぼみ。偏頭痛、めまい、立ちくらみなどを改善。
天柱……うなじの生え際の外側にあるへこんだ部分。自律神経を調節し、頭痛や肩コリを和らげる。
瘂門……首の後ろの生え際付近のくぼみ。頭痛や背中の張り、後頭部の痛みが気になるときに。
風池……後頭部の耳の後ろのうなじ部分。天柱より指１本外側。血流を改善し、痛みや疲れを取る。

なかなか治らない肩コリは頭皮のコリが原因かも

日常的な不調として肩コリや腰の痛みに気づいていても、頭皮のコリは意識していない人がほとんど。でも実は、頭皮は比較的コリやすい部分です。そして頭皮をほぐせば、全体の不調も改善することがわかっています。

ツボとマッサージを組み合わせて全身をほぐそう

頭を触ってみて硬いなと感じたら、マッサージをしてみてください。頭とつながっている首や肩のコリが楽になります。頭にはカラダの各部分とつながるツボがいっぱいあるので、覚えておくと◎。マッサージと組み合わせることで効果倍増です。

シャンプーしながらツボマッサージ

1

押す

両手の指を髪の生え際に当てる。指先に力を入れて押すように、全体を2分間ほどマッサージする。

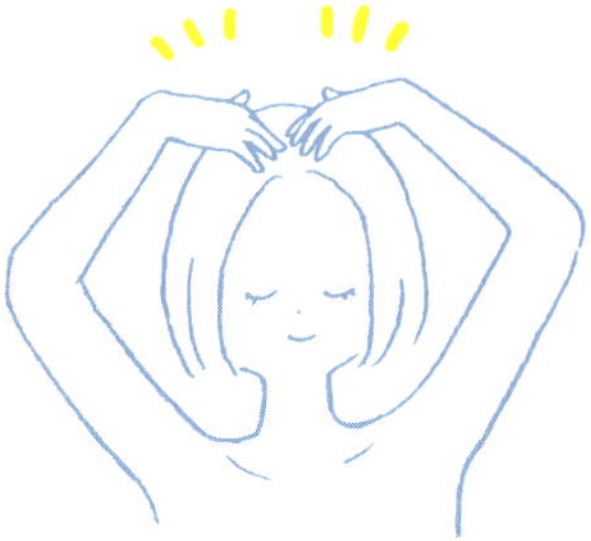

2

なでる

髪の毛の生え際のこめかみあたりに指を当て、少し力を加えながら後頭部に向かって流す。これも2分間行う。

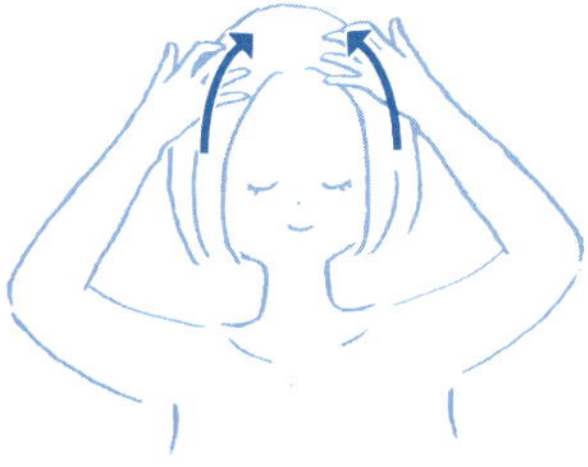

3

叩く

両手の指先を使って、トントンとリズミカルに叩く。2分間、頭皮全体に刺激を加えよう。

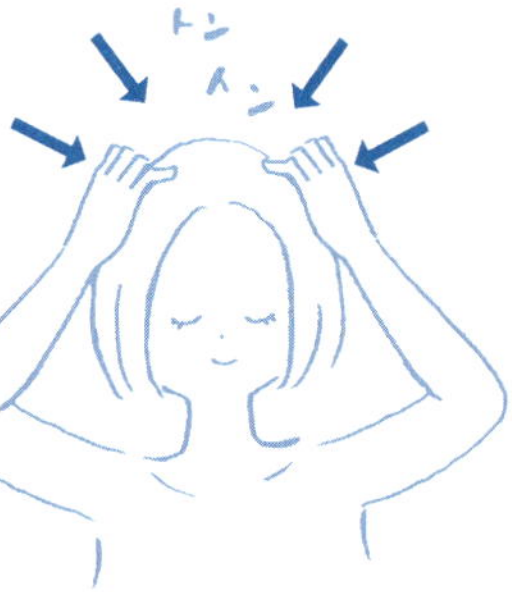

目的別ツボマッサージ

美髪を作る

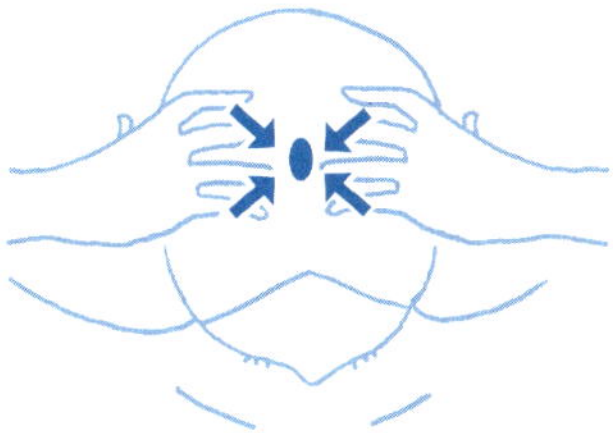

中指と薬指を頭頂部にある百会というツボに当てる。残りの指で頭全体をつかみながら、ぐっと力を入れる。5秒間×2回行う。

眼の疲れ・肩コリ

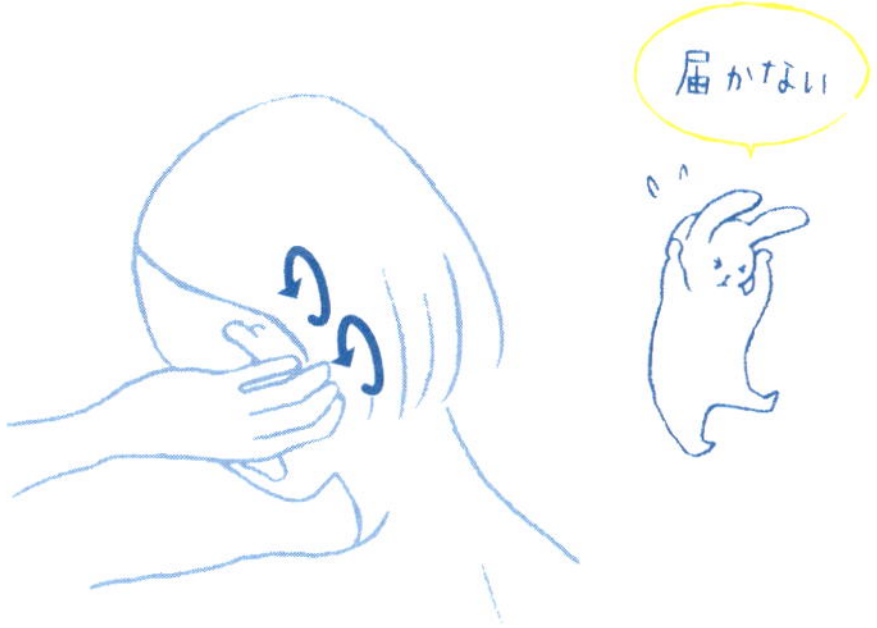

うなじ近辺にある完骨、風池、天柱に人差し指と中指を当てる。指の腹を使い、ぐるぐると20回、円を描くようにほぐす。

リラックス・安眠

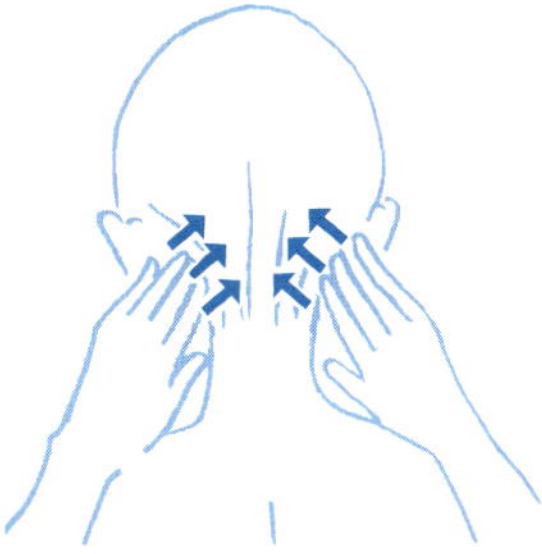

風池、天柱のツボ近辺に人差し指、中指、薬指を当てる。息を吐きながらゆっくりと押し、中心に向かって流す。これを3回行う。

足首まわしで下半身の血流を整える

デトックス　歪み　ひざ痛　むくみ　冷え

におすすめです

効果 1

足首をまわすことで、末端の血流が促され 不調が改善される。

効果 2

水分や老廃物の代謝がアップし、下半身のむくみが取れる。

効果 3

日常的に行うことで、骨盤の歪みも少しずつ整っていく。

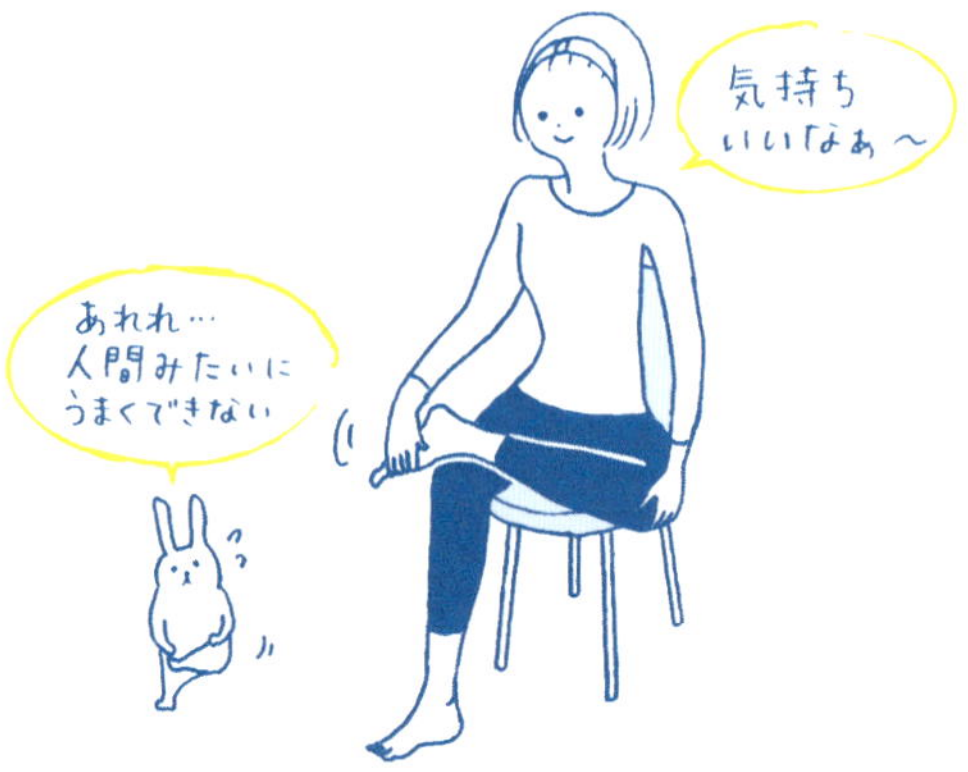

気持ち いいなぁ～
あれれ…人間みたいにうまくできない

足首まわしの方法

1 外側にまわす

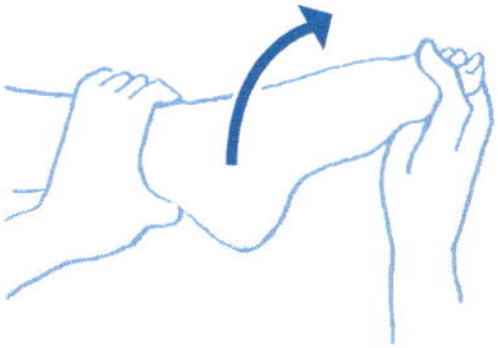

椅子に座って右足を左の太ももにのせる。足首を押さえて足先を持ち、外側に20回まわす。

2 内側にまわす

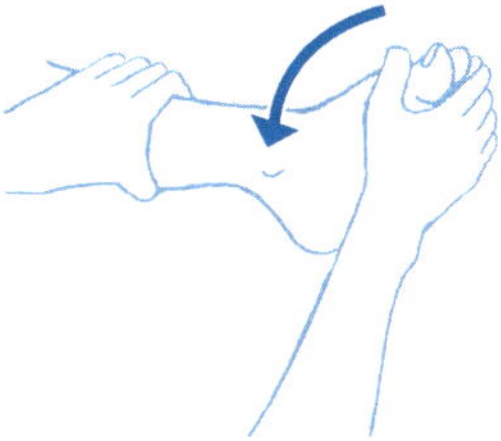

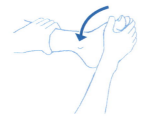

今度は内側に20回まわす。なるべく大きくまわしたほうが、血流を流す効果が高くなる。

おまけ 足指をまわす

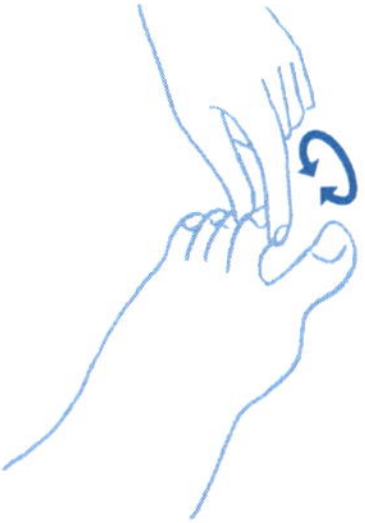

足の指をつまんで左右に20回ずつまわす。親指から小指まで同様に。左右とも行うこと。

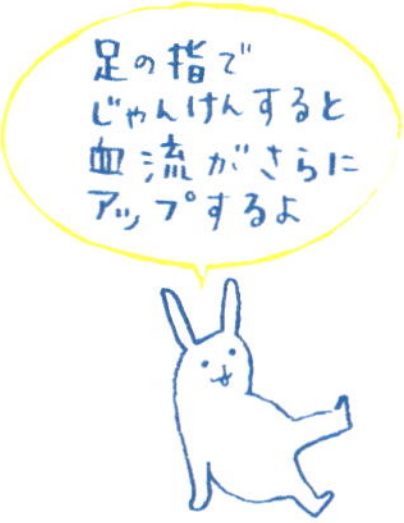
足の指でじゃんけんすると血流がさらにアップするよ

足先が冷たい人は全身の血流が悪い

心臓から遠くにある足は、血流が悪くなりやすい部分。とくに末端である足先は、循環が悪くなっていることも珍しくありません。足先が冷たくなっている人は、すでに冷え性の症状が現れているのです。

足をまわして動かすと末端の血流が促進される

足先の血流を流す簡単な方法は、足首をまわすこと。内側と外側、それぞれ20回ほどで、だんだん温かくなってきます。足指まわしや足指じゃんけんを組み合わせるとさらに◎。左右均等に行うことで、骨盤の歪みも整っていきますよ。

第4章

生活習慣を整えて血流を増やす

養生法

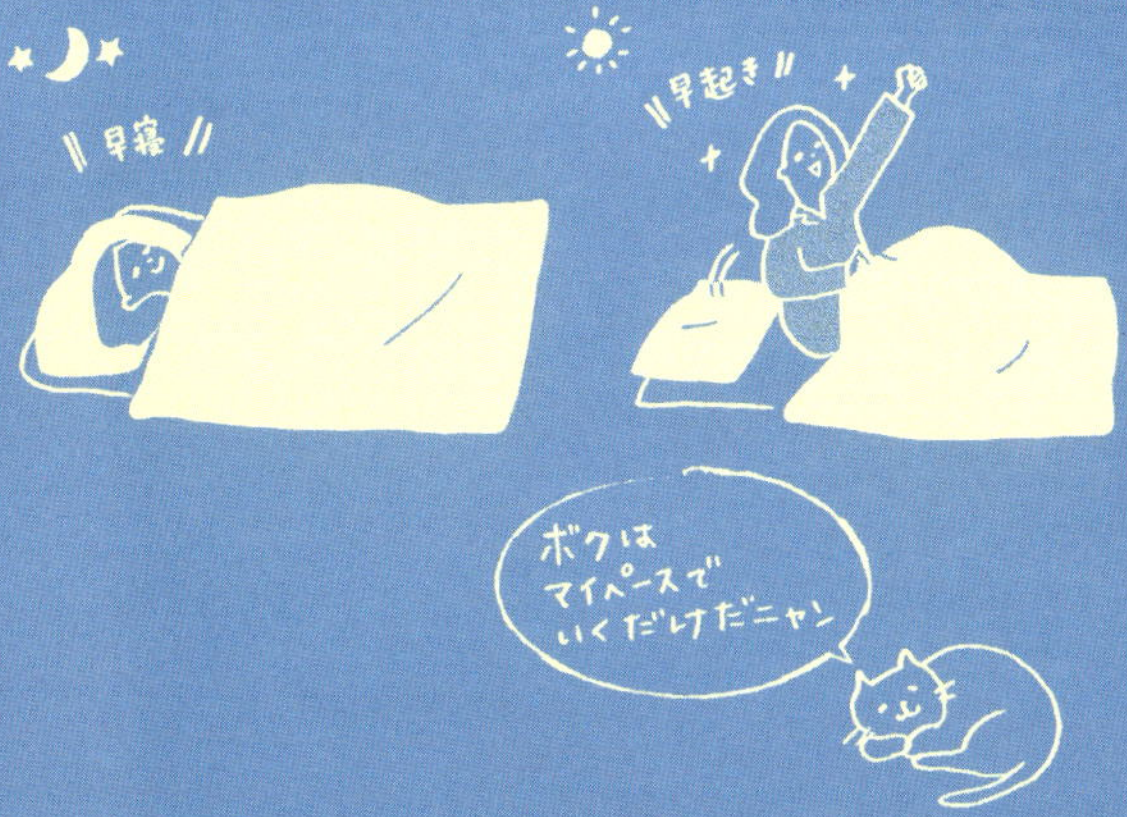
早寝
早起き
ボクは
マイペースで
いくだけだニャン

どんなにいい食べ物を食べていても、
よいマッサージをやっていても、
毎日の生活パターンがガタガタでは
すぐに元に戻ってしまいます。
カラダも心も健康な状態なら、
人生はもっともっと楽しくなる♪
ここでは、そんな生活のヒントになる
アイデアを集めてみました！

日の光を浴びて1日をスタートする

不眠
イライラ
ストレス
意欲低下
集中力低下
におすすめです

効果 1

太陽の光を浴びることで、自律神経がリセット。血行もよくなり、**すっきりと目が覚める。**

効果 2

夜になると眠りに導くホルモン「メラトニン」が自然に分泌されるようになるから、不眠が改善。**良質な睡眠が手に入る。**

効果 3

心のバランスを整えるセロトニンが分泌され、**イライラが解消。**幸せな気持ちになれる。

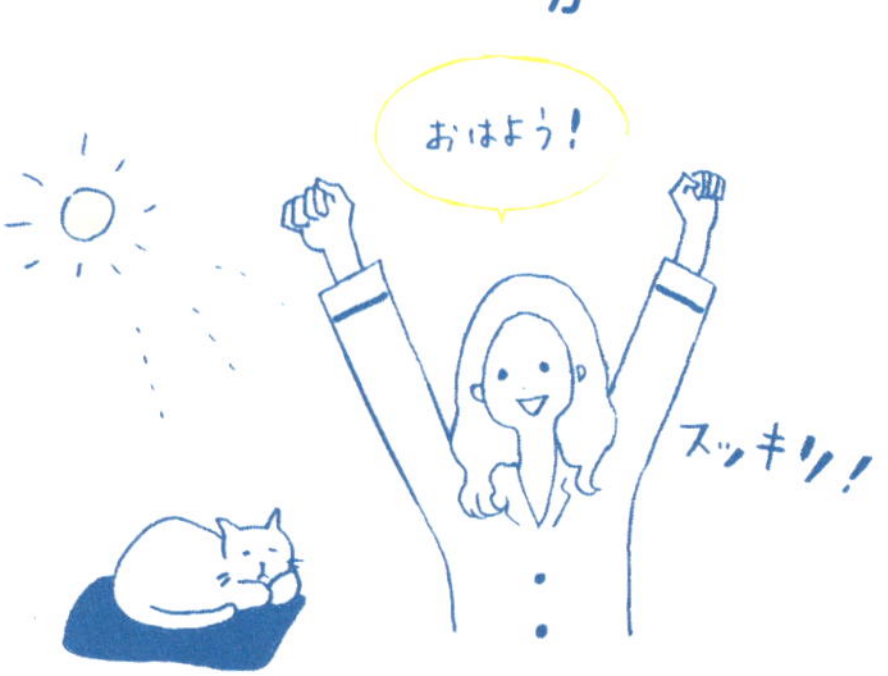

お日様ってこんなにいい

POINT 1
起きたらすぐにカーテンを開ける

POINT 2
まぶしい！ と感じるくらい日光をきちんと浴びる

POINT 3
できればベランダなどに出て、大きく伸びをする

効果

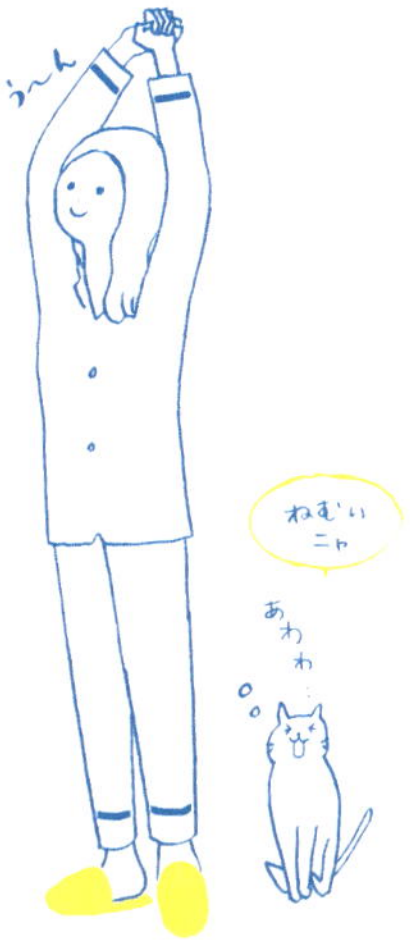

ビタミンDが増える

骨を強くするカルシウムは、ビタミンDの働きがなければ骨に蓄積されない。ビタミンDは、皮膚に紫外線が当たることで生成される。

セロトニンが生成される

精神を安定させるセロトニン。日光を浴びることで合成される。ポジティブな気持ちになるだけでなく、内臓の動きを整える効果が。

血圧が下がる

紫外線を浴びることで、血圧を下げる物質が血液中に分泌。1日20分を目安に日光に当たることで、心臓病や脳卒中も予防できる。

体内時計が整う

人間は1日につき5～数十分ほど、体内時計が遅れていく性質がある。太陽の光はそれをリセット。同じリズムで生活できるようになる。

夜になるとメラトニンが分泌

眠りに導くホルモンであるメラトニンは、太陽の光を浴びることで分泌。日中のセロトニン分泌量が少ないと、うまく分泌されない。

太陽の光を浴びることが生物としての基本

1日中、家の中に閉じこもっていると気持ちがモヤモヤしたり、夜眠れなくなるのは運動不足のせいではありません。太陽の光に当たらないことで、体内時計が狂っているのかも。そのままにしておくと最悪、うつや自律神経失調症の原因になる可能性があります。

体内時計をリセットして、朝はスッキリと目覚め、夜には自然に眠くなるためにも、太陽の光を浴びることが大切。起きたら窓を開けて、光を存分に取り込んで。日差しを浴びることで幸せホルモンのセロトニンが分泌されます。また、夜になるとメラトニンが出て自然と眠気を感じるようになります。

出かける前に「太陽礼拝」

ストレス
不眠
意欲低下
集中力低下
むくみ
におすすめです

効果 **1**

ヨガの準備運動に当たるポーズをすることで、有酸素運動による**代謝がアップ**する。

効果 **2**

深い呼吸を意識して行うことで、**リラックス効果**が得られる。

効果 **3**

脳の機能を向上させ、**記憶力、集中力がアップ。**メキメキと仕事をこなせるように。

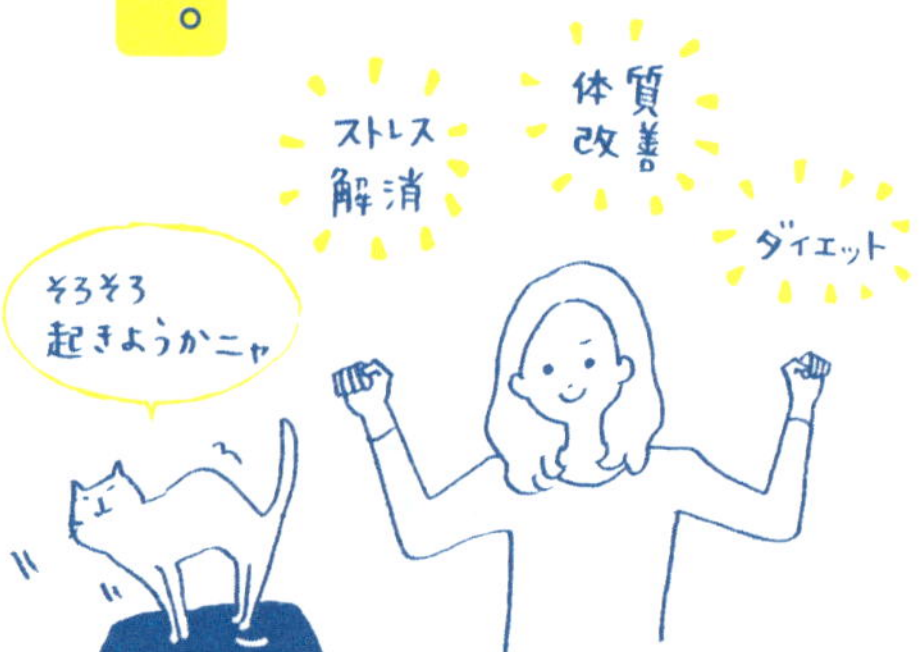

太陽礼拝のやり方

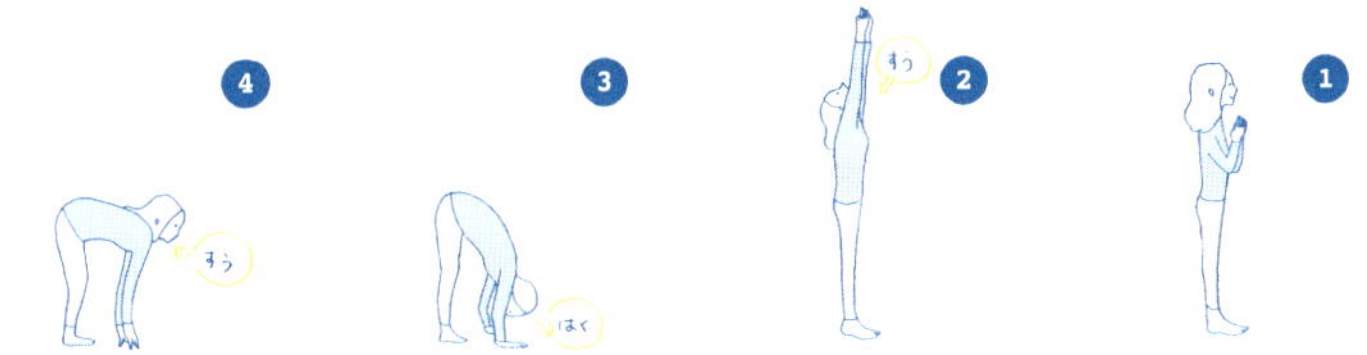

1 両手を胸の前で合わせる。

2 両手を上げて手のひらを合わせる。

3 手を下げてカラダを前に倒す。

4 背中を伸ばして前を見る。

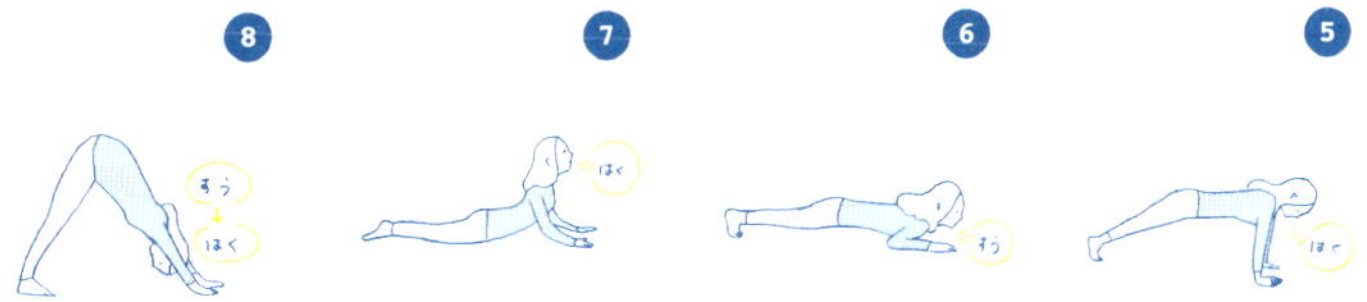

5 足を少しずつ伸ばす。

6 顔を上げ、あごと胸を床につける。

7 カラダを床につけてつま先を伸ばす。

8 かかとを床につけ腰を持ち上げる。

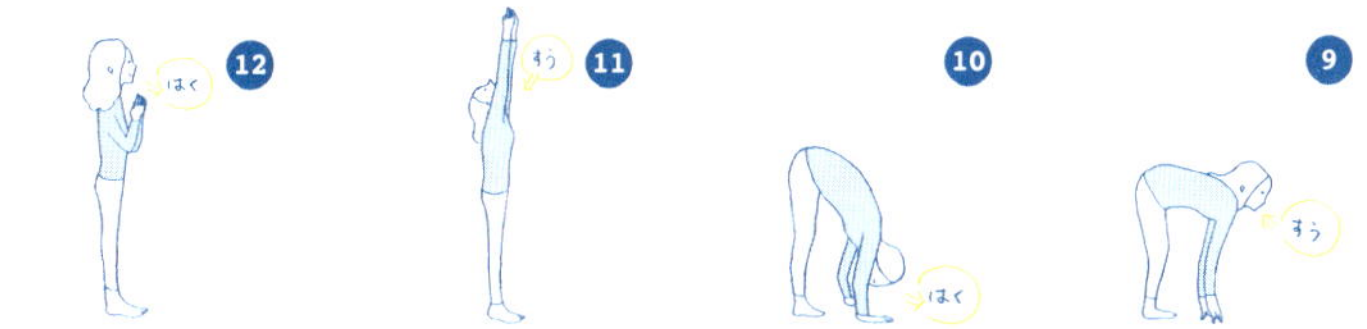

9 上半身を元に戻す。

10 両足の横に両手のひらをつける。

11 両手を上げて手のひらを合わせる。

12 両腕を胸の前まで下ろす。

適度な有酸素運動で カラダの隅まで血液を循環

健康やダイエットに効果的なヨガ。ぜひやってみたいところですが、なかなかハードルが高いイメージもあります。

そんな人におすすめなのが、ヨガの準備体操でもある「太陽礼拝」のポーズ。初心者でも簡単にできる上、「ダイエット」「体質改善」「ストレス解消」といったうれしい効果が。3分ほどで終わるので、毎朝、出かける前に行ってみてください。出かけるのがなんだか憂鬱だな、と感じているときにも効果的。不思議と気持ちがすっきりします。

有酸素運動で代謝がよくなるだけでなく、インナーマッスルを鍛える意味も。どんどん痩せやすいカラダになりますよ。

ダイヤモンド軸で運動量をアップする

肩コリ　冷え　腰痛　歪み　頭痛

におすすめです

効果 1

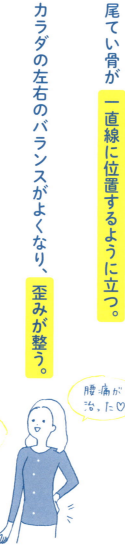

頭頂部、眉間、のど、心臓、みぞおち、へその下、尾てい骨が**一直線に位置するように立つ。**

効果 2

カラダの左右のバランスがよくなり、**歪みが整う。**

効果 3

カラダがまっすぐ保てるようになれば、**自然と代謝がアップ。**血流もよくなる。

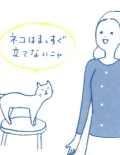

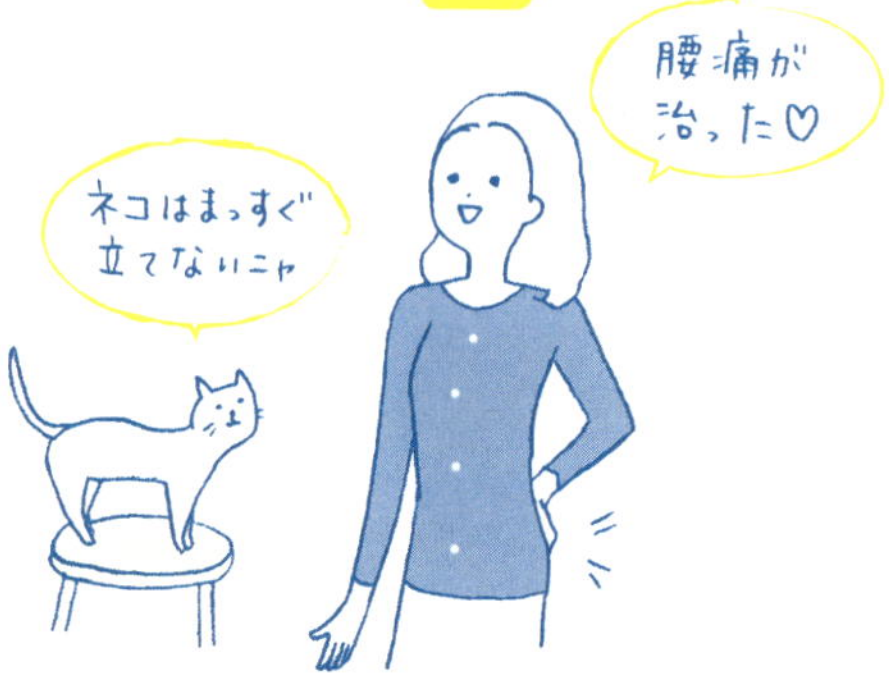

ダイヤモンド軸を意識しよう

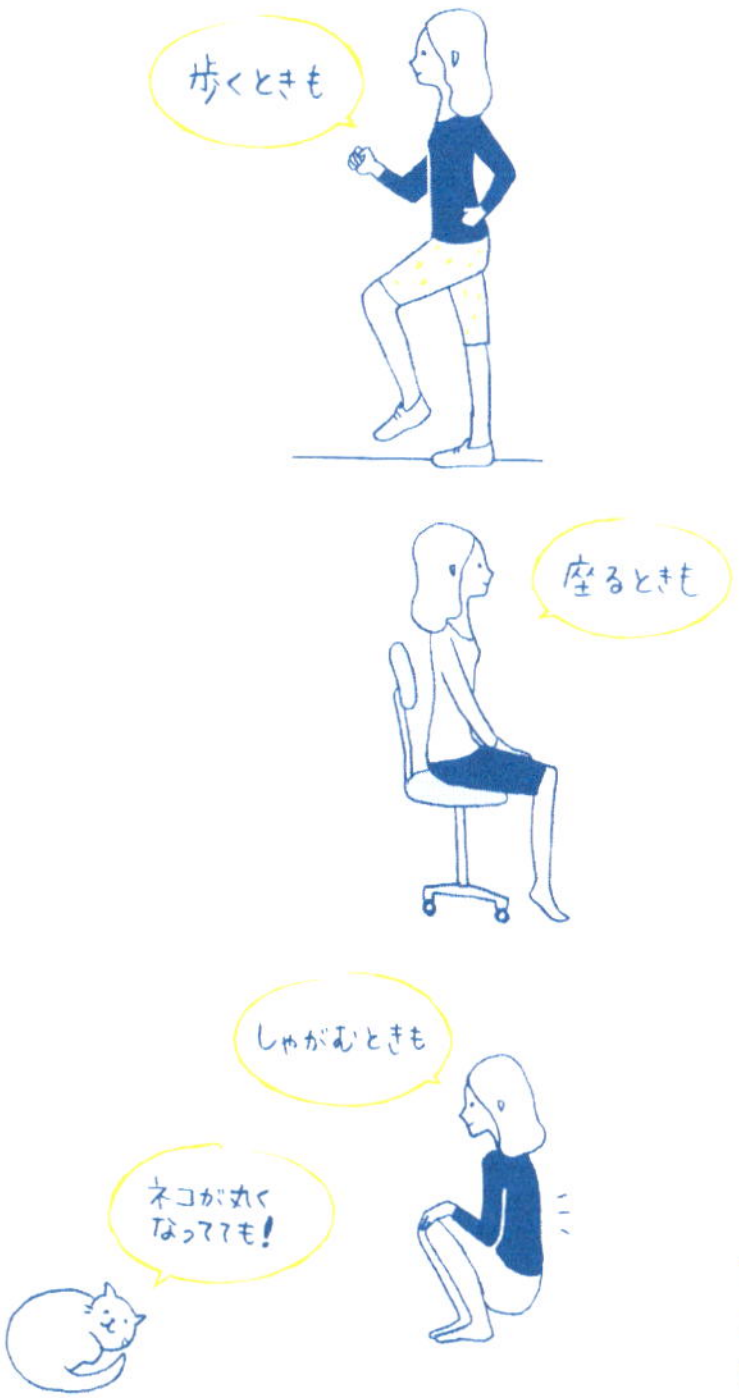
歩くときも
座るときも
しゃがむときも
ネコが丸くなってても！

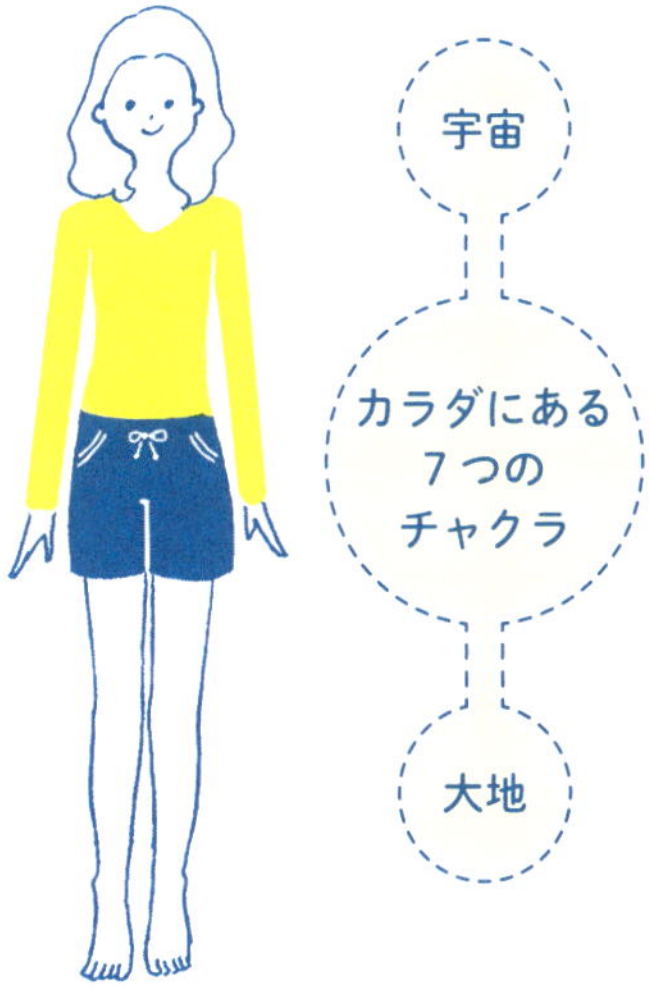

大地と宇宙、そして自分がひとつになった状態に！

7つのチャクラと宇宙、大地が一直線につながることでエネルギーが充満。この「まっすぐ」な状態を保つことができれば、特別な運動はいらない。

7つのチャクラと宇宙と大地をつなごう

ヨガの考え方では、カラダのエネルギーの出入り口を「チャクラ」と呼びます。そして、頭頂部、眉間、のど、心臓、みぞおち、へその下、尾てい骨にある7つのチャクラと大地、宇宙をまっすぐつなげたものがダイヤモンド軸。これを常に一直線にすることで、健康的なカラダが得られると言われています。

ダイヤモンド軸で動くだけで特別な運動なしでもやせる

立つときはもちろん、座る、しゃがむ、歩くなど日常の動作で欠かさず意識。これだけで、特別な運動をしなくても、十分な運動量が得られます。

息は吸うより吐くを意識する

イライラ
息切れ
冷え
不安
集中力低下

におすすめです

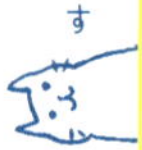

効果 1

吐く息が浅いと常に緊張状態に。ゆっくり深く吐くことを意識すると**リラックス効果**が。

効果 2

息を吐き切ると、自然とカラダに**必要な分だけの酸素が入ってくる。**

効果 3

吐くことで**副交感神経に切り替わってリラックス。**血行がよくなってカラダが温まる。

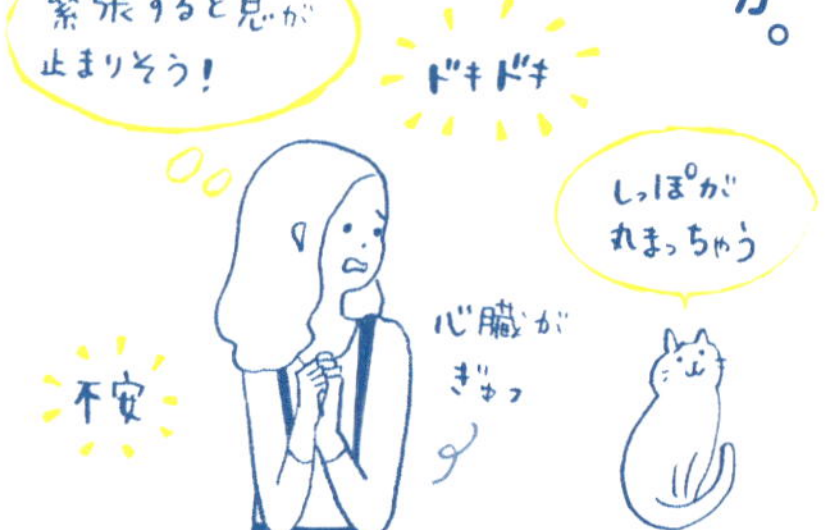

正しい息の仕方

息を吐き切る

↓

副交感神経に切り替わる

↓

カラダが温まってリラックス

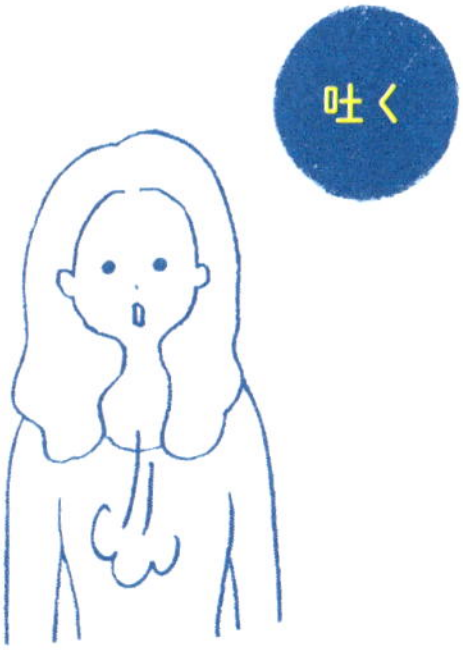
吐く

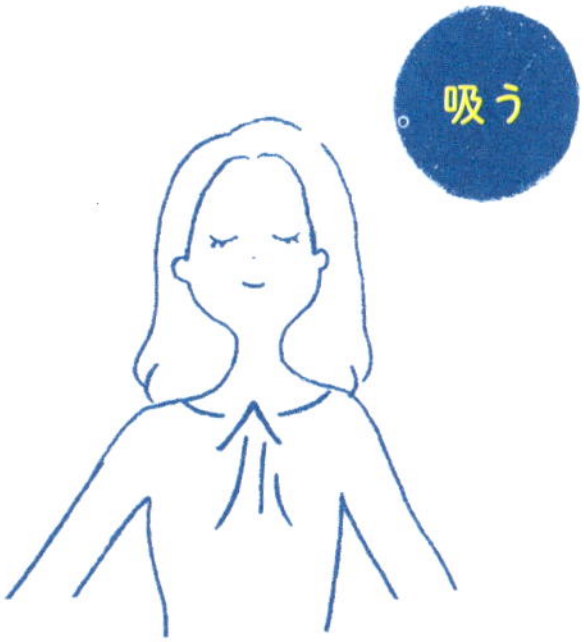
吸う

基本は腹式呼吸。鼻で吸った息を、口からゆっくり吐き出す。このとき、下腹の力を抜くようにお腹全体を引っ込めながら吐き出すようにしよう。

下腹に力を入れ、鼻から思い切り吸い込む。このとき、肩が上がってしまわないよう注意。肩の力を抜きリラックスした状態で行って。

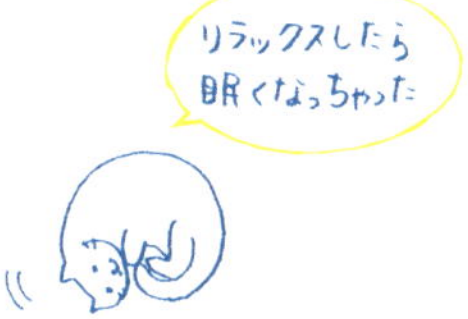
リラックスしたら
眠くなっちゃった

息を吐くことでリラックス トラブル時こそ息を吐いて

ドキドキしたり、緊張したりすると息をするのを忘れる……誰もがそんな経験をしたことがあるのではないでしょうか。

呼吸は自律神経の働きなので、私たちは「呼吸をしよう」と意識しなくても自然と行うことができます。そして息を吸うのは交感神経、吐くのは副交感神経の働き。だから、緊張やストレスなど「戦闘スイッチ」が入っているときは、息を吸いすぎて過呼吸を起こしてしまったり、息が止まったりするのです。

リラックスしたいときは、「吐く」ことを意識してください。しっかりと吐き切ることで、自然と必要な分だけ息を吸えるようになりますよ。

1日1万歩を目標に歩く

疲労
ダイエット
冷え
ストレス
免疫力低下
におすすめです

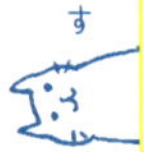

効果 1

適度なペースで歩くことで血流がよくなり、**酸素が全身に行き渡る。**

効果 2

食べた後に歩くと、**エネルギーが効率的に消費される**ため太りにくい。

効果 3

ダラダラ歩きではなく、なるべく**早足でサクサク歩く**と効果がアップ。

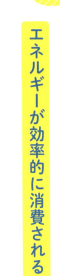

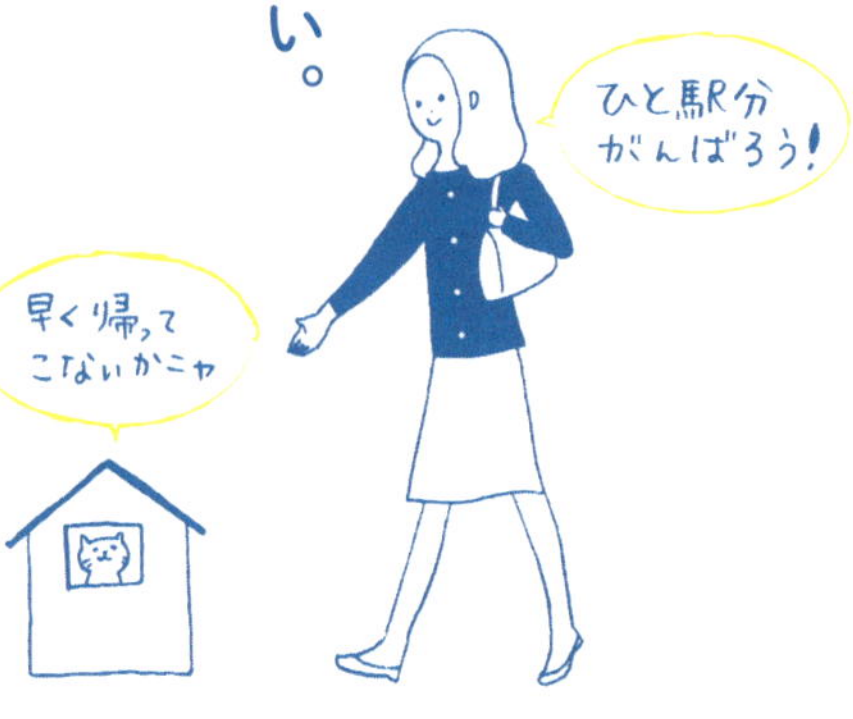
ひと駅分
がんばろう!
早く帰って
こないかニャ

ウォーキングの効果とコツ

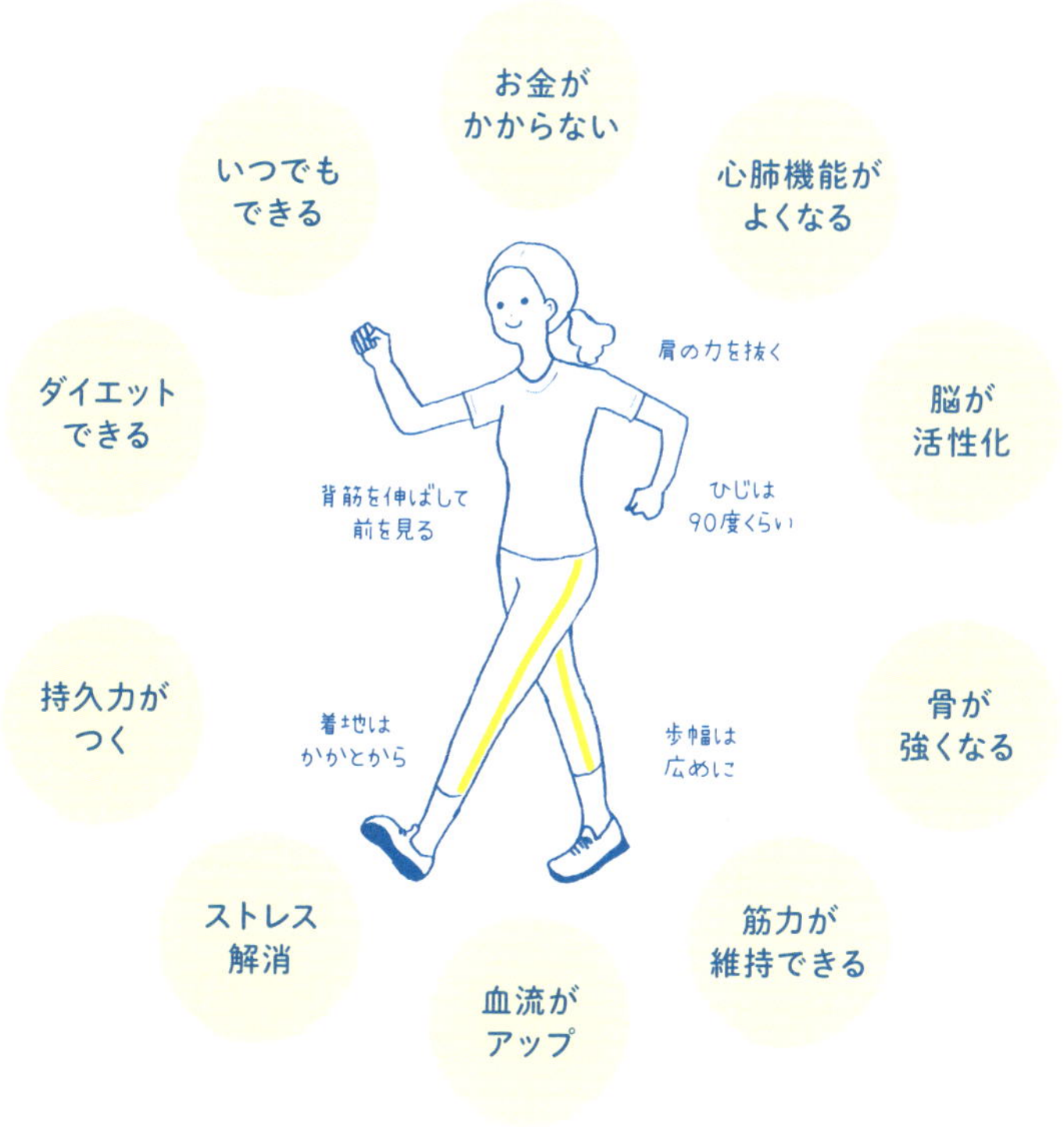

代謝をアップすることが血流アップにもつながる

最も気軽な有酸素運動といえばウォーキングですよね。特別な道具もいらないし、お金もかかりません。

軽い家事と近所へのお買い物といった場合、人は平均して4000歩ほど歩いていると言われます。1万歩はその倍以上。時間にして1時間〜1時間半ほどかかりますから、意識しないと達成が難しいかもしれません。

電車通勤の人は、ひと駅手前で降りて歩くなどくふうするのがおすすめ。歩くときは、なるべく早足でサクサク進みましょう。特に、食後に有酸素運動を取り入れるとエネルギー代謝がよくなるので、体型が気になる人はぜひトライしてみて。

1日10回スクワットする

ダイエット
疲労
歪み
腰痛
冷え
におすすめです

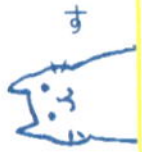

効果 **1**

大きな筋肉がついている太ももを鍛えることで、**燃焼しやすいカラダ**に。温まって血流も増える。

効果 **2**

筋肉をつけるために行う**無酸素運動の中でも、特に効果が高い。**

効果 **3**

下半身を鍛えることで、**きゅっと引き締まったお尻**になれる。

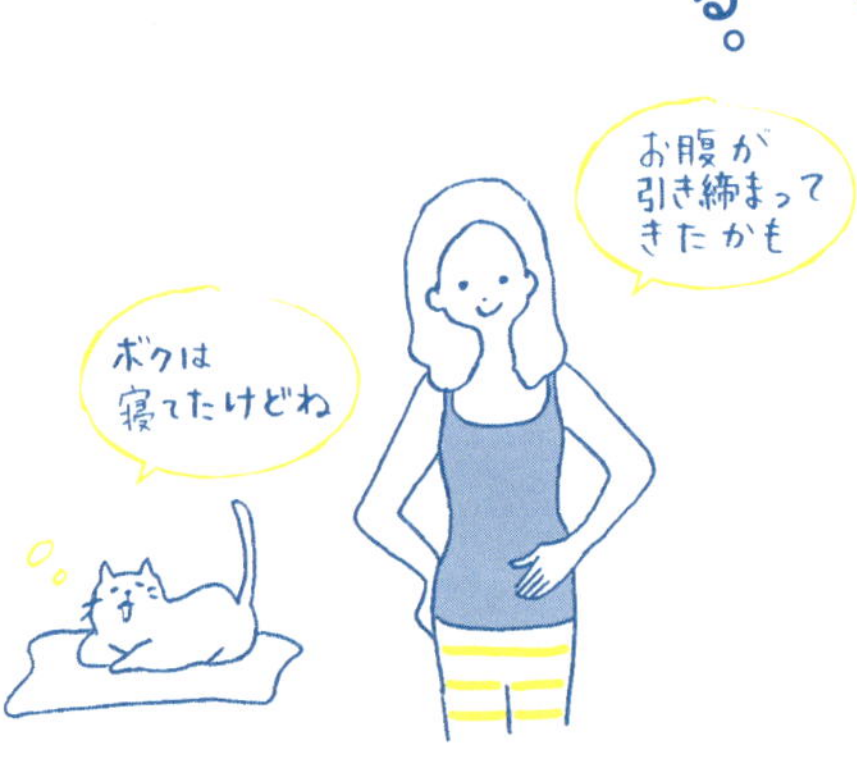
お腹が引き締まってきたかも
ボクは寝てたけどね

スクワットのやり方

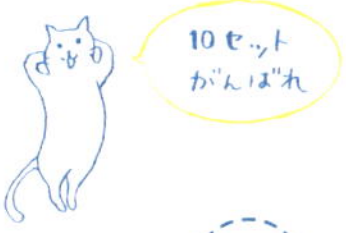
10セット
がんばれ

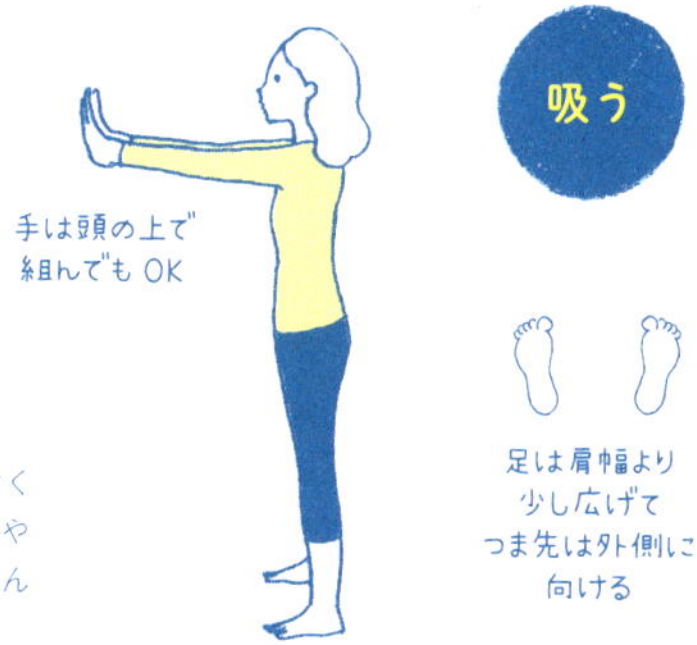
吸う
手は頭の上で
組んでもOK
足は肩幅より
少し広げて
つま先は外側に
向ける

1

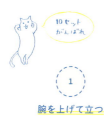

腕を上げて立つ

足は肩幅よりこぶし2個分ほど大きく広げ、腕を前に上げる。つま先はやや外側に向ける。腕は胸の前で組んだり、頭の上にのせてもOK。

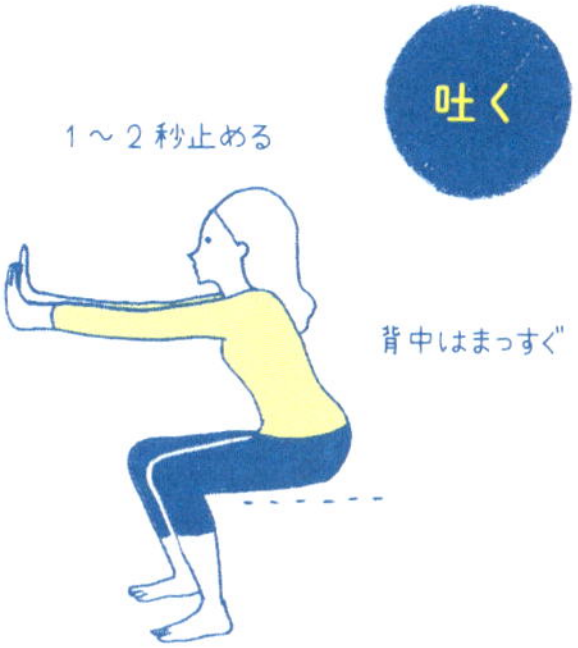
吐く
1～2秒止める
背中はまっすぐ

2

太ももが床と平行になるように腰を下ろす

背筋を伸ばして、ゆっくりと腰を下ろす。このときひざがつま先よりも前に出ないよう注意。太ももが床と水平になったら一度止め、元に戻す。

腹筋の何倍もの効果が得られるスクワット

筋肉量を増やすための無酸素運動の代表といえば、腕立て伏せや腹筋、背筋などがあります。なかでもおすすめなのは、スクワット。1回で腹筋の何倍もの効果が得られます。

筋肉量を増やしてカラダを温めよう

スクワットは、「太もも」「おしり」「内股」などの下半身の筋肉を一度に鍛えることができます。無酸素運動なので消費カロリーは多くありませんが、筋肉量を増やすことで燃焼しやすいカラダに。まずは1日10回試してみて。1週間ほどでカラダが変わってくるはずです。

1時間に1回カラダを伸ばす

肩コリ
腰痛
頭痛
疲労
筋肉痛
におすすめです

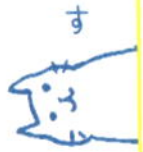

効果 1

圧迫されていた血管が解放されて、**血の巡りがよくなる。**

効果 2

同じ姿勢をずっと続けると、コリやむくみの原因に。伸ばすことで**筋肉がほぐれる。**

効果 3

快楽を感じさせる**エンドルフィンが分泌。**全体的に体調がよくなる。

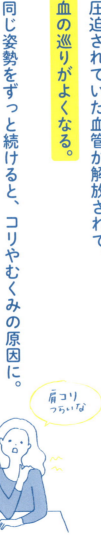

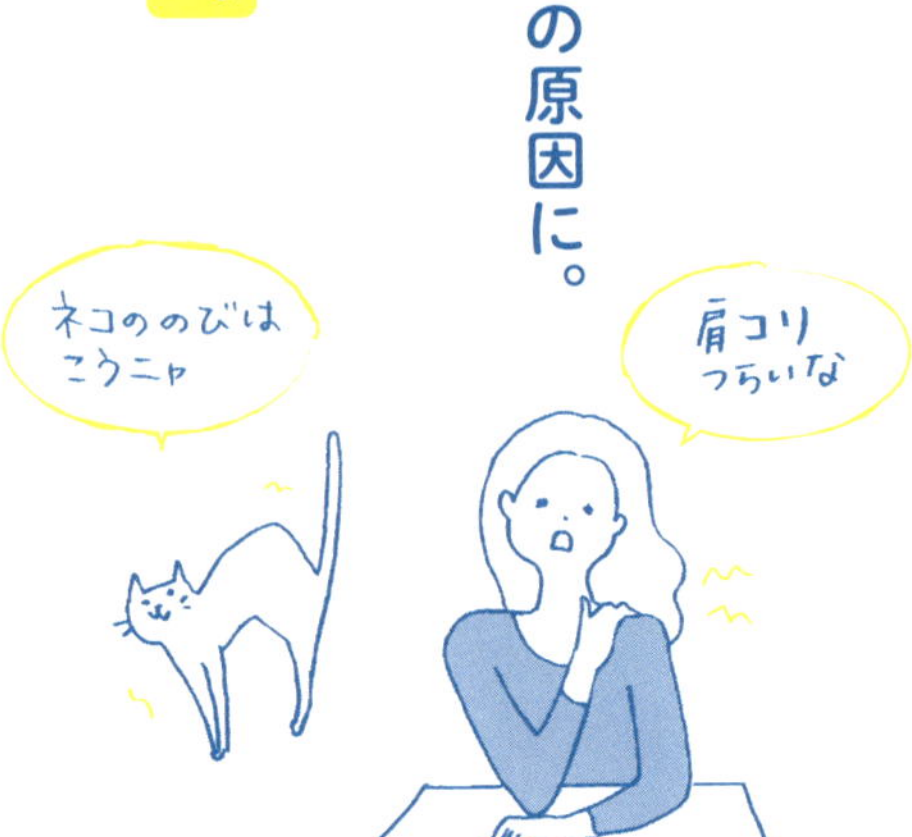

伸びるだけでこんなに違う

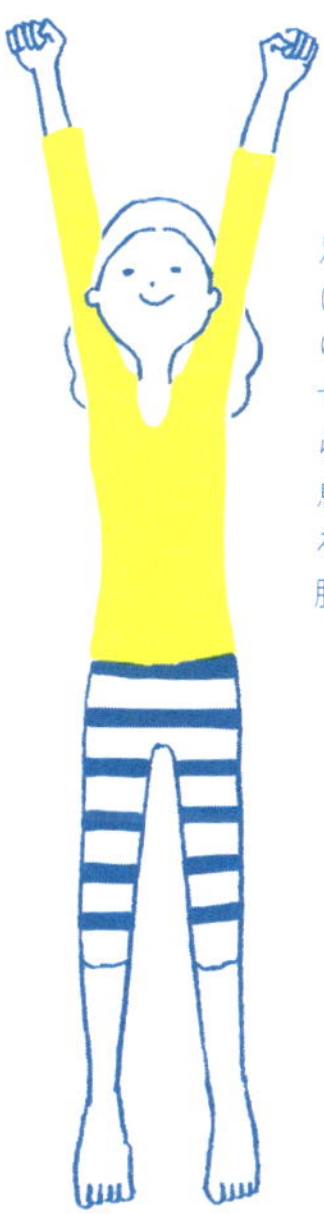

立って

足を肩幅程度に広げ、上半身を張り出すように伸ばす。息を吸いながら手を上げたら、息を止めて伸び切ろう。吐きながら脱力する。

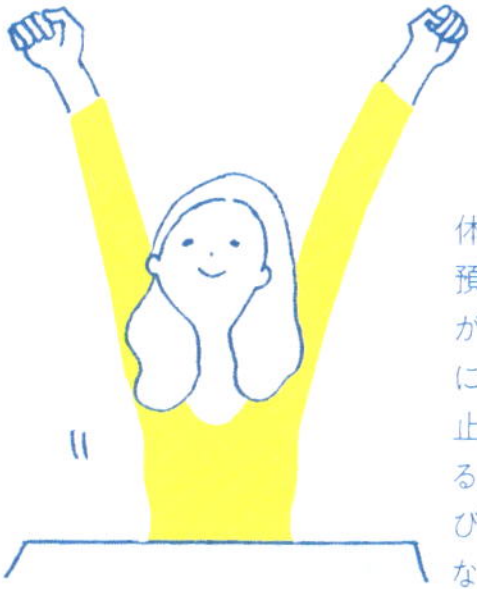

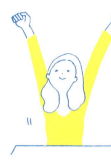

座って

体重を背もたれに預け、息を吸いながら上半身を後ろに倒す。一度息を止め、縮まっている筋肉が完全に伸びたら、息を吐きながら戻す。

- 効果1　エネルギーが全身に行き渡る
- 効果2　あくびが深呼吸の代わりに
- 効果3　筋肉をほぐしてリラックス
- 効果4　集中力が戻ってくる
- 効果5　血行を促進してコリを予防

血流を圧迫すると全身が痛くなる

長時間同じ姿勢をしている人は、どうしても筋肉のコリやむくみに悩まされがち。それは長時間血管を圧迫し、筋肉を固めることで血液の流れが阻害されてしまうためです。

気持ちいいと感じることが体調を整えるカギ

オフィスでデスクワークに従事している人は、好きに立ち歩くこともできないため、我慢することも多いでしょう。でも、せめて1時間に1回、カラダを伸ばすようにしてください。血流がアップして、エンドルフィンが分泌。気持ちよくなるだけでなく、体調まで整えてくれます。

テレビを見ながら静止運動

ダイエット
疲労
デトックス
腰痛
歪み
におすすめです

効果 1

気になる部分だけに、7秒間力を入れるだけの簡単筋トレ。時間もお金もかからない。

効果 2

鍛えることが難しいインナーマッスルにも、特に効果を発揮する。

効果 3

鍛えた筋肉が血液やリンパの流れを補助して、疲労の回復を助ける。

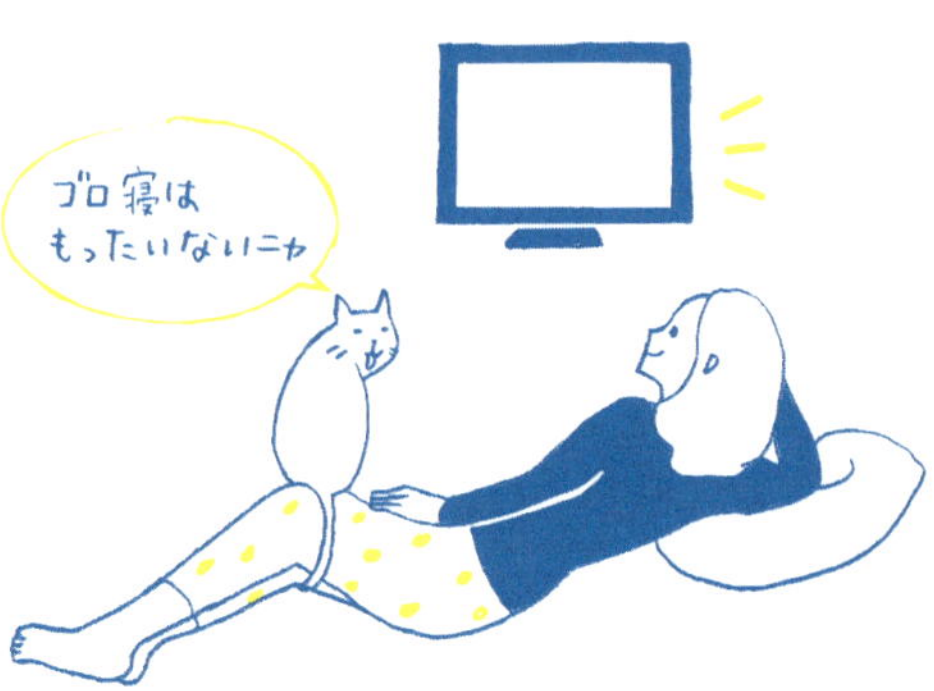

おすすめの静止運動

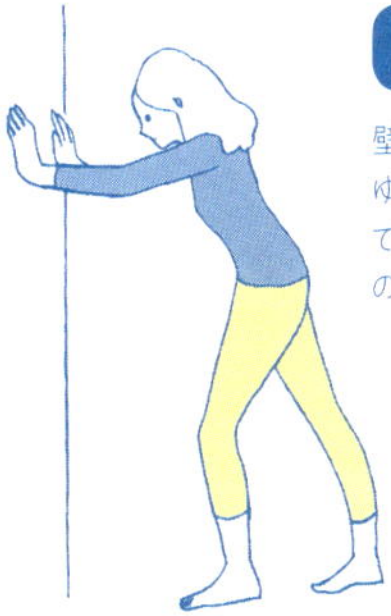

壁を押す

壁に手をつけ、足を前後に広げる。ゆっくりと呼吸をしながら、強い力で壁を押す。7秒押したら、左右の足の位置を入れ替えて再度押す。

7秒
×
3セット

いす足踏み

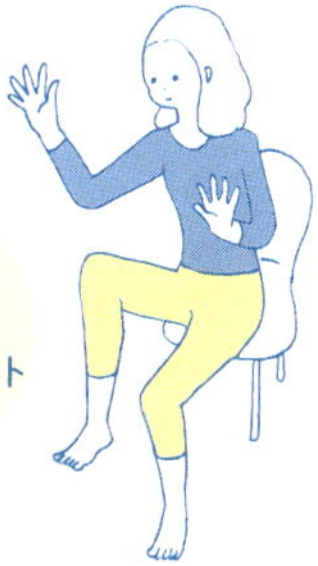

椅子に座って背筋を伸ばし、右手と右足を同時に上げる。そのまま7秒間キープ。手は顔あたり、足は20cmほど上げて。終わったら左へ。

7秒
×
左右8セット

腕立て

7秒
×
5セット

うつ伏せになり、ひじとつま先でカラダを支える。頭から足まで一直線になるようにキープ。腰が浮いたり、落ちると効果が下がってしまう。

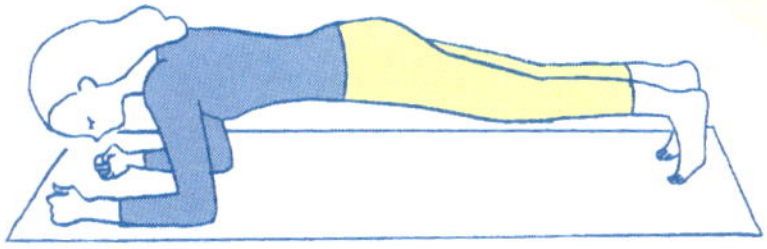

テレビを見ている時間を健康タイムにチェンジ

家でテレビを見ているとき、ぼーっとしているだけではもったいない。そんなときこそ、血流増やしのチャンスです。おすすめは、何かをしながらでも余裕でできる「静止運動」。

動かずに力を入れるだけの簡単筋トレ方法

筋トレは、負荷をかけることで筋肉量を増やす運動ですが、動く以外にも「力を込めて静止」するという方法もあります。

上で3つ紹介しましたが、それぞれ7秒間、力を入れて止めるだけ。テレビの内容に集中したいなら、CMの間に行うだけでも十分です。

足ぶらぶら体操でストレッチ

冷え

むくみ

ストレス

ダイエット

疲労

におすすめです

効果 1

筋肉が収縮して血流が悪くなっている状態を、**ぶらぶらするだけですっきり**解消できる。

効果 2

背中や股関節、腰椎などの中に通っている自律神経に振動が伝わり、**副交感神経が優位に働く。**

効果 3

リラックスすると同時に血流がアップ。**カラダの疲れがとれる。**

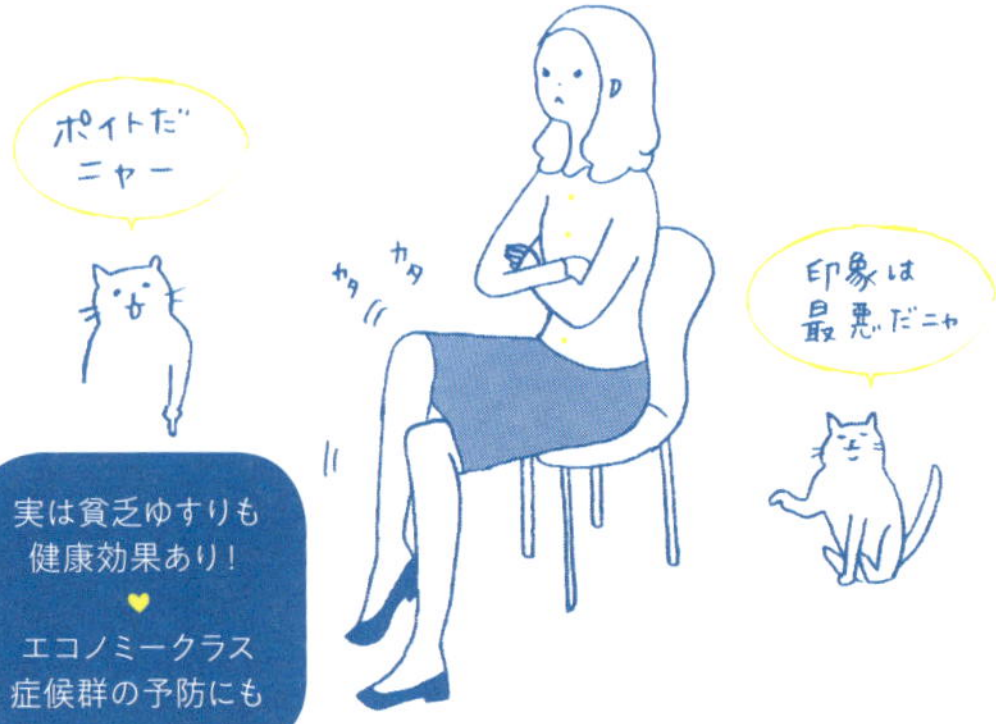

実は貧乏ゆすりも健康効果あり！

エコノミークラス症候群の予防にも

足ぶらぶら体操のやり方

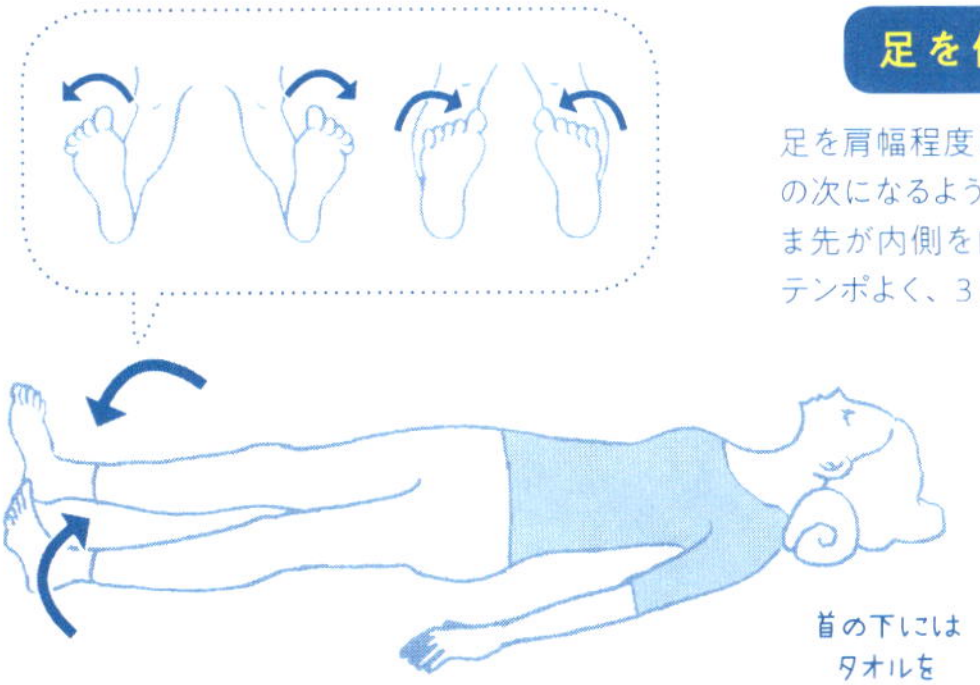

足を伸ばして

足を肩幅程度に広げ、足先がハの次になるように広げる。次はつま先が内側を向くように閉じる。テンポよく、3分間ほど行うこと。

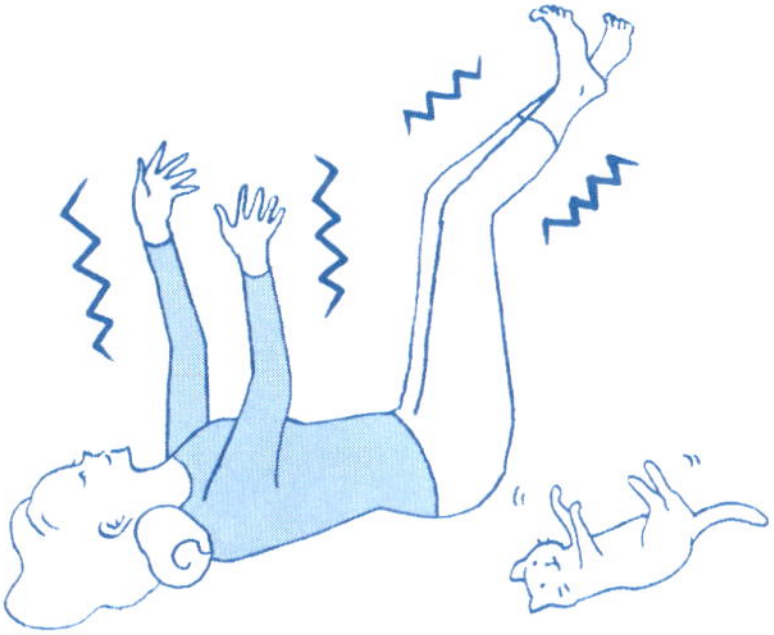

足を上げて

仰向けに寝転んで、両手、両足を垂直に上げる。そのまま両手、両足をぷるぷると震わせよう。朝晩、2～3分ずつやると効果的。

交感神経が優位だと カラダも心も休まらない

ストレスや運動不足などで自律神経が乱れていると、疲れやすくなったり、病気にかかりやすくなります。そんなときは交感神経が優位になっているため、意識的に副交感神経を優位に持っていく必要があります。

自律神経の働きを整えて 血流まで改善させる

カラダの不調を感じたら、足首や足全体をぶらぶらさせてみましょう。その振動が骨内部にある自律神経に伝わり、正常な働きに戻してくれます。また、末端の毛細血管が刺激されることで、全身の血流もアップ。疲れが取れやすくなります。

足を床に伸ばして4の字ひねり

歪み デトックス ダイエット むくみ 疲労 におすすめです

効果 1

上半身をひねることで、骨盤や背骨付近の**左右の歪みを整える。**

効果 2

肝臓をマッサージして、機能を回復。**デトックス効果**が高まる。

効果 3

毒素の分解力が正常値に戻り、**カラダを流れる血液がキレイ**になる。

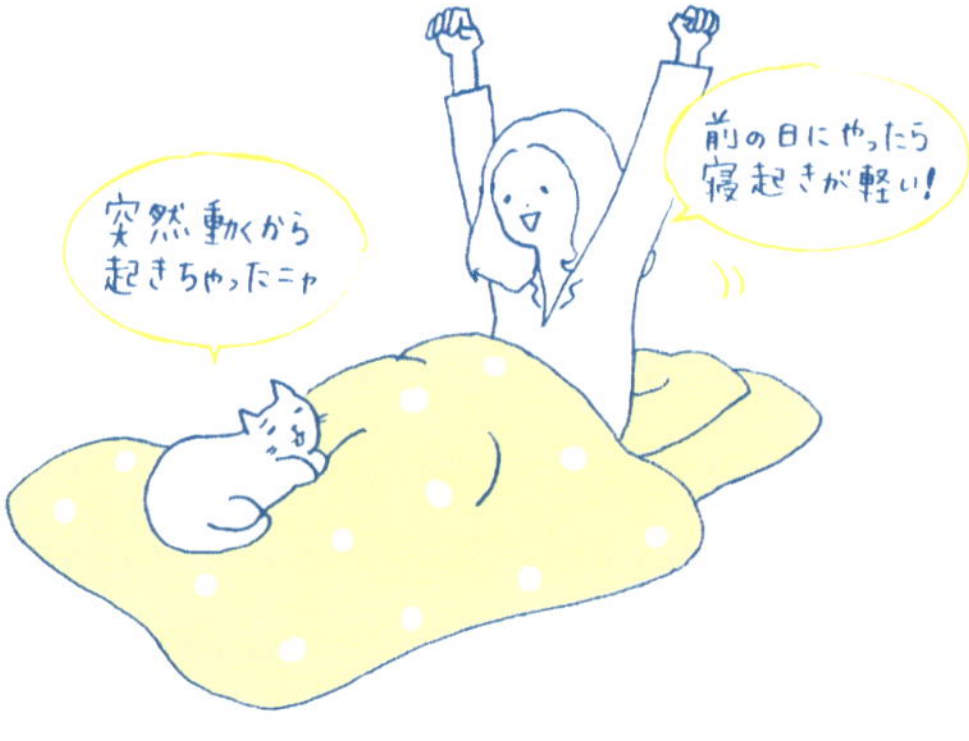

前の日にやったら寝起きが軽い！
突然動くから起きちゃったニャ

4の字ひねりのやり方

1 ひざを立てて、足をクロスする

足を伸ばして床に座る。左足を立て、右ひざの外側に持ってきてクロスさせる。このとき、背筋が曲がらないように注意。

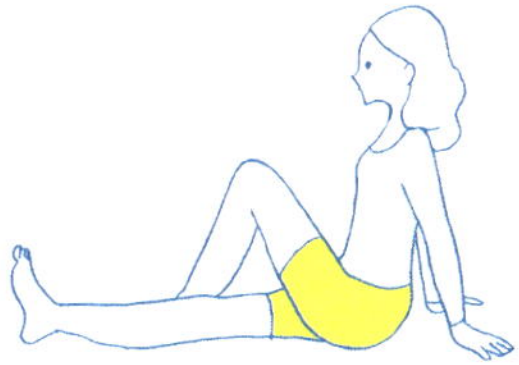

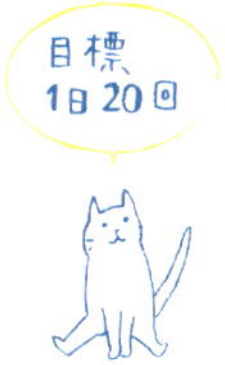

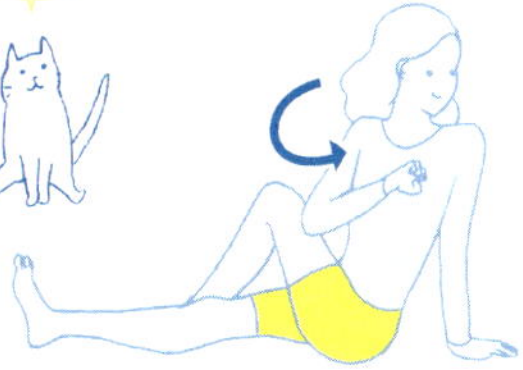

2 立てている足のほうに上半身をまわす

立てている左足のひざに右ひじを当て、押しながら上半身を左にひねる。ついている右手が曲がらないように気をつけながら10秒キープ。

3 反対側の足を立て、逆にまわす

左右の足を入れ替えて、同様にひねる。10秒数えたら、再度左、右というように、それぞれ20回ほど行うと効果がアップ。

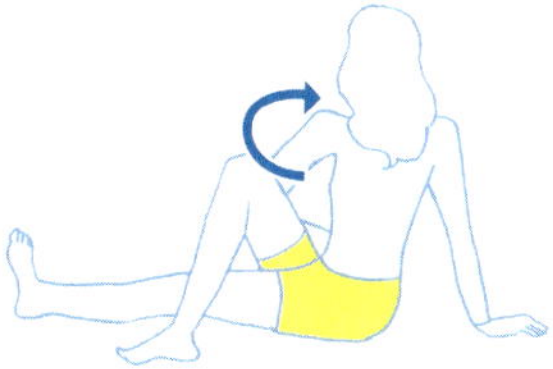

肝臓マッサージができる究極のストレッチ術

筋肉をほぐす効果的な運動に、足を伸ばして上半身をひねる「4の字ひねり」があります。この運動の特徴は、手が届かない肝臓をマッサージできること。肝臓は体内にたまった毒素を排出する働きがありますが、生活習慣や食べ物などで負担をかけてしまいがち。定期的にほぐして、弱った機能を回復してあげて。機能が回復すれば、疲れも取れやすくなります。

肝臓はカラダの右側にあるので、右にひねるときは縮み、左のときは伸びます。動きを脳内でしっかりイメージすると、効果はさらにアップ。続けているうちに、骨盤や背骨の左右の歪みも整ってきますよ。

浴槽の中でバタ足エクササイズ

ダイエット
冷え
むくみ
ひざ痛
疲労
におすすめです

効果 **1**

お風呂でのエクササイズは、**水圧によって血流も促される**ため効果倍増。

効果 **2**

カラダが温まっているから、エネルギー消費量もアップ。**短時間でもダイエット効果**が高い。

効果 **3**

お風呂に入っている時間でできるから、忙しいときでも続けられる。

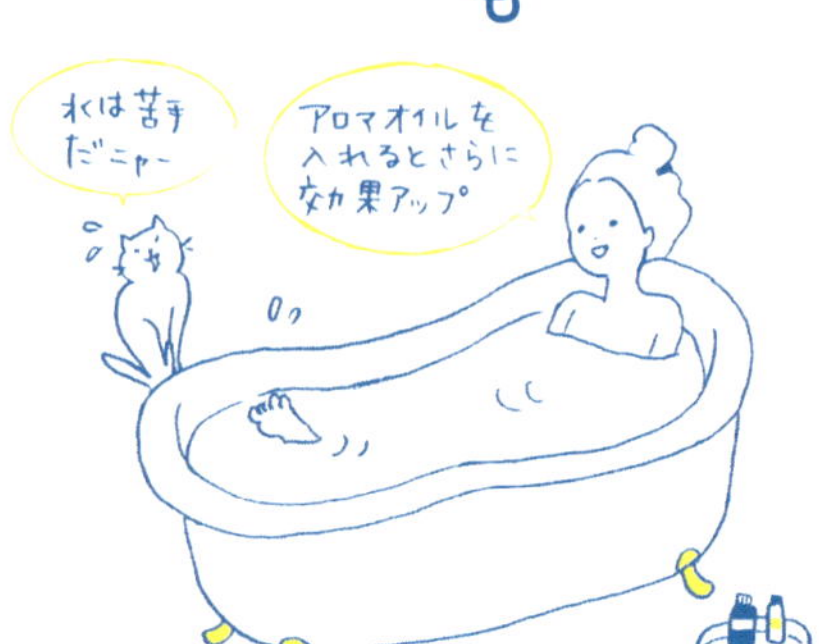
水は苦手だニャー
アロマオイルを入れるとさらに効果アップ

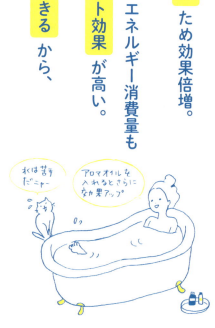

バタ足エクササイズのやり方

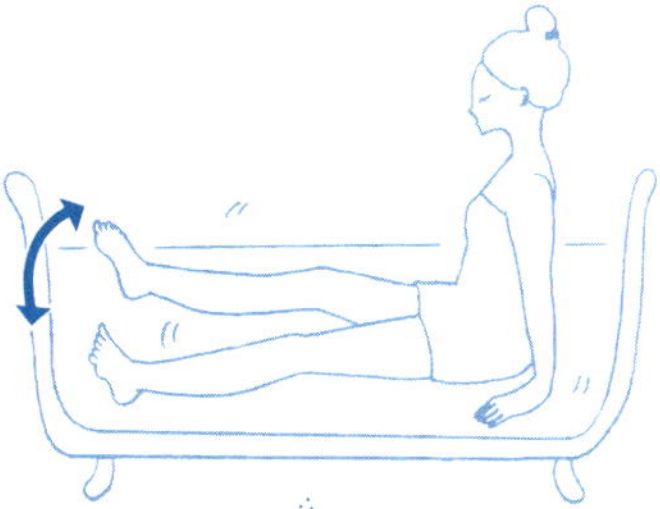

バタ足
20回

湯船の中で足を伸ばす。背筋をしっかり伸ばして、足のつけ根から動かすようにバタ足をする。水面から足が出ないよう意識。

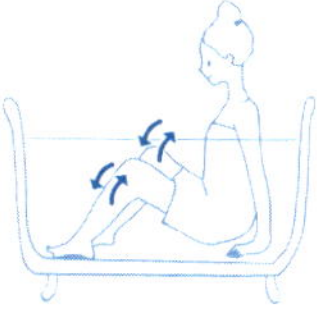

浴槽が狭い人はひざを立てて内側、外側と足をゆらゆらさせよう。お湯を多めに張ってひざが出ないようにすると、水の抵抗が多くなる。

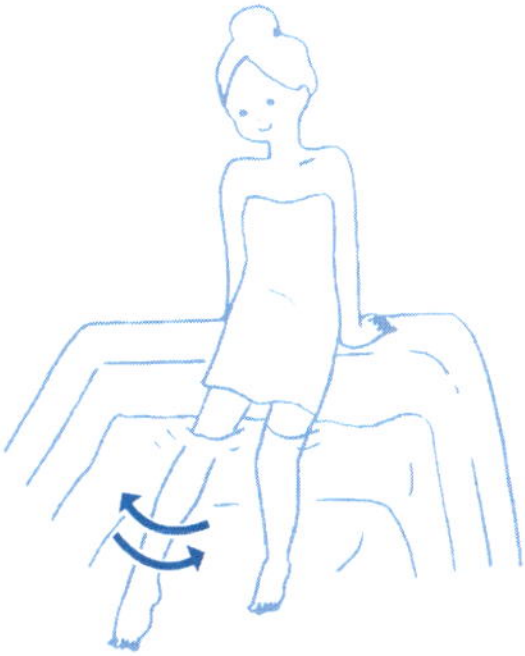

左右
20回ずつ

バスタブに座って、ひざまで足をつける。右足を内まわりに20回まわしたら、外まわりに20回まわす。左足も同様に行う。

カラダが温まっているから効果が何倍にもなる

バスタイムは、ちょっとした運動に最適な時間。お風呂での運動はカラダが温まった状態で行うため、また、水による負荷がかかるため、通常よりも効果が得られやすいのです。

腹筋を使って姿勢よく足がどんどん引き締まる

やり方は簡単。お風呂で足をバタバタ動かすだけ。腹筋を使って背筋をしっかり伸ばし、足をつけ根から動かしましょう。浴槽が狭い人は、立てたひざを左右に動かす動きでも十分。のぼせないように、浴槽のふちに座って足でお湯をかき混ぜるエクササイズも組み合わせてみて。

寝る前に脇腹と太ももをストレッチ

冷え　むくみ　不眠　イライラ　ストレス

におすすめです

効果 1

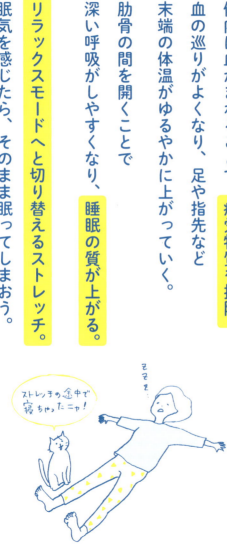

体内に血がまわることで、疲労物質を排除。

血の巡りがよくなり、足や指先など

末端の体温がゆるやかに上がっていく。

効果 2

肋骨の間を開くことで

深い呼吸がしやすくなり、睡眠の質が上がる。

効果 3

リラックスモードへと切り替えるストレッチ。

眠気を感じたら、そのまま眠ってしまおう。

寝ながらできるストレッチ

前ももを伸ばすストレッチ

正座した状態で、上半身を後ろに倒す。息を吐きながら、30秒間キープ。このとき、両腕は耳につけ、ひざが離れないよう意識。3回を目標に。

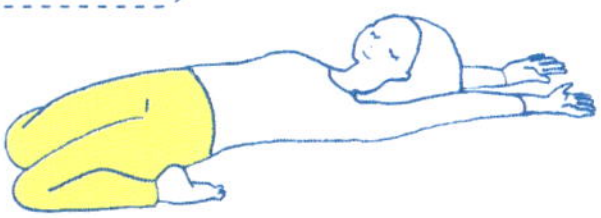

ひざを抱えるストレッチ

仰向けに寝転ぶ。右のひざを両腕で抱え、息を吐きながら10秒キープ。終わったら左側の足も同様に行う。左右5セットずつ。

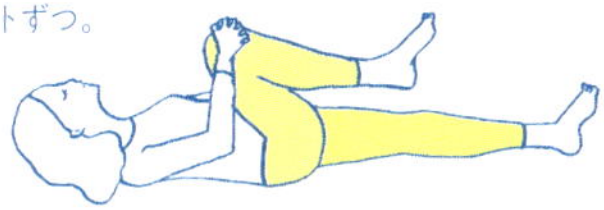

脇腹を伸ばすストレッチ

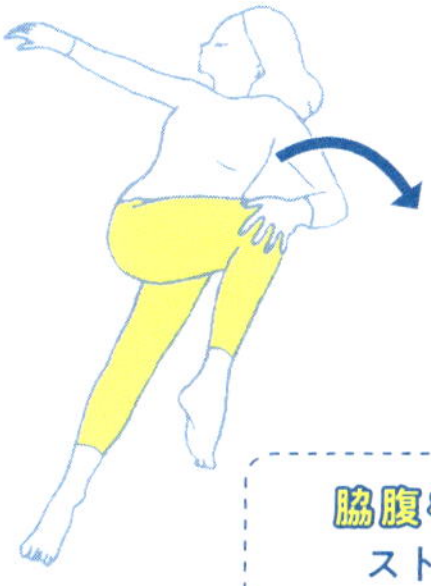

仰向けになり両腕を大きく開く。右ひざを曲げたら、左手を添え、息を吐きながら倒す。10秒間キープしたら左側も。左右5セット行って。

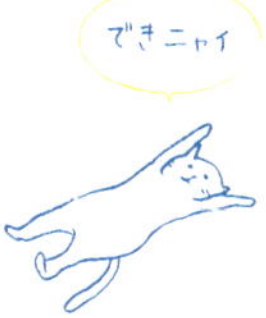

寝る前のストレッチでカラダの不調が治っていく

仕事や学業、プライベートの用事など毎日忙しく過ごしていると、自律神経に不調をきたすことが多くあります。不眠などはその代表。そこでおすすめなのが寝る前のストレッチ。自律神経をゆっくり切り替えることで、眠りに入りやすくします。

筋肉のコリだけでなく気持ちまでほぐす効果が

コリ固まってしまった筋肉を、ストレッチでほぐしてあげましょう。筋肉とともに、気持ちもほぐれていくはず。睡眠の質が上がるので、疲れが取れるだけでなく、美肌になる、やせるなどいいことずくめです。

感動する映画を見る

ストレス
不眠
イライラ
免疫力低下
意欲低下
におすすめです

効果 1

涙を流すと、**脳の緊張がほぐれてリラックス効果**がある。

効果 2

副交感神経を刺激することで、リンパ球が増加。**免疫機能が高まる。**

効果 3

いつもより興奮状態になるため体温が上がり、**血行がよくなる。**

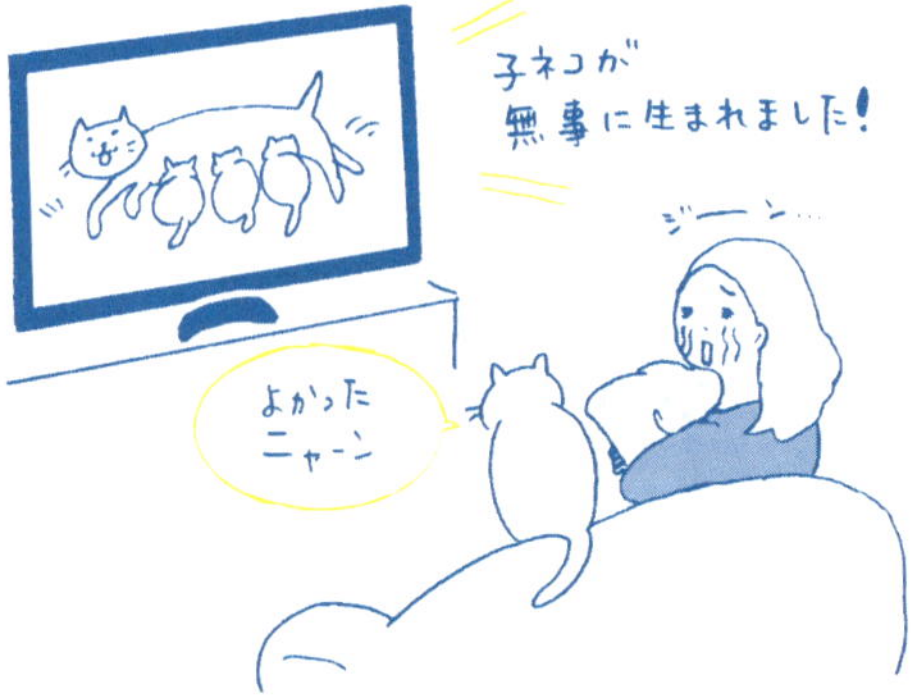

子ネコが無事に生まれました！
ジーーン…
よかったニャーン

涙ってこんなにいい！

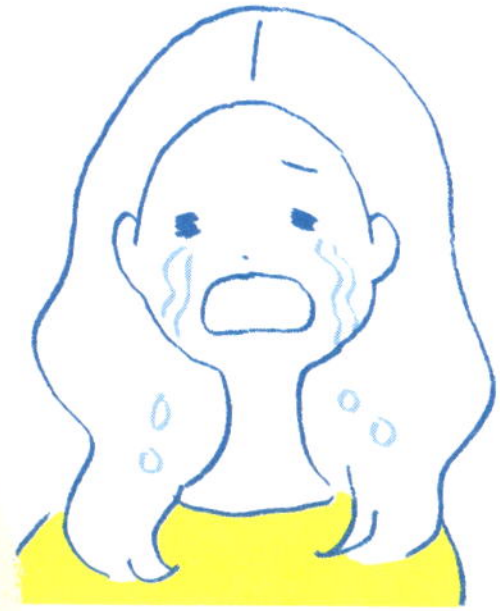

コルチゾール

ストレスを感じたときに分泌されるホルモン。血圧や血糖値を上昇させて、「戦う」もしくは「逃げる」に備える。

ACTH

別名、副腎皮質刺激ホルモン。不安やストレスを感じると、脳の視床下部から分泌。これによって、コルチゾールが分泌される。

プロラクチン

排卵を抑制するホルモン。ストレス状態が続くと自律神経が乱れ、分泌量が増えることも。攻撃性が上がり、敵対意識が高くなる。

↓↓↓

涙と一緒に流れる

↓↓↓

- 苦痛を和らげる
- ストレス物質を排出
- リラックスできる
- 免疫力アップ
- 血行がよくなる

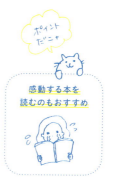

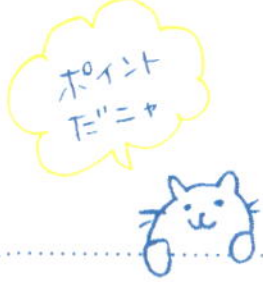

感動する本を読むのもおすすめ

感動の涙を流すことは睡眠と同程度の回復効果あり

感動する、というのは人間のような高度な知性を持った生物が持っている感情。涙を流すときは「正中前頭前野」の活動が急激に高まります。これは特に「共感」に関係している部分で、副交感神経を働かせて涙腺を刺激します。

副交感神経は通常は寝ているときに働きますが、感動して涙を流しているのは「起きているのに副交感神経が働いている」という特殊な状態。ひと晩の睡眠に匹敵するほどリラックスできると言われています。感動したとき、悲しいとき、うれしいとき、大人だからと涙をこらえてしまうことも多くありますが、泣いてしまっていいのです。

つらいときこそ笑ってみる

ストレス　不眠　イライラ　免疫力低下　疲労　におすすめです

効果 1

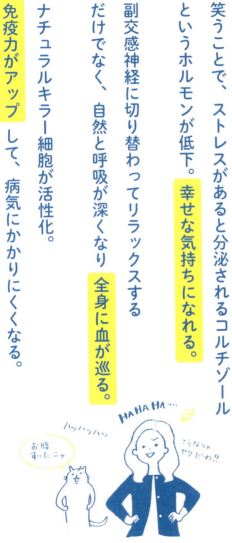

笑うことで、ストレスがあると分泌されるコルチゾールというホルモンが低下。**幸せな気持ちになれる。**

効果 2

副交感神経に切り替わってリラックスするだけでなく、自然と呼吸が深くなり**全身に血が巡る。**

効果 3

ナチュラルキラー細胞が活性化。**免疫力がアップ**して、病気にかかりにくくなる。

大きな声で笑おう

表情筋が笑う動きをしただけで「楽しい」という感情が湧き起こる → 脳をだます!

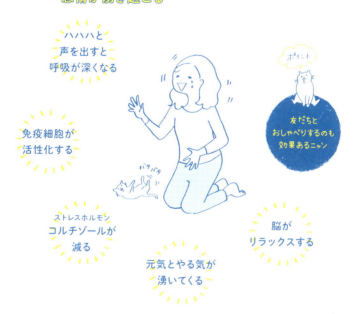

ハハハと声を出すと呼吸が深くなる

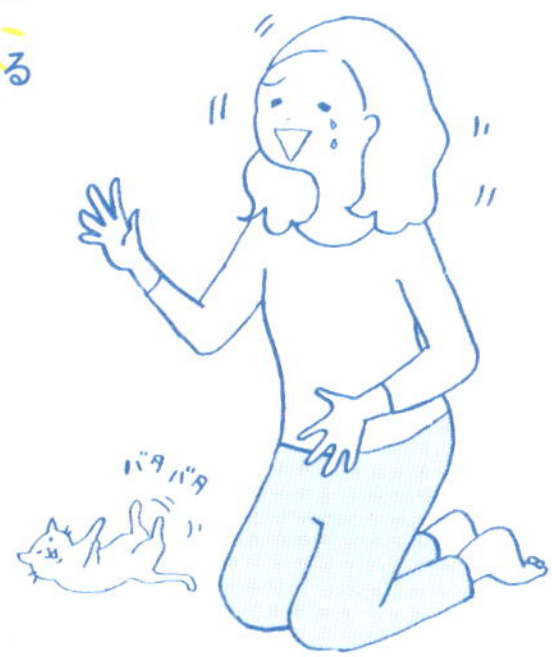
バタバタ

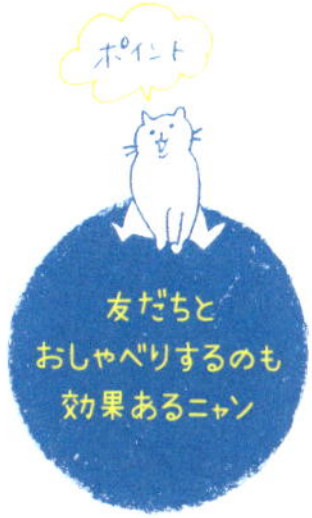
ポイント
友だちとおしゃべりするのも効果あるニャン

免疫細胞が活性化する

コルチゾール《ストレスホルモン》が減る

元気とやる気が湧いてくる

脳がリラックスする

気分が沈んでいるときも笑うと楽しくなってくる

若い人でも1日3000〜5000個ほど、がん細胞が発生していることは知ってますか? それでもがんにならないのは、私たちのカラダにある免疫細胞が守ってくれているからです。免疫細胞はストレスが多いと、働きが悪くなると言われています。

笑うと、間脳に興奮が伝わります。実はこの間脳は、免疫のコントロール機能を司っている部分。つまり、笑うことで、免疫細胞が活性化するのです。また、無理に笑顔を作ったとしても、脳はそれを勘違いして「楽しい」と認識します。だから、つらいときこそ笑顔が重要。カラ元気が、本当の元気につながるのです。

瞑想して無の時間を作る

ストレス
不眠
イライラ
免疫力低下
意欲低下
におすすめです

効果
1
自分自身に向き合う時間を作るということは、**自分をもっと大切にする**こと。

効果
2
静かに呼吸だけに集中することで、**副交感神経が優位**になる。

効果
3
呼吸が深くなり、血流もよくなって**体内に酸素が行き渡る。**

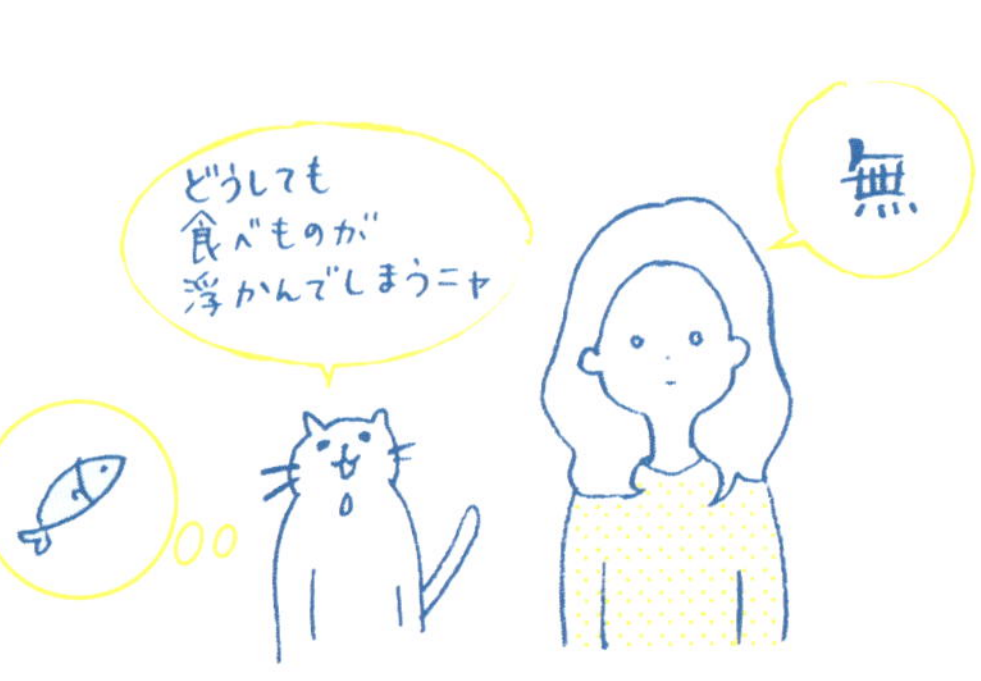
どうしても
食べものが
浮かんでしまうニャ
無

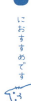

1日3分の瞑想でリセット

最重要ポイント

呼吸のことだけ考える

座って瞑想

足を組んだ状態で座り、肩の力を抜いてリラックス。まぶたを閉じ、鼻から3秒息を吸い、3秒止める。そのあと、4～6秒かけて吐く。

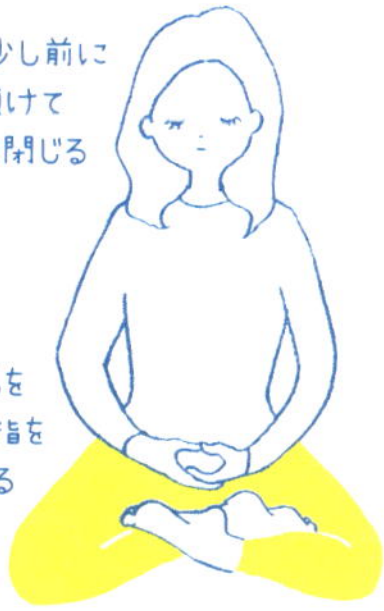
頭を少し前に
傾けて
目を閉じる
手のひらを
重ねて親指を
合わせる

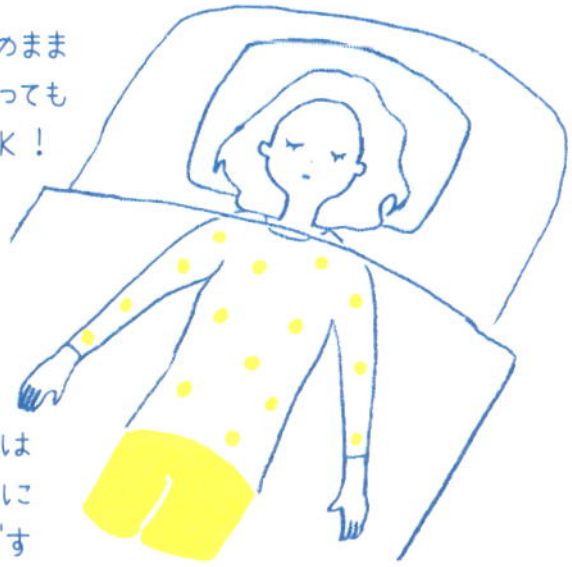
そのまま
眠っても
OK！
手足は
自然に
伸ばす

鼻から吸って
口から出す
腹式呼吸が基本

寝転んだ状態で瞑想

仰向けになり、手足は自然に脱力させる。座る瞑想と同じように、鼻から吸って、口から吐く。眠気を感じたら無理せず、眠るとよい。

瞑想を日課にすると記憶力や集中力が増す

瞑想は、目を閉じて意識を整えること。やり方はいろいろありますが、いずれにせよ「呼吸を整える」「雑念をなくす」ことが重要です。

瞑想をしている人の脳波を測ると、リラックスしているとき特有のα波が多く見られます。また、瞑想を日常的に行うことで、記憶を司る海馬の石灰質が増加したという研究結果も。だから、思考力や集中力が増す効果があるのだと考えられます。

はじめはうまく瞑想に集中できないかもしれません。そんなときは「息を吸って吐く」ことだけに意識を向けてみましょう。自分がリラックスできるポーズでトライしてください。

柑橘系のアロマを焚く

冷え　むくみ　集中力低下　ダイエット　意欲低下

におすすめです

効果 1

血行を促進する作用で、冷えやむくみを解消する。

効果 2

交感神経を活性化させて、眠気を覚ましてくれる。集中力が切れてきたときにも有効。

効果 3

代謝や消化活動をサポート。脂肪が燃焼して、ダイエット効果も得られる。

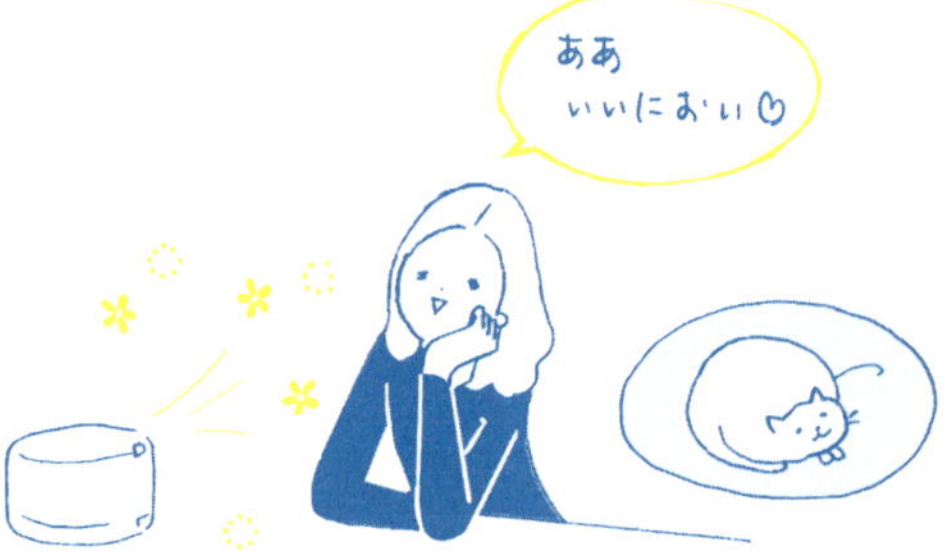

おすすめの柑橘アロマ

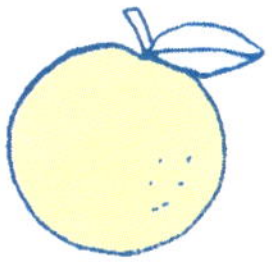

オレンジビター

日本では橙《だいだい》と呼ばれる柑橘類。花はネロリ。リラックス効果が高く、イライラを鎮めて前向きに。胃腸の働きを整える働きも。

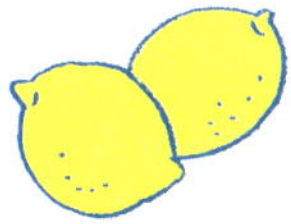

レモン

頭をすっきりさせて、記憶力や集中力を高める。殺菌作用が高いので、雑菌やウイルスに対抗。感染症の予防にも効果的。

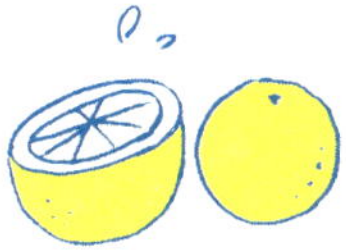

グレープフルーツ

不安や緊張をほぐしてリフレッシュ。血液やリンパの流れを促進して、老廃物やむくみを取ってくれる。脂肪燃焼効果もあり。

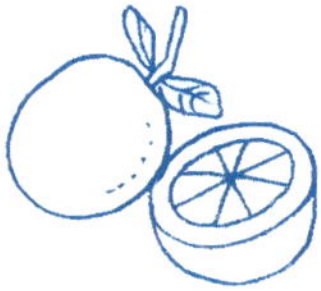

ベルガモット

気持ちを落ち着けることから、ストレスによる過食、食欲不振、吐き気にも効果を発揮。紅茶のアールグレイにも使われている。

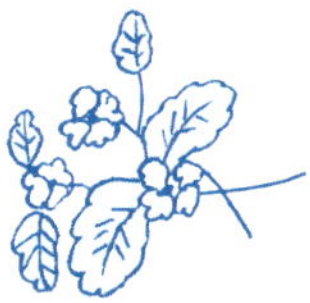

メリッサ

別名レモンバーム。抗うつ作用や、感情を整える作用がある。鎮痛作用が高く、肩コリや腰痛、月経痛なども和らげてくれる。

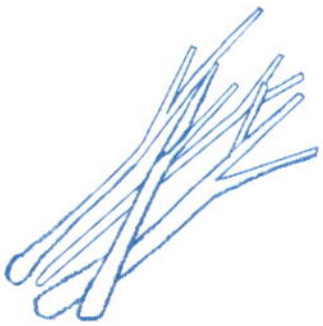

レモングラス

疲れた心を癒しながら、気持ちを高めて、元気にしてくれる。鎮痛作用もあるので、肩コリや腰の痛みに悩んでいるときに◎。

気分を高揚させて作業効率をアップ

植物が持つ香りは、人をリラックスさせたり、リフレッシュさせる効果があります。香りの成分が人間の本能を司る大脳辺縁系に伝わることで、自律神経が整うためです。

中でも特におすすめなのが、柑橘系のアロマ。みずみずしく爽やかな香りが、交感神経を刺激。脳のスイッチをオンにして、集中力と記憶力を高めてくれます。仕事や家事などの効率をアップしたいときに試してみて。昼間の活動量が多くなり、夜には自然と深い眠りにつくことができます。

成分が鼻の粘膜から体内に入ることで作用するため、天然のアロマを使ってくださいね。

眠りにつく1時間前にスマホをオフ

不眠
ストレス
疲労
イライラ
不安

におすすめです

効果 1

液晶による目の周囲の筋肉の疲れが取れ、**目元の血流がよくなる。**

効果 2

メラトニンの生成がスムーズになり、**体内時計が正常化。**

効果 3

脳が興奮すると、静まるのに2〜3時間かかる。2時間前にオフにして部屋を薄暗くすれば、睡眠の質が上がり、**疲れが取れやすくなる。**

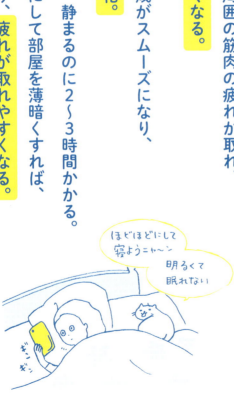

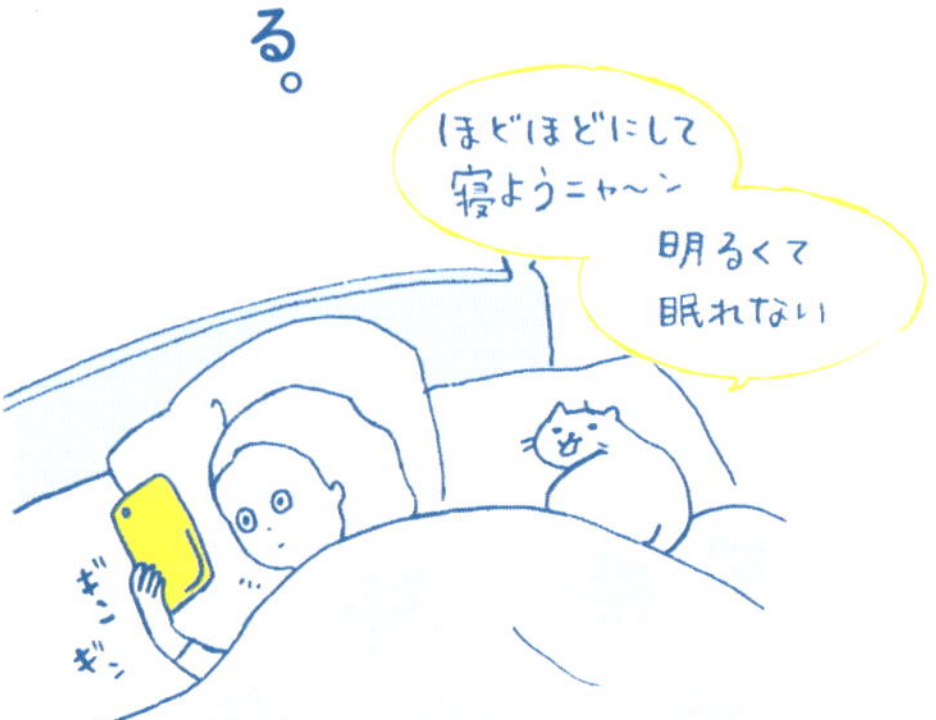
ほどほどにして寝ようニャ〜ン
明るくて眠れない
ギン ギン

ブルーライトってこんなにこわい

ブルーライトとは

目に見える光（可視光線）の中でも、波長が短い。エネルギーが強いため、網膜に過剰な刺激を与えて、疲弊させてしまう。

ブルーライトの弊害

その 1 メラトニンの生成を妨げる

自然に目が覚め、眠くなるというサーガディアンリズムに働きかける受容体に反応。メラトニンの分泌を抑制し、睡眠障害を引き起こす。

その 2 目を酷使してしまう

光が強く、網膜へのダメージが高い。目の周りの筋肉を酷使することで、血流も悪くなり、目の疲れやかすみ、痛み、視力低下などのトラブルにつながる。

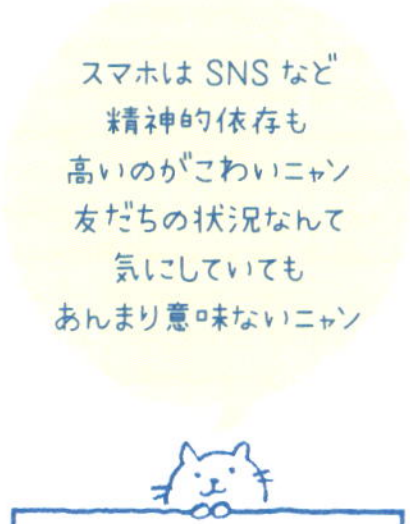
スマホはSNSなど
精神的依存も
高いのがこわいニャン
友だちの状況なんて
気にしていても
あんまり意味ないニャン

1 電源はOFF
2 枕元ではなく遠くに置く
3 存在を忘れるくらいがちょうどいい

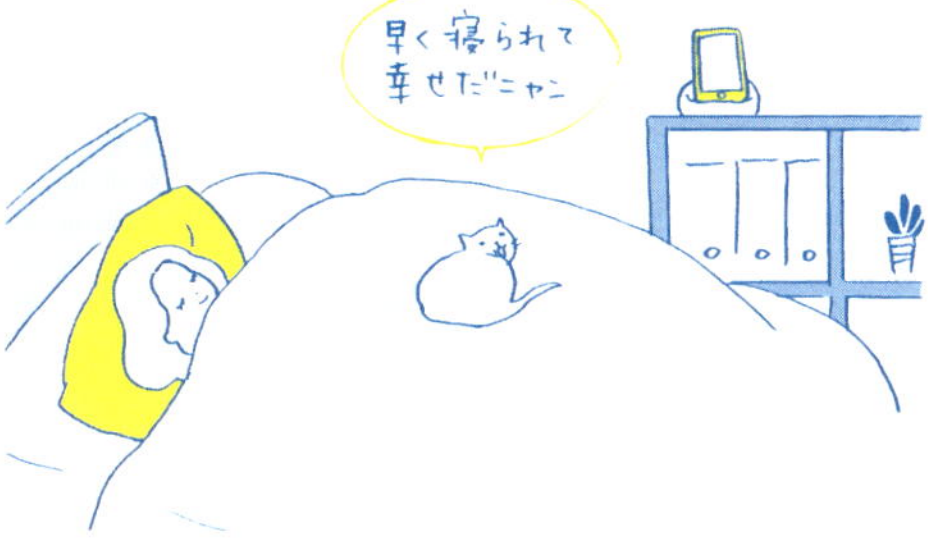
早く寝られて
幸せだニャン

目を酷使することでさまざまなトラブルが

スマホやパソコンなどの画面は、ブルーライトと呼ばれる光が多く含まれます。波長が短く、エネルギーが高いため、長時間浴びることでカラダにさまざまな影響を与えます。

　最も大きなものは、目へのダメージ。光が強いため、瞳孔を縮めようと目の筋肉を酷使してしまうのです。目の疲れ、視力の低下、肩コリなどはスマホが原因かもしれません。

　また、ブルーライトはメラトニンという睡眠ホルモンの分泌を抑制します。スマホを見ていると眠れなくなるのはそのため。スマホは精神的な依存もあるので、なるべく離れて自分の時間を持つようにしましょう。

カーテンは少しだけ開けておく

意欲低下　不眠　ストレス　イライラ　疲労

におすすめです

効果1

太陽が昇るとすき間から光が射し込んで、**自然と目が覚める。**

効果2

日の光を浴びることで、夜になると副交感神経に切り替わってカラダが温まり、**血流がよくなる。**

効果3

早寝早起きのリズムが身につき、**無理せず生活できる**ようになる。

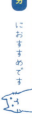

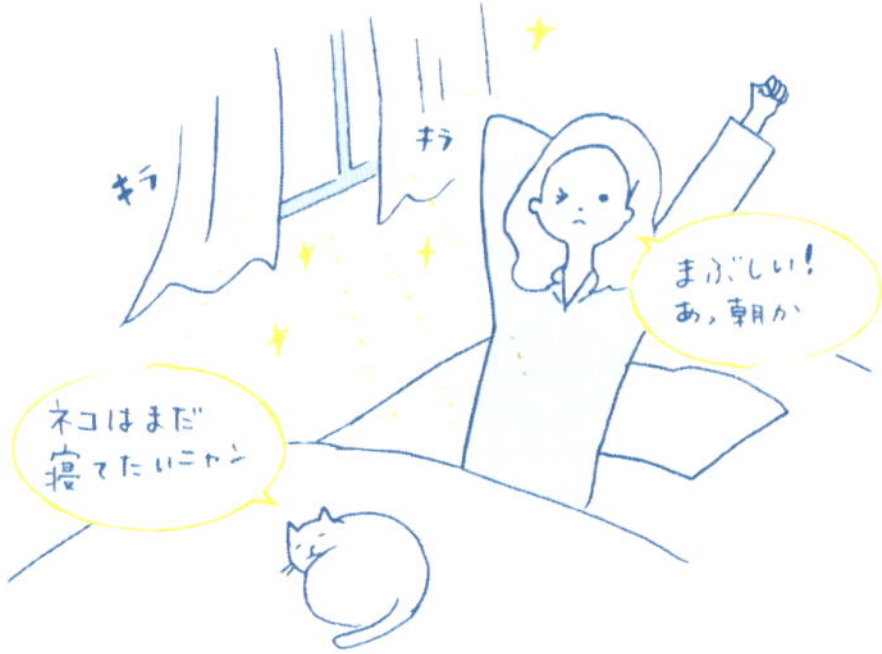

キラ
キラ
まぶしい！
あ、朝か
ネコはまだ
寝てたいにゃん

自然のリズムで寝起きする習慣を

メリット

1. 日の出に合わせて目が覚める
2. 睡眠時間が少ないときでも起きるのがつらくない
3. どんどん体調がよくなる

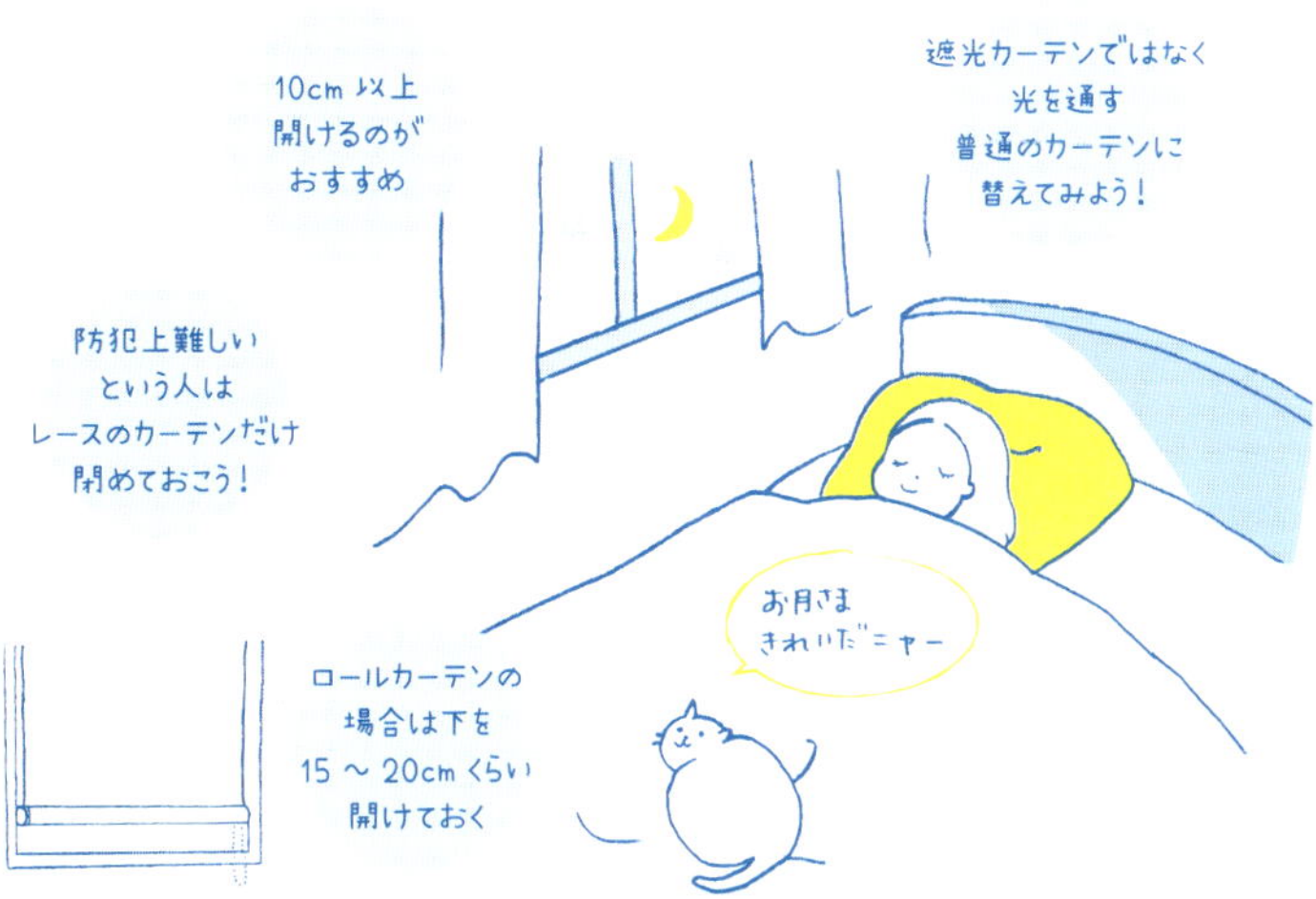
10cm以上
開けるのが
おすすめ
遮光カーテンではなく
光を通す
普通のカーテンに
替えてみよう!
防犯上難しい
という人は
レースのカーテンだけ
閉めておこう!
お月さま
きれいだニャー
ロールカーテンの
場合は下を
15～20cmくらい
開けておく

朝起きるのが苦手な人は朝日の力を借りてみて

朝、目覚めがすっきりしない人、なかなか起きられない人は、寝る前にカーテンを少しだけ開けておきましょう。すき間から朝日が入ることで、自然と目が覚めるようになります。

人間は本来、日の出とともに起き、暗くなると眠くなる生き物でした。それが夜も電気をつけるようになったことで、寝るべき時間に眠れず、そのせいで起きられないという悪循環に陥ってしまったのです。目覚まし時計で無理やり起きるのではなく、太陽の光で起きると目覚めもすっきり。夜も自然に眠くなって、睡眠の質も上がります。続けることで、どんどん体調がよくなっていきますよ。

常に感謝の気持ちを意識する

ストレス
イライラ
不安
不眠
集中力低下
におすすめです

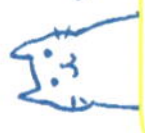

効果 1

いつもポジティブな気持ちでいることで、**ストレスを感じにくくなる。**

効果 2

周りに対する思いやりの気持ちが生まれ、**人間関係がスムーズ**になる。

効果 3

感謝の気持ちを心に浮かべると脳の血流が増え、**意欲が増す。**体調もよくなり、仕事などの能率もアップ。

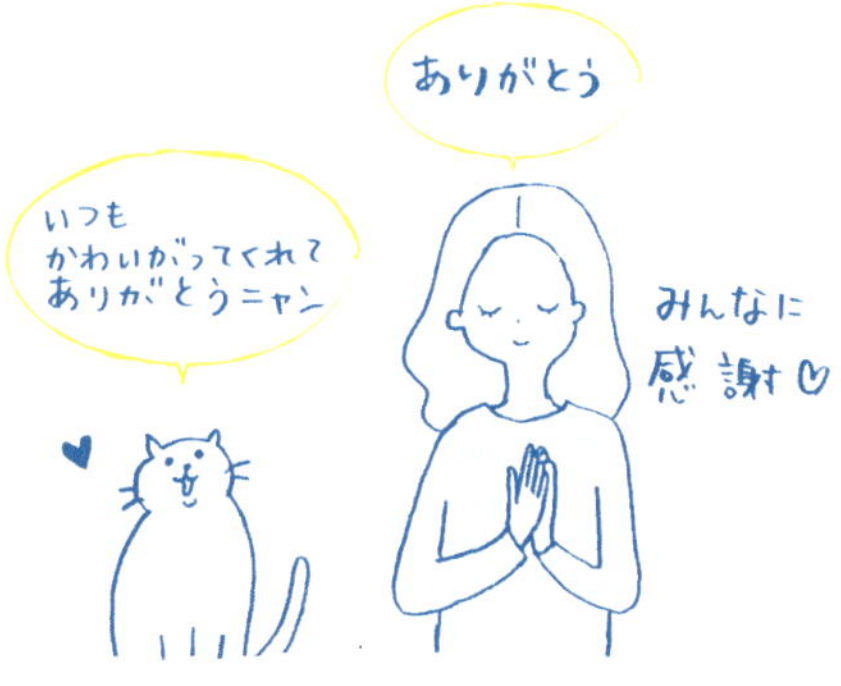
ありがとう
みんなに感謝
いつもかわいがってくれてありがとうニャン

受け取り方で人生が変わる

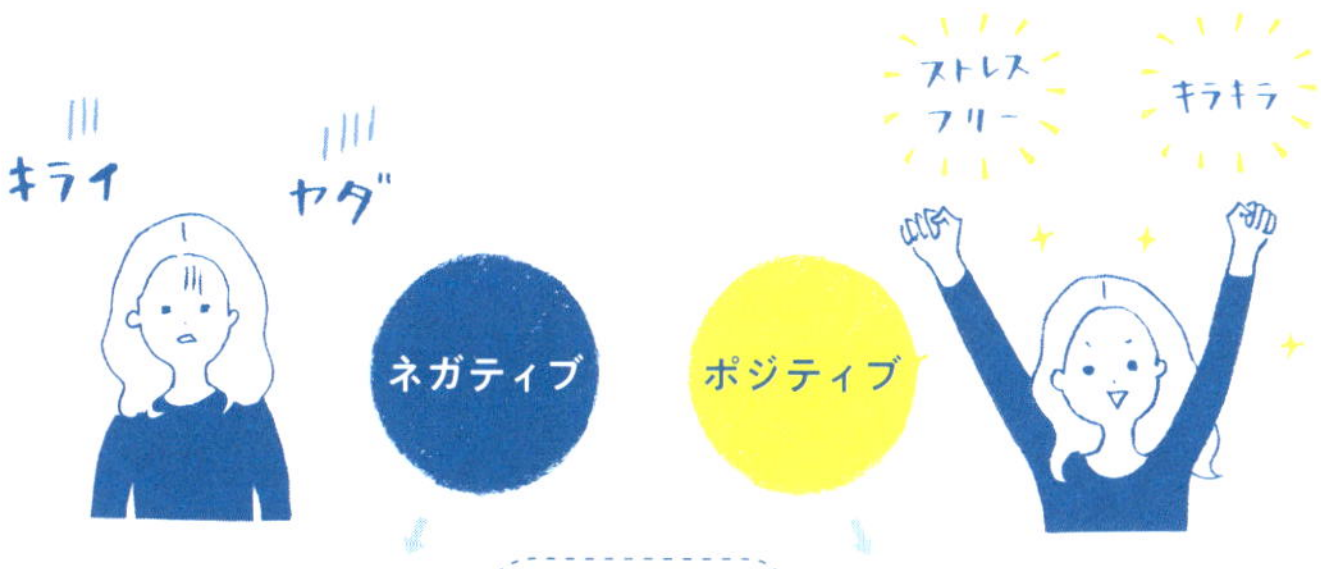

ネガティブ		ポジティブ
「自分を否定された こいつムカつく!」	注意されたとき	「自分を思って言ってくれた! もっと成長しよう」
「なんであいつばっかり! やる気なくす〜」	他人が褒められたとき	「私ももっとがんばらなきゃ いい目標ができた」
「何、こいつ自慢してんの? ブスのくせになんなの…」	素敵な人に出会ったとき	「いい友だちができた! いろいろ見習いたい」
「せっかくやったのになんで?! もうやりたくない!!!!」	失敗したとき	「手遅れにならなくてよかった 今度から注意しよう」
「好きだったのに… あんなに尽くしたのに!」	フラれたとき	「もっといい人に出会うチャンス キレイになって見返そう!」

感謝の気持ちを持つと ストレスを感じにくくなる

同じ言葉をかけたとしても、人によって受け取り方が変わります。ポジティブな人なら「アドバイスだ」と感じることが、ネガティブな人の場合「侮辱された」と感じる場合も。

ネガティブにとらえている人は、常にストレスがいっぱい。つらいことばかりですよね。特にうまくいってないときほど、ネガティブになりがちです。

そんなときは、「感謝の心」を意識してみてください。脳への血流がアップしてストレスを感じにくくなるだけでなく、相手を思いやる、許すことで人間関係がスムーズになります。人から信頼を得られると、さらに意欲が湧いてくるはずです。

自然を眺める

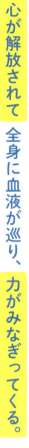

ストレス
意欲低下
不安
不眠
集中力低下
におすすめです

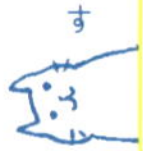

効果 1

わずか40秒自然を眺めるだけで、集中力が高まる。
窓から見えないときは、写真や観葉植物でもOK。

効果 2

マイナス思考を繰り返す状態にあるときこそ、自然を感じることでそれを防ぐことができる。

効果 3

もし疲れたときは、都会の喧騒から離れて旅に出よう。
心が解放されて全身に血液が巡り、力がみなぎってくる。

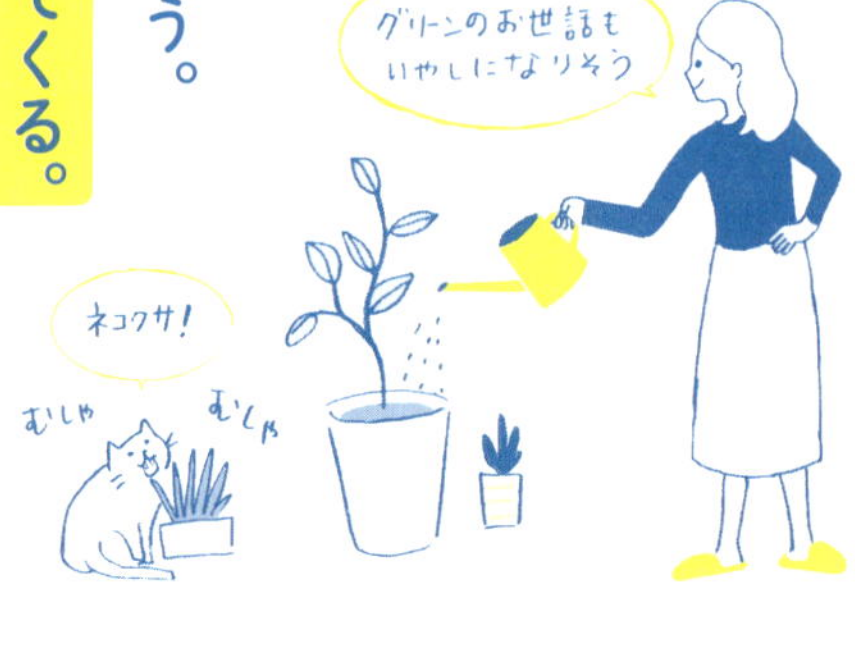
グリーンのお世話も いやしになりそう
ネコクサ!
むしゃ
むしゃ

自然をこまめに取り入れよう

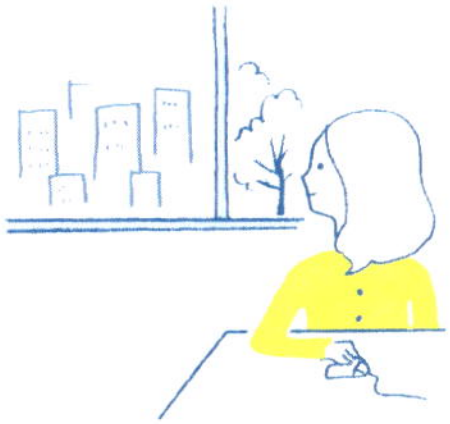

窓の外を眺める

街路樹などが見える人は、窓の外を眺めてみて。周りに木々がない場合は、隣のビルに飾っているグリーンを見るだけでも効果が出る。

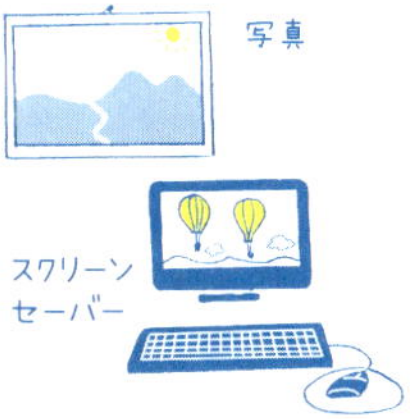

風景写真を見る

デスクの近くにキレイな風景写真を飾ったり、写真を持ち歩こう。パソコンで仕事をしている人は、スクリーンセーバーにしても◎。

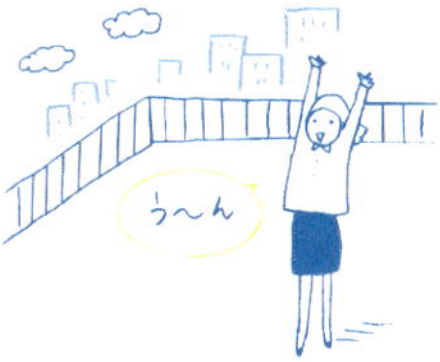

屋上やロビーに出る

エコや美観のために緑化しているオフィスの人はラッキー。ロビーや屋上など、グリーンがあるところに出て、伸びをしてみよう。

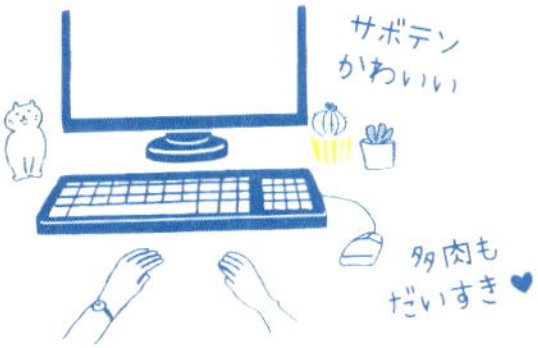

観葉植物を見る

観葉植物をたまに眺めよう。植物を飾っている会社もあるはず。ないときは、小さなサボテンや多肉植物をデスクに置いて楽しんで。

ストレスを感じたときは写真でもいいので緑を見る

森の中をゆっくり散歩しているだけで、ストレスホルモンであるコルチゾールが16％も減少したという研究結果があります。自然に触れることで、悲観的なことを考えるときに活発になる脳の前頭前野の血流が少なくなったのです。

都会で仕事をしていると、自然に触れる機会は多くありません。でも、たった40秒「自然を感じる」だけで、リフレッシュできるという話も。自然の風景写真やスクリーンセーバー、観葉植物などでも効果があるので、煮詰まったときに試してみて。そしてもし休暇が取れたときは、旅に出て本当の自然に触れてみてくださいね。